NUNCA É TARDE DEMAIS

Julia Cameron
com Emma Lively

NUNCA É TARDE DEMAIS

A vida criativa e cheia de propósito depois dos 50

Tradução
ALEXANDRE BOIDE

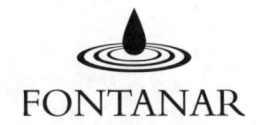

FONTANAR

Copyright © 2016 by Julia Cameron

Todos os direitos reservados, incluindo direitos de reprodução do todo ou de parte em qualquer meio. Publicado mediante acordo com Jeremy P. Tarcher, um selo da Penguin Publishing Group, uma divisão da Penguin Random House LLC.

O selo Fontanar foi licenciado pela Editora Schwarcz S.A.

Grafia atualizada segundo o Acordo Ortográfico da Língua Portuguesa de 1990, que entrou em vigor no Brasil em 2009.

TÍTULO ORIGINAL It's Never Too Late to Begin Again: Discovering Creativity and Meaning at Midlife and Beyond

CAPA estúdio insólito

PREPARAÇÃO Diogo Henriques

REVISÃO Jane Pessoa, Clara Diament

ÍNDICE REMISSIVO Probo Poletti

Dados Internacionais de Catalogação na Publicação (CIP)
(Câmara Brasileira do Livro, SP, Brasil)

Cameron, Julia
 Nunca é tarde demais : a vida criativa e cheia de propósito depois dos 50 / Julia Cameron, com Emma Lively ; tradução Alexandre Boide. — 1ª ed. — São Paulo : Fontanar, 2016.

 Título original: It's Never Too Late to Begin Again : Discovering Creativity and Meaning at Midlife and Beyond.
 ISBN 978-85-8439-042-7

 1. Autoajuda 2. Envelhecimento 3. Habilidade criativa 4. Terceira idade I. Lively, Emma. II. Título.

16-06224   CDD-155.67

Índice para catálogo sistemático:
1. Envelhecimento : Aspectos psicológicos 155.67

[2016]
Todos os direitos desta edição reservados à
EDITORA SCHWARCZ S.A.
Rua Bandeira Paulista, 702, cj. 32
04532-002 — São Paulo — SP
Telefone: (11) 3707-3500
Fax: (11) 3707-3501

*Este livro é dedicado a Jeremy Tarcher, cuja criatividade perpétua
é uma inspiração para todos.*

Sumário

Introdução 9

SEMANA UM
Recuperando o deslumbramento 31

SEMANA DOIS
Recuperando a liberdade 49

SEMANA TRÊS
Recuperando a proximidade 73

SEMANA QUATRO
Recuperando o propósito 93

SEMANA CINCO
Recuperando a sinceridade 111

SEMANA SEIS
Recuperando a humildade 138

SEMANA SETE
Recuperando a resiliência 155

SEMANA OITO
Recuperando a alegria 177

SEMANA NOVE
Recuperando o dinamismo 201

SEMANA DEZ
Recuperando a vitalidade 226

SEMANA ONZE
Recuperando a ousadia 252

SEMANA DOZE
Recuperando a fé 272

EPÍLOGO
Renascimento 289

Agradecimentos 291
Índice remissivo 292

Introdução

No início da década de 1990, escrevi um livro chamado *Guia prático para a criatividade: O caminho do artista*. Ensinava, passo a passo, o que fazer para redespertar — e exercitar — a criatividade. Costumo me referir a esse livro como "a ponte", pois permitia que as pessoas deixassem seus medos e limitações rumo à terra prometida da criatividade plenamente realizadora. *O caminho do artista* era usado por todas as idades, porém os recém-aposentados eram os que mais chamavam minha atenção. Sentia neles uma problemática específica que acompanhava a maturidade. Ao longo dos anos, muitos me procuraram para pedir ajuda para lidar com questões específicas da fase de transição do trabalho para a aposentadoria. O livro que você tem em mãos é resultado de 25 anos de ensino e aprendizado. É minha tentativa de responder à pergunta "E agora?" para os que estão entrando na "terceira idade". Nele, você vai encontrar os problemas mais frequentes enfrentados pelos recém-aposentados: tempo de sobra, falta de planejamento, a sensação de que tudo de repente parece antiquado, o medo do desconhecido. Como ouvi de um amigo recentemente: "Só trabalho. Quando me aposentar, vou ficar sem fazer nada?".

A resposta é não. Você não vai ficar "sem fazer nada". Vai fazer muitas coisas. Pode se impressionar e se deliciar com o leque de coisas inspiradoras e interessantes que vai se abrir — um leque que só você pode acessar. Vai descobrir que não está só em suas aspirações e que existem ferramentas criativas capazes de auxiliar na solução de problemas específicos relativos à aposentadoria. Aqueles que trilharam *O caminho do artista* vão reconhecer algumas dessas ferramentas. Outras são novas, ou usadas de um jeito inovador. Este livro pretende abordar temas tabus para os recém-aposentados: tédio, inconstância, sensação de falta de propósito, irritabilidade, empolgação e depressão, para citar alguns exemplos. A intenção é fornecer aos leitores um conjunto simplificado de ferramentas que, quando combinadas, proporcionarão um renascimento criativo. O objetivo é provar que todo mundo é criativo — e que nunca é tarde demais para explorar isso.

Quando meu pai se aposentou, depois de 35 anos de uma carreira bem-sucedida no ramo da publicidade, ele se voltou para a natureza. Comprou um terrier escocês chamado Blue, que levava para longas caminhadas diárias. Adquiriu um binóculo para observar pássaros, o que o deixava em um estado constante de admiração e alegria. Observou tentilhões, juncos, chapins, carriças e garçotas. Vivia metade do ano em um veleiro na Flórida e a outra metade em uma cidadezinha perto de Chicago. Gostava de observar as diferenças entre as espécies locais de pássaros e ficava encantado com seu comportamento. Quando sentiu que era perigoso viver sozinho em um barco, estabeleceu-se definitivamente no norte, em um chalé à beira de uma lagoa. Lá podia observar cardeais, sanhaços, gaios-azuis, corujas e um ou outro gavião. Quando eu ia visitá-lo, conversávamos sobre seu amor pela observação de pássaros. Era um entusiasmo tão contagiante que acabei comprando gravuras com imagens dos pássaros que ele via. Emolduradas e penduradas na parede, essas imagens me proporcionavam grande alegria. Seu novo hobby foi transmitido a mim também, ainda que de outra forma.

"Isso exige tempo e atenção", dizia meu pai. Depois de aposentado, dispunha de ambas as coisas. Os pássaros lhe faziam companhia. Ele ficava extasiado quando uma garça-azul construía seu ninho ao alcance das lentes do binóculo. Quando o visitava, desejava poder vê-las. As garças são lindas e elegantes. Meu pai esperava por elas com toda a paciência, algo que conquistou com a aposentadoria. Durante sua carreira movimentada e estressante, ele não teve cachorro ou observou pássaros. Mas a natureza o chamava, e ele só pôde responder como gostaria depois de se aposentar.

Aos 54 anos, eu me mudei para Manhattan. Aos 64, às portas da terceira idade, resolvi ir para Santa Fe. Conhecia duas pessoas que moravam na cidade: Natalie Goldberg, professora de escrita, e Elberta Honstein, criadora de cavalos de raça. Era possível dizer que meus dois principais interesses estavam contemplados. Eu adorava tanto escrever quanto cavalgar. Nos meus dez anos em Manhattan, podia escrever à vontade, mas não montar. Foi um exercício de *O caminho do artista* que me levou a me mudar para Santa Fe. Fiz uma lista com 25 coisas que amava, e no topo dessa lista estavam sálvia, flores amarelas, juníperos, pegas, melros de asas vermelhas e o horizonte. Em suma, uma lista de coisas encontradas no sudoeste dos Estados Unidos. Nada que pudesse ser encontrado em Nova York aparecia na lista. Minhas paixões em termos de fauna e flora estavam todas mais a oeste: cervos, coiotes, gatos-do-mato, águias, gaviões. Não levei em conta minha idade quando fiz a lista, mas agora sei que a mudança de Nova York para Santa Fe pode ter sido a última.

Reservei três dias, peguei um avião de Nova York a Santa Fe e comecei a procurar um lugar para morar. Fiz uma lista de tudo o que pensava que queria: um apartamento, não uma casa; proximidade de restaurantes e cafés; vista das montanhas. O primeiro lugar que a corretora me mostrou tinha tudo, e eu detestei. Fomos em frente, visitando imóvel atrás de imóvel. Muitos dos locais tinham carpete claro, e eu sabia, da época em que vivi em Taos, que isso era um convite ao desastre.

Por fim, depois de um dia todo de procura, minha corretora me levou para ver o último imóvel.

"Não sei por que estou lhe mostrando este", ela começou, depois de percorrer um labirinto de estradas de terra até uma casinha de adobe com um jardim apinhado de brinquedos. "Uma mulher com quatro filhos vive aqui", ela falou, justificando-se. Dei uma olhada dentro da casa. Havia roupas e brinquedos espalhados por toda parte. Os sofás estavam em um canto.

"Vou ficar com esta", avisei para a atordoada corretora. A casa era cercada de juníperos. Não tinha vista para as montanhas. Ficava a quilômetros dos restaurantes e cafés. Mesmo assim, me transmitia uma sensação de lar. A rampa na entrada da garagem parecia perigosa no inverno, e eu teria que me acostumar com a ideia de não poder sair de casa quando nevasse. Mas também havia um cômodo octogonal com várias janelas e cercado de árvores. Eu sabia que meu pai ia adorar esse "quarto dos pássaros", que transformei no meu escritório. Desde que me mudei para cá, observo pássaros todo dia.

Moro nessa casinha de adobe no pé das montanhas há quase três anos, colecionando livros e amigos. Santa Fe se mostrou um lugar bem hospitaleiro. É uma cidade cheia de leitores, então meu trabalho é valorizado. Muitas vezes, sou reconhecida na rua pelas fotos na capa dos livros. As pessoas agradecem por eles. Não demorei a organizar minha vida aqui. Minhas amizades são baseadas em interesses em comum. Acredito que a criatividade seja um caminho espiritual, e entre meus companheiros há muitos budistas e wiccas. A cada três meses volto a Manhattan, onde ministro oficinas. A cidade me parece acolhedora, mas com um inegável excesso de estímulos. Eu me apresento aos alunos como "Julia, de Santa Fe". Adoro viver aqui, é o que digo a todos, e é verdade.

Minha correspondência é entregue em uma caixa de correio ao pé da entrada da garagem. Preciso me esforçar para ir buscar. Grande parte do que recebo é propaganda. Em março do meu primeiro ano em Santa Fe, fiz 65. Mas já em janeiro minha caixa de correio começou a ser infestada de anúncios relacionados à terceira idade. Todo dia recebo propaganda de planos de saúde. É uma coisa intrusiva, que faz com que me sinta vigiada. Como exatamente esses vendedores sabiam que eu estava fazendo 65 anos?

Acabei ficando com medo do meu aniversário. Podia até me sentir jovem, mas seria oficialmente classificada como idosa. Recebi cartas me oferecendo até um túmulo. Claramente, eu não só estava envelhecendo, mas chegando ao fim da vida. Ia querer que minha família tivesse que cobrir os custos do meu funeral? Não, de jeito nenhum.

A correspondência virou um espelho que me refletia de forma cruel e implacável. Minhas linhas de expressão viravam rugas. Meu pescoço revelava grandes vincos. Eu me lembrei de *Meu pescoço é um horror*, livro autobiográfico de Nora Ephron. Quando o li pela primeira vez tinha sessenta anos, e achei tudo muito melodramático. Mas isso foi antes de começar a ter vergonha do meu pescoço, antes de fazer 65 anos e me tornar oficialmente uma velha.

O termo "idoso" se aplica às pessoas com mais de 65 anos. Porém, nem todo mundo que é classificado assim se sente um idoso. E nem todo mundo se aposenta com essa idade. Alguns o fazem aos cinquenta, outros aos oitenta. A idade é uma coisa relativa. A maioria dos artistas nunca se aposenta. Nas palavras do cineasta John Cassavetes: "Não importa sua idade: com o desejo de ser criativo, você vai manter viva a criança interior". Ele é um bom exemplo do que podemos chamar de "velho jovem". Sempre atuou e dirigiu, fazendo filmes que refletiam suas convicções. Trabalhando com um grupo de atores que incluía sua esposa, Gena Rowlands, contava histórias íntimas, com personagens que tinham elos profundos entre si. À medida que envelhecia, Cassavetes interpretava cada vez mais homens perturbados e conflituosos. Seu caráter passional era perceptível. Mesmo quando representava o personagem mais velho do filme, sempre parecia ter o ímpeto de um jovem. Seguindo o exemplo dele, podemos manter um interesse passional pela vida. Podemos mergulhar de cabeça em nossos projetos. Aos 65 anos, ainda podemos ser novatos cheios de energia.

Ouvi dizer que a idade média da população de Santa Fe é de sessenta anos. É verdade que quando vou ao mercado vejo muitas pessoas mais velhas. Aposentados se mudam para lá. Eu até me acostumei à pergunta: "Você ainda escreve?". A verdade é que não consigo me imaginar sem escrever. Vou navegando de projeto em projeto, sempre assustada com o que pode acontecer entre um e outro. Às vezes me pego duvidando do meu processo criativo. Não importa se tenho mais de 45 livros publicados, sempre existe o medo de que aquele possa ser o último, de que enfim a idade vá cobrar seu preço.

Ultimamente, tenho conversado com Barbara McCandlish, uma talentosa terapeuta.

"Estou triste", disse a ela. "Acho que nunca mais vou voltar a escrever."

"Talvez esteja com medo de envelhecer", respondeu Barbara. "Se escrever sobre isso, pode se sentir mais à vontade."

A solução está sempre na criatividade.

O dramaturgo Richard Nelson gosta de se dedicar a novos projetos. Sua idade nunca foi um problema. Um de seus trabalhos mais recentes, a série teatral *The Apple Family Plays*, é um exemplo do que é possível realizar quando existe comprometimento.

O excelente escritor John Bowers publicou seu primeiro romance, *End of Story*, aos sessenta anos. Aos 64, está trabalhando com afinco no segundo, mais longo e ambicioso que o primeiro — e sempre faz questão de lembrar que Laura Ingalls Wilder publicou *Uma casa na floresta* aos 64. No lançamento de seu livro em Santa Fe, John começou sua fala comentando que as luzes dos holofotes revelavam suas muitas rugas. Apesar da piadinha, ele é um homem atraente, que não aparenta a idade. Aos meus olhos, é sua criatividade intensa que mantém seu espírito bem mais jovem do que sugerem os anos vividos.

Minha amiga Laura, na casa dos sessenta, participa de aulas puxadas de zumba na academia que frequenta em Chicago. "Consigo acompanhar", ela me disse, cheia de modéstia. Na verdade, faz muito mais do que isso. Sua postura é majestosa e sua energia é incessante. "São só três vezes por semana", ela fala. Mas isso claramente tem um grande impacto em sua forma física e em seu otimismo. Laura sempre adorou dançar — desde o balé na infância — e, tendo encontrado um exercício condizente com sua personalidade animada e criativa, parece radiante — e hoje se exercita mais do que nunca.

Com cabelos brancos, mas em forma, Wade acabou de se aposentar depois de uma longa carreira acadêmica. Conhecido por suas palestras cheias de carisma no departamento de filosofia da universidade em que trabalhava, ficou surpreso quando sentiu vontade de fazer teatro. Quando jovem, Wade era um membro ativo do grupo teatral comunitário de sua cidade. Hoje, dedica-se à atuação de forma apaixonada, e há pouco tempo fez o papel de Jack Nicholson na montagem de *Melhor é impossível* no mesmo grupo de sua juventude. "Meu retorno ao palco", ele comentou, aos risos. Sua empolgação é visível, e os membros mais novos da companhia adoram ouvir suas histórias sobre os velhos tempos.

Depois de se aposentar, Laura e Wade retomaram a paixão da juventude. Não há como errar ao fazer isso. Existem pistas ao longo da vida apontando para aquilo que vai nos trazer alegria na maturidade.

Meu amigo Barry, que quando criança adorava tirar fotos com sua câmera Brownie, redescobriu essa paixão quase imediatamente depois de se aposentar de uma longa carreira no ramo da tecnologia da comunicação. Ele começou aprendendo a respeito da magia das câmeras digitais e logo já estava editando imagens no Photoshop. Hoje, posta diariamente no Facebook suas imagens, que são lindas e misteriosas. Às vezes ele exibe uma versão manipulada da foto original, revelando sua abordagem única, seu olhar de artista. Outras vezes, mexe na imagem até que ela ganhe o aspecto de uma pintura clássica.

    "Quando eu tinha cinco anos", Barry me contou, "ficava sentado no colo do meu pai vendo as ilustrações de *World-Famous Paintings*, o livro de Rockwell Kent. Ele lia as legendas para mim. Fizemos isso ao longo de várias semanas, e conheci muitas obras de arte assim. Essas imagens me marcaram." Quando os amigos comentam que ele sempre soube qual era sua vocação, Barry mantém a humildade: "Eu não sabia do que era capaz. Deve ser esse o caso de muita gente".

    Como disse Picasso: "Toda criança nasce artista. O segredo é continuar assim depois de adulto". Paixão, comprometimento e, acima de tudo, coragem para começar são as qualidades requeridas — e estão ao alcance de qualquer um de nós.

    Há pouco tempo jantei com um amigo artista. Aos 67 anos, ele ainda trabalha todos os dias, escrevendo, participando de um programa de rádio e dando aulas. Durante a conversa, surgiu o assunto do que eu andava escrevendo e da ideia de me aposentar.

    "Artistas não se aposentam", ele disse simplesmente.

    É verdade. Tom Meehan, aos 83 anos, teve dois musicais encenados na Broadway em uma mesma temporada. Hoje, aos 86, prepara um novo espetáculo. Roman Totenberg, admirado violinista e professor, lecionou — e tocou — até seus últimos dias, com mais de noventa anos de idade. Frank Lloyd Wright faleceu aos 91 anos deixando um prédio por construir em Oak Park, no estado de Illinois. B. B. King encerrou sua última turnê seis meses antes de morrer, aos 89 anos. Oscar Hammerstein II viveu apenas até os 65, mas a tempo de ver seu musical *A noviça rebelde* ser encenado na Broadway. A música "Edelweiss" foi composta e acrescentada ao espetáculo já durante os ensaios.

O que podemos aprender com tudo isso? A autoexpressão é algo que não se interrompe e que não deve ser interrompido. Todos somos criativos. Todos temos algo a oferecer ao mundo. E o tempo e a experiência jogam a nosso favor. A aposentadoria é uma época para criar projetos e realizar sonhos, para revisitar o passado e explorar o desconhecido. É uma época para desenhar nosso futuro.

PRINCÍPIOS BÁSICOS PARA RECUPERAR A CRIATIVIDADE

1. A criatividade é a ordem natural da vida. A vida é energia — energia criativa em estado bruto.

2. Existe uma força criativa latente em todas as formas de vida — inclusive em nós.

3. Quando nos abrimos para a criatividade, nos tornamos receptivos à criatividade instilada em nós e em nossas vidas pelo Criador.

4. Todos somos criações. E, por isso, somos feitos para dar sequência ao ciclo da criatividade sendo criativos.

5. A criatividade é um dom que Deus nos deu. Usá-la é uma forma de retribuir.

6. A recusa à criatividade é uma atitude individualista e contrária à nossa própria natureza.

7. Quando nos abrimos para explorar a criatividade, nos abrimos para Deus — uma atitude louvável e correta.

8. Quando abrimos nosso canal criativo para o Criador, muitas mudanças sutis, mas poderosas, podem ser esperadas.

9. É seguro nos abrirmos para uma criatividade cada vez maior.

10. Nossos sonhos e desejos criativos vêm de uma fonte divina. Quando nos movemos na direção desses sonhos, nos aproximamos de nosso aspecto divino.

COMO USAR ESTE LIVRO

Nunca é tarde demais é um curso de doze semanas para qualquer um que queira explorar a própria criatividade. Não foi feito apenas para os que se consideram artistas. O público-alvo é formado por aqueles que estão entrando em um novo estágio — deixando para trás a antiga vida, com outra à espera de ser criada. Para alguns, isso significa se aposentar do mercado formal de trabalho, enquanto para outros significa ter uma casa vazia depois de criar os filhos, e para outros ainda é uma forma de rejuvenescer o espírito criativo depois de ser subitamente rotulado como "idoso".

A cada semana, você lerá um capítulo e fará as atividades propostas. O trabalho se dará com quatro ferramentas básicas: o hábito diário das Páginas Matinais, um Programa Artístico semanal e uma Caminhada solitária duas vezes por semana. A Autobiografia será escrita ao longo dessas doze semanas, enquanto você revisita sua história de vida de forma ordenada, uma parte por vez.

Doze semanas — ou três meses — podem parecer muito tempo, mas pense em tudo isso como um investimento de algumas horas por semana em nome de uma nova fase de sua vida.

FERRAMENTAS BÁSICAS

PÁGINAS MATINAIS: Três páginas de escrita livre à mão, seguindo seu fluxo de consciência, logo depois de acordar, para você e mais ninguém.

AUTOBIOGRAFIA: Um processo semanal e guiado para ativar a memória e revisitar sua vida em blocos de vários anos.

PROGRAMAS ARTÍSTICOS: Um passeio semanal a sós para experimentar alguma coisa divertida.

CAMINHADA: Um percurso de vinte minutos a sós duas vezes por semana, sem cachorro, sem companhia e sem celular.

PÁGINAS MATINAIS

É a ferramenta fundamental para recuperar a criatividade: três páginas de escrita livre à mão sobre nada em particular. Devem ser produzidas logo de manhã e não podem ser mostradas a ninguém. Não existem erros ao fazê-las. Gosto de pensar nelas como limpadores de para-brisa, que varrem para longe tudo o que se coloca entre você e uma visão clara e cristalina de seu dia.

Esse exercício pode parecer insignificante ou trivial — "Me esqueci de comprar alpiste." "Não gostei desse detergente novo." "Preciso renovar minha carteirinha do clube." "Acabou o papel da impressora." "Tenho que ligar para meu irmão" —, mas pavimenta o caminho para atividades mais criativas.

Essas páginas informam a nós mesmos e ao universo exatamente o que se passa em nossa cabeça. Tendo a encará-las como uma forma de meditação ativa. Outra maneira de vê-las é como um pequeno espanador que retira uma camada de pó de todos os recantos de nossa vida. Com frequência, as pessoas resistem à ideia de escrever suas Páginas Matinais alegando falta de tempo, porém logo fica claro que existe tempo de sobra para isso.

Não se engane: as Páginas Matinais são ideais para aposentados.

É então que a frase "Julia, eu não tenho tempo" se transforma em "Julia, tenho tempo, sim, mas quero usá-lo de outra forma". Costumo dizer que esse exercício funciona como uma espécie de radiotransmissor espiritual. Quando escrevemos sobre ressentimentos, medos, alegrias, dúvidas, sonhos e desejos, dizemos ao universo quem realmente somos. Ao escrever livremente, nos tornamos mais livres, enxergamos escolhas no dia a dia que antes não pareciam existir. Começamos a captar as respostas que o universo nos manda. Usamos nossa intuição para decidir o que fazer a seguir. Passamos a nos portar de forma atenciosa e benéfica. Muitas vezes, as Páginas Matinais são amigas sinceras e implacáveis. Se estivermos adiando ou evitando uma decisão importante, elas vão nos atormentar até aceitarmos suas sugestões.

"Julia, fiz as Páginas Matinais e parei de beber", escuto com frequência.

"Julia, fiz as Páginas Matinais e comecei a repensar meus hábitos alimentares e exercícios físicos. Perdi mais de vinte quilos."

É muito difícil reclamar de uma situação manhã após manhã, página após página, e não tomar uma atitude a respeito.

As Páginas Matinais nos levam a um contato consciente com nosso Criador. Formam uma ponte que podemos atravessar rumo a uma nova vida, mais sintonizada com nossos sonhos e aspirações.

"Julia, tenho medo dessas páginas", ouço de vez em quando. Elas não fazem mal, asseguro aos mais tímidos.

"Não vejo como isso pode funcionar", dizem os mais céticos.

"Experimente", incentivo. Não existe erro ou acerto na hora de escrevê-las. Trata-se de uma ferramenta baseada na experimentação. Quanto mais praticamos, mais acreditamos nela.

Quando viajamos de avião, muitos só percebem a velocidade a que estamos num trecho de turbulência. Da mesma forma, as pessoas podem não se dar conta da velocidade de seu progresso com as Páginas Matinais. É impossível que não surtam nenhum efeito. Mesmo assim, alguns as veem como um mero aborrecimento, um exercício tedioso.

"Continue escrevendo", digo aos mais resistentes. "Mais cedo ou mais tarde vai perceber um avanço."

"Mas, Julia, sério mesmo. Não está acontecendo nada", às vezes ouço de alguém que, aos meus olhos, está progredindo na velocidade da luz. Muitas vezes, a recuperação da criatividade permanece oculta porque está nos levando a direções inesperadas. Já vi muitos escritores começarem a pintar, advogados começarem a escrever, professores começarem a cantar. Costumo dizer que, quando você usa essas ferramentas, está sacudindo uma macieira, mas o universo derruba laranjas.

Nem todos os desbloqueios acontecem no campo das artes. Carol se tornou voluntária de um programa de alfabetização de adultos. Isso lhe dava grande alegria, e preenchia seu tempo livre. Anthony começou a fazer aulas de xadrez. Monty entrou em um clube de bridge. A descoberta de novos hobbies com frequência é fruto das Páginas Matinais. Então, da próxima vez que achar que "nada" está acontecendo, pense melhor.

Escrevê-las é um exercício de atenção. A recompensa é invariavelmente a cura. Muitos começam sem se dar conta de seu valor terapêutico. Todos temos feridas: algumas são profundas, outras nem tanto. Alguns de nós podem ter sofrido baques pesados na infância. Outros carregam cicatrizes adquiridas na idade adulta. Ao escrever, podemos "reparar" as coisas que estão erradas em nossa vida.

As Páginas Matinais são uma esperança para o futuro. Elas nos garantem isso se concentrando no presente: todos os dias nos proporcionam muitas escolhas. Quando as enxergamos, nosso coração fica mais leve — e por consequência nossa vida.

Para os iniciantes, o impacto de sentimentos outrora ignorados pode ser arrebatador. Estamos acostumados a ser vagos. Mas isso não nos tem mais serventia. Estamos acostumados a dizer "Está tudo bem comigo", quando na verdade pode não ser assim. As páginas nos desafiam a ser específicos. Em vez de dizer "Está tudo bem", podemos nos surpreender escrevendo "Estou com raiva, sem paciência, com medo" — uma porção de coisas, nenhuma delas indicando que está "tudo bem". Quando aprendemos a nomear — e abordar — nossos sentimentos, eles se tornam menos acachapantes. Quando admitimos nossos sentimentos negativos, deixamos de encará-los como algo ruim. "Estou com medo", podemos nos pegar escrevendo, ou "Estou com inveja", ou "Estou com raiva". Reconhecer sentimentos outrora ignorados pode nos ajudar a lidar com eles. Não somos pegos de surpresa. Usando as Páginas Matinais para expressar ou reconhecer sentimentos mais complicados, ensinamos a nós mesmos o valor da autenticidade. A princípio no papel, e depois na vida, vamos traçando novos limites. Deixamos de contar mentirinhas para facilitar nossa vida e nossas relações. Aparecemos da maneira como somos no papel, e em pouco tempo começamos a viver de acordo com nossos próprios termos.

Ao escrever as Páginas Matinais, encontramos nosso "verdadeiro norte". Nossos valores ficam mais claros. Passamos a ser mais sinceros, a princípio com relação a nós mesmos, depois com os demais. Antes temíamos que nossa sinceridade pudesse afastar as pessoas, mas descobrimos que na verdade é o contrário: os relacionamentos se tornam mais saudáveis e maduros à medida que nos tornamos mais saudáveis e maduros.

As Páginas Matinais devem ser escritas à mão. Por quê? Toda vez que dou uma aula, algum aluno argumenta que escreve muito mais depressa no computador. Não seria mais produtivo se...?

Não, acho que não.

Escrever à mão é fundamental. Faz com que avancemos em um ritmo adequado para registrar nossos pensamentos com precisão. No computador, caminhamos a passos largos, despejando coisas na página. À mão, é como se dirigíssemos a sessenta por hora. "Ah", nós dizemos, "é aqui que eu preciso entrar. E veja só... uma loja de conveniência."

No computador, é como se estivéssemos a 120 por hora. "Ah, nossa... era ali que eu precisava entrar? Aquele posto de gasolina tinha uma loja de conveniência?" Nossa percepção se torna rasa. Não temos certeza do que estamos vendo ou sentindo. Perdemos detalhes e sinais indicativos importantes. À mão, sabemos exatamente o que estamos fazendo. Isso nos leva a uma vida tratada com esmero. Nosso objetivo não é a velocidade. Escrevemos à mão para nos conectar com precisão ao que estamos pensando e sentindo. Usando o computador, apressamos as coisas, dizendo a nós mesmos que está "tudo bem". Mas o que isso de fato significa?

É essa a resposta que obtemos ao escrever à mão.

Se estou triste, o que escrevo à mão me diz por quê. Sinto falta da minha cadela Tiger Lily, que morreu dois meses atrás. Estou com saudade da minha filha, que está em Nova York visitando o pai. Existem coisas específicas que me fazem falta: ver minha cadela cochilando no tapete; a voz doce da minha filha me contando sobre sua vida. Não, não está "tudo bem". Esse "tudo bem" é uma cortina de fumaça, uma névoa que me separa da realidade. Da caneta para o papel, minha sinceridade é concreta. Em termos comparativos, pode demorar mais que digitar, porém entro em contato direto com meus questionamentos — e minhas respostas — de forma muito mais acelerada.

As Páginas Matinais nos ensinam a ter paciência quando atravessamos uma fase difícil em nossos relacionamentos e nos ensinam a ter resistência quando abraçamos novos projetos e objetivos.

TAREFA
PÁGINAS MATINAIS

Todas as manhãs, o mais cedo possível depois de acordar, escreva três páginas sobre absolutamente nada. Elas devem ser preenchidas apenas na parte da frente, para você e mais ninguém. Sugiro usar papel de tamanho menor, o que vai ajudar a condensar os pensamentos. Escreva à mão — não é a mesma coisa quando usamos algum dispositivo, por mais que possa parecer mais rápido. Muitas vezes me perguntam se devemos escrever antes do café. Como adoro um cafezinho, sei que não é aconselhável inserir uma barreira entre uma pessoa e seu combustível matinal. Eu só aconselharia não gastar 45 minutos na refeição. Comece a escrever o quanto antes, assim o efeito será mais benéfico.

Não mostre essas páginas para familiares ou amigos. Esses escritos são privados, completamente livres, e seguem um fluxo de consciência. São uma espécie de alongamento espiritual para nos preparar para o dia que teremos pela frente. Não devem ser encarados como "textos" nem como diário, nos quais existe a tendência de explorar um único tema de forma estruturada. As Páginas Matinais removem os detritos psicológicos que se interpõem entre nós e o dia que estamos prestes a viver. Se escritas de forma constante e consistente, são capazes de alterar nossa trajetória de vida.

PROGRAMAS ARTÍSTICOS

A segunda ferramenta fundamental para a recuperação da criatividade é algo que chamo de Programa Artístico. Trata-se de um passeio a sós para você experimentar alguma coisa que seja de seu interesse ou lhe pareça estimulante. Prepare-se para encontrar resistência quando tentar se convencer a fazer algo divertido. As Páginas Matinais são uma obrigação, e estamos acostumados a ceder às obrigações. Não temos problemas para entender que precisamos "trabalhar" nossa criatividade.

Os Programas Artísticos, por outro lado, são diversão programada. E não é sempre que entendemos o quanto a diversão pode ser benéfica. Aqueles que se utilizam dos Programas Artísticos afirmam ter novas ideias e epifanias. Relatam uma sensação elevada de bem-estar. Alguns chegam a dizer que lhes proporcionam um contato consciente com uma força maior. Portanto, vale a pena minar nossa resistência nesse aspecto.

Planeje seu Programa Artístico com antecedência — afinal, a "programação" é parte integrante dele. Em seguida observe seu desmancha-prazeres interior entrar em ação. De repente, aparecem mil coisas que precisam ser feitas nessa mesma hora. Nossos amigos e familiares fazem de tudo para ser incluídos no programa. Mas não. Eles devem ser feitos a sós, sem nenhuma companhia. Quando batemos o pé e nos impomos, experimentamos uma sensação maior de autonomia.

Um Programa Artístico não precisa ser uma coisa dispendiosa nem exótica. Pode ser algo simples como uma visita a um pet shop. Um dos meus Programas Artísticos favoritos é passar um tempo na seção de livros infantis de uma livraria. Afinal de contas, nosso lado artístico pode estar relacionado à nossa criança interior. Para mim, os livros infantis oferecem informações na medida certa para arranhar a superfície de um tema que considero interessante, e o aspecto lúdico dessa parte da loja me estimula a explorar — navegar por diferentes tópicos, experimentar à vontade.

O objetivo do Programa Artístico é fazer algo que seja novo e estimulante para *você*.

Charles decidiu fazer seu Programa Artístico em uma floricultura. Ele viu diversas orquídeas belíssimas, mas acabou se decidindo por uma bromélia rosa e azul que segundo o atendente duraria várias semanas.

Muriel optou por um Programa Artístico musical. Foi ouvir a apresentação de *O messias*, de Händel, pelo coral de sua igreja. "Foi maravilhoso", disse ela. "Eu não imaginava que eles fossem tão talentosos."

Gloria foi a uma loja de materiais artísticos que tinha uma cobra de mais de cem quilos em um terrário de acrílico. "Fiquei com medo", revelou Gloria. "Mas a presença dela transformou minhas compras em uma aventura."

Antoinette fez um Programa Artístico dos mais agitados: uma aula de kickboxing na academia. "Fiquei cansada em pouco tempo e não conseguia acompanhar o ritmo", ela admitiu, "mas decidi continuar, sabendo que minha resistência era boa. No fim das contas, a professora estava acima do peso, e não conseguiu manter aquele ritmo acelerado. Gostei de descobrir que ela não era perfeita. Isso me encorajou."

Um Programa Artístico exige coragem. A recompensa, porém, é mais vigor e inspiração.

Um dos primeiros frutos dos Programas Artísticos é uma maior resistência física. Quando passamos a nos movimentar com frequência, descobrimos que não nos cansamos mais com tanta facilidade. O mundo é uma grande aventura, e somos almas aventureiras. O mais importante ao planejar é pensar no que desconhecemos e não naquilo que dominamos. Não sabe patinar? Nunca é tarde demais para aprender! Nosso lado divertido costuma ser muito negligenciado. Precisamos começar a pensar em termos de beleza, em vez de obrigação. O objetivo é redespertar a curiosidade. Muitas vezes, um zoológico, aviário ou aquário é um ótimo início. Lá podemos encontrar criaturas que nos encaram com o mesmo interesse com que as encaramos. Ao planejar nossas aventuras, podemos inventar uma criança imaginária que queremos entreter. No entanto, não podemos levar nenhuma criança real conosco — o propósito do Programa Artístico é recuperar a empolgação e o olhar curioso que tínhamos na juventude, sem precisarmos nos preocupar com a responsabilidade de cuidar de alguém.

À medida que compõe sua Autobiografia, você pode querer fazer um Programa Artístico que evoque lembranças da época que está revisitando. Isso pode ter um efeito poderosíssimo. Uma aluna minha se lembrou das visitas anuais de verão à casa da avó e da prateleira alta onde ficavam os biscoitos. Anos depois, enquanto escrevia sua Autobiografia, decidiu por um Programa Artístico que recriasse essa experiência.

"Fui a vários antiquários para tentar encontrar uma lata de biscoitos que me lembrasse a da minha avó. Surpreendentemente, encontrei uma que evocou essa recordação. Percebi que não sabia exatamente como era a lata da minha avó, mas um pote de biscoitos azul e branco despertou a atenção da criança dentro de mim. Peguei a receita com minha tia e fiz eu mesma aqueles biscoitos, que empilhei entre camadas de papel-manteiga para que a cobertura não grudasse. Foi uma experiência comovente. Os cheiros e sabores me transportaram para uma época mais feliz e descomplicada da minha vida."

Outro aluno fez um Programa Artístico para lidar com uma lembrança muito mais dolorosa — e com resultados surpreendentes. "Perdi meu irmão para o alcoolismo", Chris me contou. "Por muito tempo, fui eu quem cuidou dele. Foi uma época sofrida, com muitos sentimentos conflitantes — em algumas ocasiões achei que fosse morrer com ele. Morávamos juntos no Greenwich Village, e cada dia era uma surpresa. Foram anos caóticos e instáveis." Chris foi a um restaurante chinês onde costumava comprar comida quando morava com o irmão. "Eu não ia lá desde essa época, fazia anos", recordou. "Pedi os bolinhos que sempre comia. E ainda estavam iguaizinhos. O gosto e o cheiro me transportaram para o passado. Dei uma volta pelo meu antigo bairro, passei na frente do apartamento em que morávamos. Fui inundado de lembranças: meu cachorro ainda filhote, meu irmão em várias idades diferentes, os dias bons e os ruins. Pensei nas vezes em que dividimos os bolinhos e nas vezes em que comi sozinho, segurando as lágrimas enquanto o via deitado no sofá quase em coma de tão bêbado. Fui a uma papelaria que frequentava naquela época. Às vezes, quando me sentia perdido, ia até lá e ficava olhando para as prateleiras, vendo as canetas coloridas, tentando me distrair com coisas de que gostava. Lá estava eu na mesma papelaria anos depois, olhando para as canetas. Fiquei muito triste ao pensar no meu irmão, relembrando os piores momentos. E então uma coisa incrível aconteceu. Percebi que tinha como ajudar meu antigo eu. Aquele cara que ficava à toa na loja, testando um monte de canetas para passar o tempo, ele era eu. Era como se eu pudesse olhar para trás e dizer: 'Ei, vai ficar tudo bem. Você vai sair dessa'. Foi como se eu tivesse virado uma página na minha vida. Comprei uma caneta naquele dia. E fico contente toda vez que a uso."

Agradando a nós mesmos, estimulando a nós mesmos, explorando lugares desconhecidos ou cheios de lembranças — um Programa Artístico em geral leva uma hora. Por mais esforço que exija para quebrar a inércia e sair de casa, essa hora provavelmente vai ser memorável.

TAREFA
PROGRAMA ARTÍSTICO

Faça uma lista de dez possíveis aventuras. Uma vez por semana, obrigue-se a fazer uma delas. Pode ser algo da lista que passou por sua cabeça durante a semana. O Programa Artístico serve para experimentar *a sós* aquilo que pode ser agradável *para você*. Planeje com antecedência passar uma hora assim toda semana — ou mais, se quiser — e o encare como se fosse um encontro com uma pessoa importante. Não ceda à tentação de cancelar seus planos ou convidar alguém para lhe fazer companhia. Esse é seu tempo com seu artista interior. A tarefa pode gerar muita resistência, mas as recompensas com certeza vão ser surpreendentes e inspiradoras.

CAMINHADA

Uma das ferramentas mais valiosas para a criatividade é também a mais simples. Estou me referindo à caminhada. Quando escrevi *O caminho do artista*, pus o exercício na semana doze. Sabia que era importante, mas não imaginava quanto. Hoje, tantos anos depois, recomendo duas caminhadas semanais em minhas aulas. Aprendi que caminhar reduz a ansiedade e permite que a criatividade venha à tona.

"Mas, Julia, eu não tenho tempo para caminhar", os alunos às vezes reclamam. E fazem isso porque não se dão conta da importância dessa atividade. Muitas vezes, os que mais protestam se tornam os maiores adeptos das caminhadas. Como um deles me explicou: "Foi como se eu tivesse me comunicado com o universo, e o universo usasse as caminhadas para se comunicar comigo".

Caminhar é exercitar a receptividade. Quando fazemos isso, enchemos nosso reservatório de criatividade. Observamos novas imagens e fazemos novas conexões. Do gato sentado na janela ao cão puxando a coleira, registramos nossa ligação com todas as criaturas. Dos gritos de uma criança brincando ao trinado alegre de um passarinho, juntamos várias notas da melodia da vida. As caminhadas nos ajudam a reunir nossas experiências isoladas. Portanto, sim, é importante caminhar.

"*Solvitur ambulando*", dizia santo Agostinho. Em uma tradução simples e direta: "Caminhando se resolve". O problema em questão pode ser qualquer um. Para alguns, caminhar é uma solução para os dilemas do dia a dia. Além de ajudar a estruturá-los, pode trazer respostas. Quando saímos para andar com um problema, existe uma boa chance de voltarmos com uma solução.

Mona resistia à ideia de caminhar. Considerava um desperdício de tempo. Diante da minha insistência, ela se mostrou incomodada, quase hostil. "Julia, *você* até pode ter tempo para caminhar, mas *eu* não", protestou.

"Mona", respondi, "estamos falando de vinte minutos no máximo. Você com certeza tem esse tempo."

Irritada, Mona partiu para sua primeira caminhada de vinte minutos. Ela andou sete quarteirões e mais sete para voltar — gastando dez minutos em cada trecho. Enquanto andava, um esquilo cruzou seu caminho e um melro de asas vermelhas pousou no galho de uma macieira. Ela se deu conta de que aquela ave era uma raridade por ali e se sentiu satisfeita. Ainda relutante, Mona admitiu que andar podia ser interessante. Em sua segunda caminhada na semana, cruzou com um casal de idosos andando de mãos dadas. Então se viu invadida por uma sensação de fé e otimismo. "Talvez a velhice não seja tão ruim", pegou-se pensando. Mais rápido do que imaginava, Mona se tornou adepta das caminhadas. Embora eu tivesse recomendado duas por semana, ela passou a andar todos os dias, e cada vez parecia uma nova aventura.

O diplomata Dag Hammarskjöld fazia longas caminhadas diárias. Enquanto andava, refletia sobre questões políticas complexas. O romancista John Nichols escreve e caminha todos os dias. A admirada escritora Brenda Ueland declarou sobre suas longas caminhadas diárias: "Vou dizer uma coisa que aprendi sozinha. Para mim, uma caminhada de oito ou dez quilômetros ajuda. E é preciso fazer isso a sós, todos os dias". Caminhar areja não só a cabeça, mas o corpo.

Podemos andar livremente, sem gastar fortunas com academia ou personal trainer. As caminhadas pouco a pouco nos ajudam a recuperar a forma física e mental.

Lisa se viu estressada e acima do peso quando se aposentou. Então, deu início a uma rotina diária de caminhadas, para "clarear a cabeça", segundo me disse, porque "só levavam vinte minutinhos". Em dois meses, já tinha perdido cinco quilos. "É viciante", ela me contou.

Frances, uma compositora, se viu empacada no meio de uma opereta. Aceitou minha sugestão, experimentou caminhar e depois de duas semanas me contou, toda contente: "Estou cheia de melodias de novo".

Gerald costuma ir a pé aos lugares que frequenta, observando a arquitetura dos diferentes pontos de Manhattan no caminho. Otimista por natureza, credita às caminhadas seu constante bom humor.

O hábito de andar diariamente traz benefícios para a saúde. Vinte minutos já bastam, mas muita gente prefere mais tempo.

Katie, uma importante agente literária, é adepta das caminhadas. Ela faz o que chama de "trilhas urbanas" pela cidade, muitas vezes percorrendo mais de quinze quilômetros por dia. "Isso me traz tranquilidade e clareza", ela afirma. "O ar fresco é revigorante, e as ideias e descobertas intuitivas são mais frequentes enquanto ando."

TAREFA
CAMINHADA

Duas vezes por semana, programe-se para fazer uma caminhada de vinte minutos a sós. Faça isso sem cachorro, cônjuge, amigo ou celular. É o momento para você se movimentar — e o movimento traz clareza. Caminhar a sós abre espaço na mente para as ideias. Eu fico sempre atenta às epifanias durante minhas caminhadas. Quando as procuro, sempre acabo encontrando.

AUTOBIOGRAFIA

Uma frase especialmente desoladora que sempre ouço dos meus alunos recém-aposentados é: "Ah, minha vida não teve nada de interessante".

A verdade é que toda história de vida é fascinante. E, quando estamos dispostos a analisar e honrar a vida que tivemos, inevitavelmente nos colocamos em uma posição de empoderamento e apreciação.

Parece mágico, e de fato é.

A Autobiografia é um exercício semanal que vai ganhando corpo pouco a pouco. Para isso, você precisa dividir sua vida em diferentes partes. Como regra geral, divida sua idade por doze para determinar o número de anos sobre os quais vai se debruçar a cada semana. Ao responder o questionário semanal, você vai reativar lembranças vívidas, redescobrir sonhos perdidos e experimentar uma sensação inesperada de paz interior e clareza. Não se preocupe: não é necessário compor uma obra-prima sobre sua vida — a não ser que você queira, claro. Cada Autobiografia tem suas particularidades — você pode decidir simplesmente responder às perguntas e listar as lembranças evocadas no formato de prosa; ou então pode descobrir que suas respostas fluem melhor como poemas, desenhos ou músicas. Ao longo do caminho, vai descobrir sonhos que gostaria de reviver, conceitos que podem ser descartados, feridas que já podem ser curadas e, acima de tudo, vai aprender a apreciar a vida que levou até aqui. Haverá tópicos sobre os quais desejará mergulhar mais profundamente. Já vi alunos fazendo bordados artísticos sobre certos períodos da vida, compondo músicas sobre amores perdidos, escrevendo contos baseados em pessoas que conheceram ou ensaios sobre experiências que tiveram.

Caso se disponha a revisitar sua vida, ela há de se dispor a revisitar você. Tenho alunos que sentem medo de "não se lembrar de nada", mas isso nunca acontece de fato. A cada semana, em meio às atividades propostas, haverá perguntas a ser respondidas. Esse processo guiado de revisitar pouco a pouco sua vida — com uma boa dose de diversão e aventura — traz revelações poderosas. Ao relembrar — e recuperar

— as partes mais profundas, complexas e criativas de sua mente e sua história, você alcançará um senso de clareza e propósito que servirá de trampolim para o restante de sua vida.

É com grande prazer que apresentei a você essas ferramentas. Se usadas, elas vão transformar sua vida. Espero que se identifique com as histórias contadas neste livro. Acredito sinceramente que a maturidade pode ser a época mais emocionante e satisfatória da vida.

SEMANA UM
Recuperando o deslumbramento

Nesta semana você vai mergulhar em suas lembranças da infância enquanto sua aventura criativa começa de forma suave e tranquila. Você vai se reconectar com os prazeres do conhecido sentimento — talvez há muito ignorado — de ter toda uma gama de possibilidades abertas diante de si. Vai começar a analisar e descartar velhos conceitos que podem estar impedindo a exploração de novos horizontes: os bloqueios internos do ceticismo e da autocensura; o paradigma socialmente aceito de que a criatividade é um dom restrito a poucos; a ideia de que é tarde demais para começar algo novo. Vai começar a encarar a si mesmo — e sua história de vida — com mais compaixão. Com um olhar renovado, vai começar a se reconhecer como uma pessoa única, com muito a contribuir para o mundo.

REVIVENDO O DESLUMBRAMENTO DA INFÂNCIA

Nosso lado criativo é infantil. É guiado pela admiração, está atento a novas experiências e fica encantado com o ambiente que nos cerca: a visão magnífica de um tapete de neve sobre a grama, o cheiro tentador de biscoitos de chocolate assando no forno, o prazer de usar um lápis novinho, a atração visual exercida por um peso de papel de vidro colorido. Para mim, as construções em estilo vitoriano despertam uma lembrança poderosa: os recantos fascinantes da casa em que morei na infância, em Libertyville, no estado de Illinois. Ela foi construída por um

> A juventude é feliz porque tem a capacidade de enxergar a beleza [...]. Aquele que mantém a capacidade de enxergar a beleza nunca envelhece.
>
> FRANZ KAFKA

marceneiro cujo toque de mestre se revelava em compartimentos secretos, entalhes elaborados e painéis ocultos. Era uma alegria pressionar um lugarzinho específico na parede e vê-la se abrir, revelando um aparelho de som logo atrás. Passear pela casa era uma aventura por si só — havia um elemento artístico em cada canto à espera de ser descoberto.

As crianças descobrem uma coisinha de cada vez. O menor detalhe é suficiente para gerar deslumbramento. Como elas não têm a mesma preocupação com o tempo que os adultos, não têm "pressa" de aprender nada. Cada nova descoberta se acumula sobre a anterior para compor o corpo de conhecimento, e a experiência se forma. Os adultos muitas vezes se esquecem dessa perspectiva natural e se pressionam para aprender rápido, ou se forçam a criar uma solução imediata quando surge um problema.

Adultos recém-aposentados muitas vezes estão abandonando uma vida estruturada em um ramo no qual eram especialistas e entrando em uma vida não estruturada em que podem se sentir, em maior ou menor grau, desorientados. O choque da aposentadoria pode ser acachapante. De repente, uma enorme quantidade de tempo livre surge no horizonte. As possibilidades são infinitas, e isso pode ser atordoante. Recém-aposentados são unânimes em descrever os primeiros dias — e até meses — como uma fase de adaptação.

> A curiosidade é o princípio da sabedoria.
>
> SÓCRATES

Richard, em seu primeiro dia de aposentadoria após uma longa carreira como administrador de parques públicos, acordou se sentindo sem objetivos depois de muitos anos de agenda lotada. Quando sua esposa perguntou o que faria naquele dia, ele respondeu: "Acho que vou andar de bicicleta". Ela perguntou aonde iria, e ele ficou sem saber o que dizer. "Não tenho nenhum lugar para ir", admitiu.

Victor encerrou sua carreira de engenheiro e, nos primeiros dias de aposentadoria, passava um tempão no escritório de casa, folheando livros sobre trabalho. Sua filha ligou para saber como ele estava e perguntou como andava a aposentadoria. "Não sei o que fazer", disse ele.

É preciso não colocar muita pressão sobre si mesmo, principalmente nos primeiros dias. Na verdade, quanto menos pressão nesse período, melhor.

Muitos aposentados não se preparam para o trauma que pode ser causado pelo excesso de tempo livre. Subitamente entregues ao ócio, muitos ficam mal-humorados e deprimidos, e tendem a exagerar na negatividade quando avaliam a própria situação. "Eu deveria estar muito melhor", é o que dizem a si mesmos, sem nenhuma compaixão. Em vez de se julgar com tanta rigidez, deveriam simplesmente pensar: "Claro que estou em choque. É uma grande mudança".

É da natureza humana buscar um propósito na vida. Na ausência de um, é natural que o pânico se instale e a pessoa se sinta à deriva. Nesse momento, as Páginas Matinais, os Programas Artísticos e as Caminhadas atuam como um bote salva-vidas. Essas três ferramentas básicas criam uma estrutura para seu dia e sua semana. Dentro dela, novas ideias e oportunidades vão aparecer. Ao mesmo tempo, respondendo a perguntas simples para compor sua Autobiografia, você vai começar a descobrir novos interesses, desejos e rumos. Pode conseguir redespertar sonhos e planos há muito adormecidos. Uma jornada emocionante e recompensadora está à sua espera.

Sally se aposentou depois de trabalhar trinta anos como contadora. A princípio, ficou desorientada. "Queria fazer alguma coisa criativa", disse, "mas não me considero nada criativa. Eu trabalhava com números. Era tudo preto no branco."

Quando começou a fazer as Páginas Matinais, Sally passou a sentir impulsos inesperados de energia criativa. "Elas me deram todo tipo de ideia", relatou. "Pintei a casa toda com cores diferentes e me desfiz de quase todas as roupas que usava no trabalho. Senti vontade de usar coisas coloridas. Fiz um jardim."

> *As pessoas mais sofisticadas que conheço são crianças por dentro.*
> JIM HENSON

Ela começou sua Autobiografia de forma relutante, mas acabou se surpreendendo com o que descobriu. "Eu me sentia intimidada pela palavra 'Autobiografia', mas pensei: 'Por que não responder às perguntas?'. Isso me pareceu bem fácil. Muitas lembranças vieram à tona — meu avô era muralista, e eu adorava acompanhá-lo em seus trabalhos. Lembrei a empolgação que sentia quando fazia isso, era como entrar em um mundo secreto. Tinha me esquecido do quanto essa experiência pareceu mágica para mim." Cavando mais fundo, Sally se lembrou de uma vez em que foi repreendida por pintar na parede da cozinha quando criança. "Peguei minhas tintas e imaginei que estivesse fazendo uma coisa linda. Com certeza estava me divertindo. Mas, quando minha mãe apareceu, ficou furiosa. Eu tinha estragado a parede, e ela gastaria um bom dinheiro para reparar o estrago. Éramos pobres. Lembro que me senti muito culpada, fiquei arrasada."

Em sua defesa, Sally argumentou que seu avô também pintava nas paredes. Mas sua mãe respondeu: "Ora, ele é um pintor de verdade. É uma situação bem diferente".

Sally se esquecera dessa conversa, mas, ao fazer um esforço para recordar, percebeu o efeito das palavras da mãe. "Eu não ia muito bem nas aulas de artes", ela lembrou. "Era como uma profecia se realizando. Existiam os pintores 'de verdade', e eu sabia que não era uma. Acho que, sem perceber, decidi que seria melhor me afastar da arte o máximo possível."

Foi preciso criar muita coragem para fazer um Programa Artístico em uma loja de materiais de arte. "Estava muito nervosa quando cheguei. Passei na porta quatro vezes antes de entrar", ela admitiu. "Sei que parece loucura. Mas eu achava que não tinha permissão para entrar ali."

Quando finalmente entrou, foi invadida pelas memórias. "As cores, os pincéis, as telas, tudo me transportou de volta para a companhia do meu avô", disse. "Algumas tintas tinham inclusive a mesma embalagem da época." Sally escolheu alguns itens, levou para casa e começou a pintar. "Eu ria sozinha de alegria. Não tinha ideia do que estava fazendo, mas era o que queria. Diversão pura, imperfeita e prazerosa."

Sally voltou à loja alguns meses depois e descobriu que havia aulas de muralismo nos fundos. Perguntou se podia se matricular e descobriu que seria aceita de braços abertos. Passado um tempo, ela me mostrou um pequeno mural que começara em sua varanda: galhos de árvores com pássaros pousados. O que mais havia lá? Uma fotografia de seu avô trabalhando.

"No fim das contas ainda me divirto da mesma maneira pintando a parede", admitiu Sally, aos risos. "Tenho certeza de que, se consegui recuperar uma paixão perdida, qualquer um é capaz de fazer isso. Só dá um pouquinho de trabalho reencontrar essa pureza. Mas vale a pena. E eu me sinto como se estivesse com meu avô de novo."

Então, por onde começar? Pelo início, claro! É muito útil nos lembrarmos de quando éramos crianças, com uma inclinação natural para a exploração. Nossas primeiras lembranças são bem específicas, e muitas vezes é lá que estão as pistas para nossas verdadeiras paixões, se estivermos dispostos a procurá-las.

TAREFA
AUTOBIOGRAFIA, SEMANA UM

Divida sua idade por doze. É esse o número de anos que você deve cobrir a cada semana em sua Autobiografia. Por exemplo, se tem sessenta anos, esta semana vai contemplar desde seu nascimento até os cinco anos de idade. Comece preenchendo o questionário, respondendo cada pergunta sem pensar demais. Elas foram feitas para acionar sua mente consciente e inconsciente. Usando a lista, você pode descobrir recordações emocionantes, dolorosas, resolvidas, mal resolvidas — não existe certo e errado. É a *sua* história, e só você pode contá-la. As lembranças carregadas de emoção são um excelente material para os Programas Artísticos, um combustível para caminhadas mais longas e podem até ser uma motivação para reencontrar um amigo perdido. Caso sinta vontade de explorar determinada lembrança um pouco mais, agora ou mais tarde, faça isso. Ao longo da semana, revise suas respostas e, se for o caso, tente expandir o alcance de uma ou mais recordações que vierem à tona. Se quiser, descreva o que aconteceu em um formato narrativo, ou como um poema, um desenho ou uma música. Mas não se pressione demais. Não existe maneira certa ou errada de fazer sua Autobiografia.

IDADE: ____

1. Onde você morava?
2. Quem cuidava de você?
3. Você tinha algum animal de estimação?
4. Qual é sua primeira lembrança?
5. Qual era seu livro favorito? E seu brinquedo favorito?
6. Descreva um cheiro que associa a esse estágio da vida.
7. Qual era sua comida favorita?
8. Descreva um som que associa a esse estágio da vida (uma voz, uma música, o apito de um trem, o latido de um cachorro etc.).
9. Descreva o local onde costumava passar seu tempo.
10. Que outras recordações desse período lhe vêm à mente? Você descobriu alguma coisa aqui que gostaria de explorar em um Programa Artístico? (Por exemplo, caso tenha se lembrado do cheiro de pão quente, uma visita a uma padaria pode ser um ótimo Programa Artístico.)

NUNCA É TARDE DEMAIS

A piada é mais ou menos assim:

PERGUNTA: Você sabe que idade eu vou ter quando finalmente tiver aprendido a tocar piano?

RESPOSTA: A mesma que você terá se não tiver aprendido.

Há pouco tempo, escrevi no Facebook que nunca é tarde para começar. Recebi uma enxurrada de curtidas. Uma mulher comentou que o pai começara a aprender piano aos 76 anos — e que estava se saindo bem. Eu mesma fui estudar esse instrumento depois dos sessenta. Aos 65, ainda me considero uma iniciante, mas minha professora diz que progredi bastante. Toda semana vou para a aula com um caderninho, onde ela passa as tarefas da semana: "Praticar a escala de dó maior. Praticar a escala de sol maior. Praticar o andamento...".

> *Daqui a um ano você vai desejar ter começado hoje.*
> KAREN LAMB

Toda quinta-feira, levo uma gravação do que toquei durante a semana para a professora ouvir. Adoro minhas aulas. Qualquer progresso pode ser satisfatório. Quando criança, eu me considerava uma das filhas "não musicais" de uma família em que três dos seis irmãos se tornaram músicos profissionais. O piano na maioria das vezes estava "ocupado" por alguém tocando coisas muito mais difíceis do que eu era capaz. De bom grado, mergulhei nas palavras e nos livros, mas um pedacinho de mim sempre quis poder tomar parte das melodias que soavam pela casa. Sempre gostei de viver em um lar cheio de música. Hoje, mesmo sabendo tão pouco, é emocionante ser a responsável pela música na minha casa.

Muitas vezes, quando dizemos que é tarde demais para começar alguma coisa, o que queremos dizer é que não estamos mais dispostos a começar. Porém, quando nos aventuramos, mesmo que só um pouquinho, somos recompensados com uma agradável sensação de deslumbramento juvenil.

Gillian teve uma longa e bem-sucedida carreira como atriz. Mas, ao se aproximar dos setenta anos, viu as oportunidades de trabalho ficarem cada vez mais restritas.

> *Nunca desista, nunca desista, nunca, nunca, nunca, nunca.*
> WINSTON CHURCHILL

Dizendo a si mesma que era só um passatempo, começou a escrever poesia. "Estou começando", ela dizia às pessoas que questionavam sua paixão recém-descoberta. "Gostaria de saber mais", Gillian me revelou. Sugeri que fizesse um curso de escrita criativa. "Estou velha demais para voltar a estudar", ela respondeu. Argumentei que, quando o assunto é arte, a idade não faz diferença. Afinal de contas, Robert Frost ganhou seu primeiro Pulitzer aos cinquenta anos, e o quarto aos 69.

Gillian tomou coragem e se candidatou a uma vaga em um curso à distância de poesia. Para sua surpresa e alegria, foi aceita. "Vou ter 75 anos quando terminar o curso, e não me sinto nada à vontade usando a internet", ela me disse. Minha resposta foi: "Você vai ter 75 anos se não fizer o curso também, e existe muita gente que pode ensiná-la a usar o computador". Gillian se matriculou e pediu para sua neta adolescente ensiná-la a mexer no computador duas vezes por semana em troca de um modesto pagamento. A menina ficou feliz em ajudar e em ganhar um dinheirinho extra. Quando começaram as oficinas de poesia, Gillian já dominava todas as ferramentas necessárias. Ela adorou aprender mais sobre poesia e experimentar os diferentes formatos. Para sua surpresa e alegria, os professores elogiavam seus escritos.

Quando fez 75 anos, tinha um título de mestrado em poesia, um entusiasmo inabalável e uma grande familiaridade com o computador do qual tinha tanto medo antes.

Gillian estava apreensiva por se lançar em uma nova forma de arte, porém talvez ainda mais com a ideia de usar um computador e a misteriosa internet. No entanto, quando se dispôs a aprender, percebeu que eram apenas novas ferramentas, mais simples do que imaginava.

Muitas vezes, o obstáculo que nos impede de começar algo novo é menor do que pensamos. Com um pequeno passo na direção de um sonho, é possível iniciar o processo. "É tarde demais" representa um bloqueio poderoso para muitos, mas quase nunca é um impedimento de verdade para começar a praticar uma atividade desejada.

> *Em nosso íntimo temos sempre a mesma idade.*
> GERTRUDE STEIN

"Tenho 65 anos e nunca fiz exercícios", contou Patti. "Poderia dizer tranquilamente que é tarde demais para me tornar uma ginasta e parar por aí. Ou então poderia começar a fazer caminhadas, entrar numa academia, contratar um personal trainer e assistir às Olimpíadas na TV para me inspirar. Ficar só pensando 'Eu jamais conseguiria fazer isso' vendo as meninas dando cambalhotas nas barras pela TV é uma atitude derrotista demais. E meu objetivo por acaso é ser atleta olímpica? Não, é ter um preparo físico um pouco melhor do que hoje. Posso muito bem me satisfazer com pequenos progressos — na verdade, fico muito contente com isso."

Ao explorar terrenos desconhecidos, muitas vezes descobrimos que nossa experiência de vida nos ajuda bastante. Aprendemos a ter paciência. Conseguimos enxergar as coisas no longo prazo. Sabemos identificar o verdadeiro conhecimento e procurar quem pode nos ajudar de verdade a atingir nossos objetivos. E, não importa a idade, a empolgação ao começar algo novo é universal.

Ron tem setenta anos. Ele ainda é professor universitário em tempo integral, mas sua aposentadoria está próxima. Há um ano, ele decidiu se dedicar a um livro a partir de uma ideia que vinha alimentando fazia quarenta anos. Escrevendo todos os dias, essa ideia tomou forma. Ele então mandou uma sinopse e um trecho do projeto para um amigo escritor, que o encaminhou a seu agente literário.

"Isso dá um ótimo livro", respondeu o agente. "Eu gostaria de representar o autor."

E assim Ron, um escritor iniciante, foi parar na carteira de clientes de um agente literário de primeira linha e se viu diante de um novo desafio. Ele sabia como funcionavam as coisas no mundo acadêmico, pois era um professor respeitado, mas o mercado editorial era bem diferente.

Felizmente, seus anos na universidade lhe ensinaram o valor da pesquisa. Ele procurou a ajuda de profissionais experientes. Para sua alegria, eles o encorajaram. Ron tinha um projeto de longo prazo pela frente, pelo qual ansiava muito. "Adoro o ambiente de aprendizado", ele me contou. "E agora vou começar um processo que é uma novidade para mim."

Ele não era "velho demais" para começar. Previu que a mudança do calendário acadêmico extremamente estruturado para a vasta liberdade da aposentadoria seria mais suave caso ele tivesse um projeto ao qual dedicar seu tempo, e fez isso.

Nunca é tarde demais para começar.

TAREFA
NUNCA É TARDE DEMAIS

Pegue uma caneta e um caderno, copie as linhas abaixo e complete:

1. Se não fosse tarde demais, eu...
2. Se não fosse tarde demais, eu...
3. Se não fosse tarde demais, eu...
4. Se não fosse tarde demais, eu...
5. Se não fosse tarde demais, eu...

O CENSOR INTERNO

Durante a carreira, nos acostumamos a ouvir críticas de chefes e colegas. Muitos de nós somos submetidos a avaliações bimestrais de desempenho e aceitamos as opiniões negativas como ossos do ofício. Depois da aposentadoria, continuamos a receber críticas, mas, em vez de um superior hierárquico, elas vêm de nosso próprio censor interno — a voz dentro da cabeça que nos diz que não estamos fazendo as coisas direito e poderíamos nos sair muito melhor. Nosso censor ataca do nada, com uma convicção perturbadora. Nós poderíamos — e deveríamos — fazer melhor, ele afirma, e muitas vezes repetimos para nós mesmos essa crítica. Ao lidar com o censor, é sempre bom saber que não se trata da voz da verdade. Trata-se de um vilão caricato que vai sempre estar na ofensiva enquanto não dermos um basta e dissermos: "Ah... esse é só o meu censor".

Para muitos de nós, essa voz interior acaba se tornando um tremendo adversário. Com frequência, passamos anos e anos aceitando sua negatividade, acreditando no que diz e usando isso para desistir de projetos e desejos. O roteiro é mais ou menos assim:

> O pior inimigo da criatividade é a insegurança.
> SYLVIA PLATH

Eu adoraria criar minhas próprias roupas.
CENSOR: Você não tem mais idade para virar estilista.

Eu adoraria de verdade criar minhas próprias roupas.
CENSOR: Você não entende nada de moda.

Eu gostaria de tentar.
CENSOR: Mas que desperdício de dinheiro.

Eu tenho dinheiro para isso.
CENSOR: Mas que bobagem.

Com medo de cometer alguma tolice, muitas vezes viramos as costas para nossos sonhos. Escutamos o censor como se fosse a voz da razão. Na verdade, a tolice vem do censor, que nos afasta de alegrias e recompensas futuras.

Essa voz costuma ser sarcástica. Ela ridiculariza nossas ideias e nos estimula a desistir. O censor fala como um valentão e se vale de um raciocínio primário. Examinando com mais atenção, descobrimos que é inexplicavelmente negativo e critica até nossas melhores ideias. Para ele, qualquer pensamento original representa um perigo. Digamos que nossa criatividade é um campo verdejante. O censor acredita ser o responsável por controlar os animais que podem pastar nesse campo. Ele gosta de bichos conhecidos e familiares — de ideias que sejam como vacas. Mas talvez haja uma nova ideia querendo entrar — digamos, uma zebra. O censor vai atacá-la, ironizando a ideia logo de cara. E vai começar a criticar e zombar: "Listras? Onde já se viu um animal ter listras? Isso é tolice".

E não adianta responder simplesmente: "É uma zebra. Zebras têm listras". O censor não quer saber de argumentos razoáveis. "Traga uma vaca", ele ordena. E, a não ser que recuemos, continuará atacando as zebras. É importante ter em conta que o censor reserva os ataques mais violentos às ideias mais originais.

Sou uma escritora experiente, com mais de quarenta livros publicados. Mesmo assim, meu censor permanece vivo e ativo — e plausivelmente eloquente. Toda vez que penso em um novo livro, ele

> *Se ouvir uma voz em sua cabeça dizendo que não sabe pintar, continue pintando até silenciá-la.*
> VINCENT VAN GOGH

entra em ação. "Péssima ideia", me diz. E complementa: "Você nunca vai conseguir fazer isso funcionar". Dei ao meu censor o nome de Nigel, e a voz de Nigel é quase impossível de ignorar. Há pouco tempo, escrevi um livro que o deixou em polvorosa. A cada página que produzia, mais violentas eram suas críticas. Se fosse mais jovem, eu poderia me deixar abater e desistir do projeto. Como sou mais velha e tarimbada, fiquei irritada com o ataque dele. Essa raiva me fez seguir escrevendo.

Tive que aprender a dizer: "Ah, olá, Nigel! Do que foi que você não gostou dessa vez?".

Meus alunos também acabam aprendendo a batizar e a descrever seus censores. Quando fazem isso, essa figura é minimizada, na maioria das vezes se transformando em um personagem caricato e difícil de levar a sério.

Não temos como eliminar nosso censor, mas podemos evitá-lo.

Quando Annie se aposentou depois de encerrar sua carreira como bióloga, queria escrever sua autobiografia. Seu sonho era compartilhar sua história com os filhos e netos. Annie escrevera alguns textos em prosa ao longo da vida, em sua maioria cartas e ensaios. Mas seu desejo de verdade era escrever uma obra de maior fôlego, revisitando sua trajetória de vida.

Seu censor dizia que era uma ideia maluca, que sua vida era entediante. Mas, uma página — e uma palavra — por vez, Annie foi em frente. Sempre que ouvia a voz desagradável do censor em sua cabeça, dizia em tom brincalhão: "Obrigada pela opinião". Logo no início do processo, Annie se inscreveu em uma oficina de escrita formada apenas por mulheres. Com o apoio do grupo, foi escrevendo pouco a pouco, cumprindo metas semanais.

"Isso é bobagem", resmungava seu censor. "Quem vai querer ler isso?" Mas Annie não desistiu. As participantes da oficina estavam gostando de sua história. Semana após semana, relembrando ano após ano, Annie escreveu suas aventuras, tanto as grandes como as pequenas. Por fim, conseguiu neutralizar a negatividade do censor na maior parte das vezes. Trabalhou com afinco para realizar sua alquimia criativa, transformando comentários negativos em incentivos.

"Ninguém vai querer ler isso", opinava o censor.

"Alguém vai adorar ler isso", rebatia Annie.

"Sua vida é um tédio", insistia o censor.

"Minha vida é repleta de pequenas aventuras", reagia Annie.

Respondendo a um ataque de cada vez, ela aprendeu a ser mais esperta que seu censor. Todos podemos aprender a fazer o mesmo. Só é preciso ter uma boa dose de amor-próprio. Saber que o censor existe — dentro de cada um de nós — é um bom passo para começar. Só porque diz alguma coisa não significa que seja verdade. E quanto mais desafiamos suas previsões catastróficas, mais nos fortalecemos. As atitudes vão se acumulando. Cada passo em direção à criatividade nos enche de energia para dar o próximo. Quando estamos em movimento, nossa vida começa a se mover, não importa o que diga o censor. Ao começar seu projeto, esteja alerta para os ataques. Não desanime. O censor é um cretino.

> *Nossas dúvidas são traidoras,*
> *E nos fazem perder o*
> *que de bom poderíamos ganhar,*
> *Por medo de tentar.*
>
> WILLIAM SHAKESPEARE

TAREFA
IDENTIFIQUE SEU CENSOR

Reserve alguns minutos para nomear e descrever seu censor. É homem, mulher ou não tem gênero definido? Qual é sua idade? E sua aparência? Como se expressa? Quais são seus comentários negativos e insultos preferidos? Pode ser interessante fazer um desenho de seu censor. Nos desenhos dos meus alunos já apareceram feras selvagens, bruxas, uma professora de quarto ano... Permita que seu censor assuma qualquer forma. O humor é bem-vindo! Desenhar, batizar e descrever seu censor vão automaticamente minimizar o poder que ele tem sobre a sua vida.

COMBATENDO O CETICISMO

O ceticismo pode se apresentar de muitas formas. Pode vir de dentro de nós, como dúvidas e preocupações sobre nossa capacidade ou sobre a eficácia de nossas ferramentas. Também pode vir de fora, na forma do paradigma socialmente aceito de que a criatividade é restrita a alguns poucos eleitos, ou das vozes de pessoas próximas que fazem mil ressalvas quando embarcamos em uma jornada criativa. Não importa a fonte, o ceticismo é tão frequente quanto destrutivo. É importante identificar e se desvencilhar desse tipo de negatividade, seguindo em frente apesar de nossas próprias dúvidas e das pessoas que nos cercam.

> As dúvidas matam mais sonhos que qualquer fracasso.
> SUZY KASSEM

Eu ainda sofro de ceticismo — com medo de não estar na direção certa. Quando dou aulas, percebo que esse é um bloqueio que afeta meus alunos também. Com o tempo, comecei a perguntar: "Como posso ajudar as pessoas a superar seu ceticismo?". Minha resposta sempre foi: "Diga a elas para fazer as Páginas Matinais. Diga a elas para procurar orientação. Diga a elas para anotar e registrar os resultados". Eu faço minhas Páginas Matinais há mais de 25 anos e descobri que elas são uma fonte confiável de sabedoria espiritual.

Para muitos de nós, a ideia de ter uma linha direta com o Criador parece boa demais para ser verdade. Aprendemos que precisamos de um intermediário — um pastor, rabino ou sacerdote —, alguém versado em questões espirituais para nos colocar em contato com uma força maior. Minha experiência me ensinou que todos nós podemos fazer contato direto com o Criador. Só é preciso ter disposição para tentar.

Nas minhas Páginas Matinais, simplesmente peço: "Por favor, me guie". Depois é só prestar atenção e anotar o que "ouço". A voz que me guia é calma, suave e clara. Ela me diz para não entrar em pânico, que estou bem, em boas mãos, no caminho certo, e que não estou fazendo nada de errado. Posso inclusive receber instruções mais claras: "Tente _____". Quando tento _____, sou recompensada pela minha fé com resultados palpáveis. Quando demonstro confiança na minha sabedoria interior através dos meus atos, meu ceticismo diminui.

Muitas pessoas almejam a chegada da aposentadoria, ansiosas por um período de férias prolongadas. Em sua imaginação, é o tempo em que finalmente vão poder se dedicar a seus chamados "prazeres proibidos".

"Quando me aposentar, vou começar a criar cachorros", Agnes disse a si mesma. Ao se aposentar, porém, encontrou inúmeras razões para não ir atrás de seu sonho.

> Os obstáculos mais terríveis são os que ninguém além de nós consegue ver.
>
> GEORGE ELIOT

"Quando me aposentar, vou virar ator", sonhava Howard. Mas, ao se aposentar depois de muitos anos como diretor de colégio, percebeu que não estava disposto a começar algo. Estava acostumado a se revestir de uma aura de respeito e dignidade.

"Vou fazer papel de bobo", Howard se pegou pensando. Assim, o sonho de ser ator continuou sendo só um sonho.

James achava que, quando se aposentasse, poderia viver a bordo de um veleiro, navegando de porto em porto. Viúvo, vendeu sua casa e comprou o barco. Mas, em vez de sair navegando, mantinha a embarcação atracada em segurança nas docas, se contentando com as aventuras dos livros.

Ao fazer nossas Páginas Matinais, podemos superar o confronto com nosso cético interior, mas ainda vamos precisar enfrentar o ceticismo das pessoas ao redor. Ele nasce do medo: pessoas bem-intencionadas focam nos medos, e não nas alegrias que a realização dos sonhos pode proporcionar.

Para muitos aposentados, o que os separa de seus prazeres proibidos é o medo de parecer tolos. Muitos têm amigos que se mostram céticos quanto a suas aventuras. Eles têm uma objeção a fazer. "Criar cachorros? Fazem muita sujeira, dá muito trabalho. E se você não conseguir vender os filhotes? Como fica?" "Ator? Imagine a concorrência que vai encarar." "Viver navegando? Parece bem perigoso." O que mais precisamos é de alguém que acredite em nós, que incentive nossas aventuras. "Criar cachorros? Parece divertido." "Ator? Sempre pensei que você tinha uma quedinha para o drama." "Viver navegando? Parece incrível!"

É importante buscar incentivo em nossos primeiros passos na aposentadoria. Como uma criança descobrindo o mundo, ficamos livres para brincar e sonhar, tomar novos rumos e experimentar coisas que podem ser de nosso interesse. Ao escrever as Páginas Matinais, exercitamos uma postura capaz de nos lembrar de que não existe maneira "certa" ou "errada" de fazer as coisas. Ao planejar os Programas Artísticos, passando "só uma horinha" fazendo algo divertido, descobrimos uma atividade ou um tema capaz de expandir nossa mente. Pouco a pouco, vamos crescendo. O segredo para superar o ceticismo é nunca recuar.

Harry estava ansioso para se aposentar depois de muitos anos trabalhando como advogado. Em sua imaginação, a aposentadoria seria uma época agradável, repleta de projetos e aventuras. Mas, quando ela chegou, não era nada disso. Seus dias pareciam longos e vazios. Ele tinha dificuldade de dar início a seus muitos projetos. Quanto às aventuras, se viu temeroso, atormentado por uma avalanche de objeções — tanto por parte de si mesmo como das pessoas ao redor. "Eu não sabia o quanto era cético", ele contou. "Passei a vida inteira desmontando argumentações, me preparando para os piores cenários possíveis. Como advogado, perdi casos que merecia ter ganhando. Com o tempo, aprendi a desconfiar da 'justiça', e esse ceticismo se enraizou na minha postura intelectual. E me cerquei de pessoas que pensavam dessa forma. Acho que, em uma tentativa de ser 'inteligentes', ou pelo menos sensatos, reforçamos a negatividade uns dos outros."

> *O sucesso é alcançado com mais frequência por gente que não sabe que o fracasso é inevitável.*
> COCO CHANEL

Desanimado, ele foi pedir conselhos para um amigo que se descreveu como "confortavelmente aposentado" — ativo, envolvido em projetos que o interessavam, por menores que fossem, e satisfeito com a vida.

"A aposentadoria exige adaptação", disse o amigo. "Leva uns dois anos. E não há problema algum em se afastar de pessoas que só estão dificultando sua vida com tantas objeções. Dê um tempo para si mesmo, e para os outros também. Não é hora de ficar esquentando a cabeça. É o momento de se soltar e ver o que acontece."

Harry ficou aliviado ao ouvir aquilo, apesar de à primeira vista parecer radical. Era a verdade. De que adiantava ouvir gente que só encontraria defeitos em suas ideias, aumentando sua insegurança? Ele precisava conviver com pessoas que o incentivassem a expandir seus interesses e se empenhar em motivar a si mesmo. "Isso pode levar um tempinho", percebeu, "mas tudo bem, uma nova vida não começa de uma hora para a outra."

Harry começou a explorar essa nova vida escrevendo suas Páginas Matinais. Sempre que conseguia fazer isso, experimentava uma sensação de produtividade. Aos poucos, foi descobrindo que eram uma excelente ferramenta tanto para processar o choque da aposentadoria como para sonhar com as possibilidades que teria pela frente. "As Páginas me deram uma esperança", admitiu. "Fico intimidado com a ideia dos Programas Artísticos, e tenho medo de, ao examinar a história da minha vida, acabar encontrando muitos arrependimentos. Mas o que tenho a perder? Isso também pode ser feito passo a passo." Um dia de cada vez, ele começou a erguer os alicerces de seu futuro, aos poucos acrescentando os Programas Artísticos, as Caminhadas e a Autobiografia à sua rotina, e foi recompensado com um otimismo cada vez maior. Quando se reaproximasse dos amigos, sabia que eles notariam sua mudança. "Mas posso esperar mais um pouco", ele confessou. "Acho que vou guardar isso só para mim por um tempo."

TAREFA
GENTILEZA CONSIGO MESMO

O ceticismo se baseia no medo, e o medo se cura com compaixão. Se formos gentis conosco, podemos superar nossa vulnerabilidade e perseguir nossos sonhos. Um pouco dessa gentileza pode nos ajudar um bocado.

Faça uma lista de três coisas que você poderia fazer para se agradar. Por exemplo:

1. Posso comprar velas e sais aromáticos e tomar um longo banho de banheira.

2. Posso tirar uma tarde para limpar aquela estante de livros que está uma bagunça há mais de dez anos.

3. Posso ir ao cinema ver uma comédia ruim só porque achei o trailer engraçado.

Nesta semana, escolha três ações como essas para realizar.

ACOMPANHAMENTO SEMANAL

1. Quantas vezes você escreveu suas Páginas Matinais? Como foi a experiência?

2. Fez seu Programa Artístico? Descobriu alguma coisa em sua Autobiografia que quisesse explorar em um Programa Artístico?

3. Fez suas Caminhadas? O que observou enquanto andava?

4. Que tipo de epifania teve?

5. Notou alguma sincronicidade? (Por exemplo, estar "por acaso" no lugar certo na hora certa, receber notícias de um amigo no qual andava pensando, descobrir mais informações sobre um assunto que desperta seu interesse etc.) Qual? Isso fez com que se sentisse mais conectado?

6. O que descobriu em sua Autobiografia que gostaria de explorar mais? Isso pode ser feito de várias formas. Você pode criar um bordado, uma pintura, uma dança, uma música, um poema. Lembre-se de não se julgar com muito rigor. Algumas pessoas se interessam por escrever um ensaio caprichado sobre uma época ou lembrança. Outras preferem processar isso em movimento — uma recordação em especial pode motivar um longo passeio de bicicleta ou uma caminhada em meio à natureza. Você pode querer ouvir de novo as músicas que escutava nessa época, ou um álbum que tinha em casa na infância. Se não souber o que fazer a respeito, não se preocupe. Apenas siga em frente.

SEMANA DOIS
Recuperando a liberdade

    Nesta semana, você vai descobrir que pode querer a liberdade e ao mesmo tempo considerá-la atordoante. Ao mergulhar na próxima fase de sua Autobiografia, você vai encontrar sua versão mais jovem em uma época em que desejava — e conseguiu — mais independência. Sua sensação de inércia se quebrou. Você recebeu um novo fluxo de energia e o usou para provocar uma mudança. À medida que entrar em contato com uma sensação renovada de liberdade tanto no presente como no passado, as questões relacionadas a tempo, espaço e rotina vão se tornar mais importantes. Existe um paralelo a ser traçado entre a expansão dos horizontes no fim da infância e aquela que acontece na aposentadoria. É possível haver independência demais? Tempo demais, ou tempo de menos? Como você quer viver? O lugar onde mora parece apinhado, datado, acolhedor, deprimente? Você vai descobrir que algumas pequenas mudanças em sua casa podem ajudar sua expansão pessoal. À medida que a sensação de liberdade aumenta, o ambiente ao seu redor vai refletir seu novo ponto de vista. Produzir liberdade exige equilíbrio: é mais fácil progredir de forma estruturada.

MAIOR INDEPENDÊNCIA

Quando chega a aposentadoria, nos vemos em uma posição de grande independência. Livres das demandas do horário de trabalho, assumimos a complicada posição de ser nosso próprio patrão. Não importa se ansiamos por isso ou se tememos a perda da rotina que estrutura nossa vida, a independência é uma nova realidade, e temos toda a liberdade para moldá-la.

> Mas não se satisfaça com histórias, em saber como as coisas aconteceram com os outros. Descubra seus próprios mitos...
>
> RUMI

A independência pode ser ao mesmo tempo algo a celebrar e a temer. Estamos por nossa própria conta, o que é interessante, mas também sentimos falta do apoio proporcionado pelos colegas de trabalho ao longo de tantos anos. As Páginas Matinais e os Programas Artísticos podem ajudar a fortalecer nossa capacidade de dar apoio a nós mesmos. Elas nos ensinam a ser sinceros e compreensivos quando analisamos nossa própria vida. Os Programas Artísticos nos ensinam a nos aventurar mais e a assumir riscos. Usadas em conjunto, essas duas ferramentas são um catalisador poderoso para a mudança, que nos permitem nos descobrir profundamente.

A próxima fase a ser visitada em sua Autobiografia vai se concentrar nos anos iniciais na escola, e contempla lembranças de quando começou a ganhar independência. Recordar esses passos — o primeiro dia de aula, a primeira noite fora de casa — provavelmente vai proporcionar lembranças estranhamente parecidas com a redescoberta da independência depois da aposentadoria.

"Eu fazia aula de violão quando era criança", contou Jeff, "e quando tinha dez anos não quis mais que minha mãe me levasse e ficasse vendo. Também não queria que ela me forçasse a praticar o que tinha aprendido. Eu implorava para ir sozinho, e minha mãe finalmente concordou. O caso era que eu não estudava muito, e, como ela não assistia mais às aulas, não tinha como saber que eu não estava fazendo as coisas direito. Isso era motivo de muita briga entre nós. Ela sempre me perguntava se eu estava levando as aulas a sério, se valia a pena gastar dinheiro com aquilo. Eu ia à aula, mas não tinha disciplina para estudar em casa. No fim, acabei desistindo." Agora aposentado, Jeff ficou se perguntando se não seria uma boa ideia se arriscar outra vez com o violão. "É uma lembrança pesada para mim", ele falou, "mas depois de revisitar essa época na minha Autobiografia vejo que meu comportamento agora é muito diferente. Minha mãe não estava fazendo nada de errado. Eu só queria exercer minha independência dizendo 'Vou fazer isso do jeito que eu quiser'. Agora percebo que estou agindo igual, só que comigo mesmo. Eu me nego uma coisa só para provar que posso." Apesar de ter sido um processo doloroso, Jeff considerou muito produtiva a exploração dessa lembrança. "É como se de alguma forma eu tivesse decifrado um código de comportamento. Não preciso manter o padrão só porque sempre agi assim. Posso decidir comprar um violão usado no meu próximo Programa Artístico. Quem sabe?"

Os Programas Artísticos são um atalho poderoso para uma sensação quase instantânea de liberdade. Podem ser aventuras aparentemente mínimas, mas proporcionam um retorno robusto ao investimento de uma hora de nosso tempo. Só é preciso ter disposição para sair de casa.

> *Quando descobrir quem sou, vou ser livre.*
>
> RALPH ELLISON

Tente mesmo se você achar que não há nada de novo a descobrir em sua cidade. O aspecto solitário do Programa Artístico lança uma nova luz sobre coisas "velhas". Talvez haja um restaurante ao qual você já tenha ido muitas vezes com outras pessoas, mas nunca sozinho. Sinta-se livre para pedir o que quiser, para comer a sobremesa primeiro ou não comer, para provar um item do cardápio que nunca pediu, para se sentar em outro lugar — a experiência por si só vale a pena.

Kara descobriu que a transição para uma fase em que está livre para programar seus dias — todos eles — era mais difícil do que imaginava. "Eu não me considero uma pessoa dependente de companhias, mas, quando comecei a passar tanto tempo sozinha, sem nenhuma atividade em grupo, fiquei bem desconfortável." A ironia nesse caso foi que a disposição para usar a ferramenta do Programa Artístico — que deve ser experimentada a sós — começou a desfazer sua sensação de isolamento.

"Fiquei admirada com a empolgação e a sensação de aventura que tive ao experimentar coisas tão banais", confessou. "Já tinha ido ao cinema perto de casa dezenas de vezes, mas nunca sozinha. Quando fiz isso, a experiência me pareceu bem mais intensa. Vi o filme que eu mesma escolhi, comprei doces que não comia havia anos, e com uma vontade incrível. Foi impressionante ver como um simples passeio pode parecer tão diferente quando estou sozinha. E isso virou uma espécie de segredo meu comigo mesma. Comecei a ver que poderia ser uma boa companhia para mim e que, se fizesse isso sempre, seria mais fácil inclusive ser uma boa companhia para os outros."

> A melhor coisa do mundo é saber ficar sozinho.
> MICHEL DE MONTAIGNE

Quando Natalie se aposentou, pela primeira vez na vida se viu com tempo e dinheiro para viajar. Durante anos, foi apaixonada por tudo o que vinha da França, mas pensou que nunca fosse para o exterior. Não conseguia pensar em ninguém que pudesse lhe fazer companhia na viagem, mas nem sequer cogitou ir sozinha. Em vez disso, foi conhecendo a cultura francesa de outras maneiras, através de Programas Artísticos que podia fazer em sua própria cidade, como ver filmes franceses, fazer aula de culinária francesa e degustar vinhos franceses. Natalie ficou contente em descobrir as diferentes ocasiões que surgiam para experimentar a cultura do país por toda parte, desde cursos de idiomas na internet até sabonetes e perfumes importados comprados na perfumaria local.

"Talvez tenha sido porque estava com isso na cabeça, mas comecei a enxergar a França por toda parte. Quando vi um panfleto num quadro de avisos dizendo 'Pedale pela França!', tive a certeza de que era a ocasião perfeita para mim." Ela ligou para o número indicado no anúncio e ficou sabendo que sua pouca experiência como ciclista bastava e que sua idade — 66 anos — não seria um problema. "Como já tinha dado vários pequenos passos, quando chegou a hora de dar um maior, não me pareceu nada de mais", explicou.

O preço era até baixo para uma aventura tão grandiosa, e ela desligou o telefone determinada a fazer a excursão. "Isso foi quatro anos atrás", contou. "Já voltei à França quatro vezes e passei um mês inteiro lá em cada uma delas. Este ano aluguei um apartamento em Paris, onde vou ficar mais um mês inteiro." Natalie jamais imaginou que fosse capaz de ser tão independente, viajando sozinha para uma cidade estrangeira que hoje lhe parece um segundo lar. "Eu não me sinto apenas bem lá, me sinto apaixonada", ela falou com um sorriso, contando depois que fez muitas amigas com o mesmo gosto pela aventura. "Elas me veem como um espírito livre, uma pessoa ousada e aventureira", revelou, aos risos. "Eu não me definiria assim antes, mas acho que as atitudes contam mais que as palavras." E as atitudes tomadas para realizar sonhos, grandes ou pequenas, proporcionam uma visão mais ampla — e mais nítida — daquilo de que somos capazes.

Pequenos passos levam a outros maiores. E o seguinte está sempre ao seu alcance. "Minha nossa, eu posso tentar _____", você pode se pegar pensando. Você pode pintar um cômodo, restaurar uma poltrona, comprar uma mesa nova para a cozinha. Pode folhear um catálogo e comprar lençóis novos, ou uma echarpe bonita. Mudanças pequenas, mas relevantes, ajudam a criar uma sensação de maior liberdade. Você percebe que a vida, como dizia Liev Tolstói, é feita de pequenas mudanças. Cada uma vai proporcionar mais força para você buscar seus verdadeiros interesses. Cada uma prepara o terreno para outras maiores, em um momento em que você está livre para trilhar seu próprio caminho.

TAREFA
AUTOBIOGRAFIA, SEMANA DOIS

Comece a partir da idade em que parou na semana passada. Como sempre, se achar que deve mergulhar mais fundo em determinada lembrança, agora ou mais tarde, não deixe de fazê-lo.

IDADE: ____

1. Onde você morava? Descreva seu quarto.

2. Quem eram as pessoas mais importantes na sua vida? Algum professor exerceu uma influência especial sobre você?

3. Estava envolvido com algum tipo de arte nessa época?
4. Que novas liberdades conquistou nesse período?
5. O que entediava você?
6. Descreva um cheiro identificado com esse estágio da sua vida.
7. Descreva um amigo da época — real ou imaginário.
8. Descreva sua comida favorita nessa idade.
9. Descreva um local onde costumava passar o tempo.
10. Que outras lembranças dessa época lhe parecem importantes?

TEMPO

Na vida profissional, antes da aposentadoria, muitos de nós nos vemos ocupados demais para nos dedicar a atividades criativas. Consideramos essas ideias inviáveis naquela fase e as guardamos para depois que nos aposentarmos. Quando esse momento chega, temos tempo de sobra. Mesmo assim, os projetos não se concretizam, como ocorre quando os acadêmicos tiram um ano sabático e não conseguem escrever. Tempo demais pode ser tão paralisante quanto de menos.

> *No fim, não é a idade que conta. É o que se viveu ao longo dos anos.*
> ABRAHAM LINCOLN

É fácil nos julgar e criticar nosso uso do tempo. Estamos sempre correndo de um compromisso a outro. Achamos que estamos sendo "preguiçosos" quando "perdemos tempo sem fazer nada". Não temos "tempo suficiente", ou então temos tempo demais. Nós nos arrependemos de como usamos o tempo no passado — com preocupações que fugiam ao nosso controle, com coisas de que não gostávamos, com obsessões amorosas não correspondidas. Somos treinados para "usar o tempo com sabedoria" e sempre ouvimos dizer que tempo é dinheiro, que o tempo é curto, que é nosso e fazemos com ele o que quisermos.

Muitos dos meus alunos, ao compor sua Autobiografia, descobrem que o tempo que julgavam ter "desperdiçado" na verdade foi bem gasto. Por outro lado, vejo muita gente chegando à conclusão de que o tempo que passaram remoendo a própria depressão ou insegurança não só foi desperdiçado como também prejudicial. Um aluno me contou que gastava com frequência sua (considerável) criatividade "escrevendo sobre as piores situações que podia imaginar e sobre como seria minha vida nesse futuro sombrio". Perceber essa tendência foi seu primeiro passo para evitar o comportamento. Com um esforço consciente para direcionar sua criatividade a propósitos mais úteis, ele se viu bem menos ansioso. "Eu ficava me torturando, depois me torturava mais um pouco por perder meu tempo fazendo isso", contou. "Era um ciclo bem maluco, mas o que interrompeu isso foi uma mudança de *atitude*. Percebi que, mesmo que fosse fazendo coisas minúsculas, como limpar a cozinha, eu podia ser útil. Aos poucos, fui descobrindo o que queria fazer, como queria passar meu tempo, em vez de ficar me atormentando por não saber."

Não há problema nenhum em não saber o que fazer logo de cara. De repente, passamos a ter mais tempo para exercitar nossa criatividade, mas nem por isso a tarefa se torna mais fácil. Na verdade, é nesse momento — quando temos mais tempo — que devemos exigir menos de nós mesmos. O mais importante é dar um passo de cada vez e confiar que estamos sendo guiados para um bom caminho. Uma das melhores coisas que podemos fazer é tentar estruturar nossos dias. As Páginas Matinais são a primeira medida para uma vida criativa. Quando feitas diariamente, originam aos poucos uma estrutura. A cada dia, vão sugerindo uma direção, e em pouco tempo nos vemos não só as escrevendo, mas pondo em prática o que surge nelas.

> A única razão por que o tempo existe é para que as coisas não aconteçam todas de uma vez só.
> RAY CUMMINGS

Recém-aposentados muitas vezes sofrem uma série de estresses relacionados ao tempo: a noção de que seu tempo é curto, ou de que os dias estão vazios demais. Nenhuma das duas é necessariamente verdadeira. É fundamental parar de colocar pressão sobre nós mesmos para não desperdiçar nenhum momento, ou para fazer com que cada instante seja perfeito. Muitos aposentados pensam que estão entrando em seu "último capítulo", quando nessa época pode haver muitos e muitos capítulos. Apesar de nossos temores, a criatividade nunca deixa de nos acompanhar. Ela não evapora misteriosamente quando fazemos 65 anos. Basta ver exemplos como a artista Georgia O'Keeffe, que continuou produzindo em alto nível com mais de noventa anos de idade.

Claude se aposentou depois de uma carreira movimentada como contador. Ele deixou de não ter nenhum tempo livre para ter todo o tempo do mundo. Sugeri que fizesse as Páginas Matinais para reestruturar sua vida. Ele se mostrou disposto, mas também relutante. "Minhas Páginas são deprimentes", contou. "Só vejo um monte de sonhos que deixei para trás."

"Continue escrevendo", incentivei. "Continue escrevendo."

Depois de semanas de escrita, um sonho recorrente se destacou. Quando viu um anúncio de uma escola de cinema que possibilitava aos alunos filmar suas próprias obras, decidiu se matricular.

Sua família e seus amigos pensaram que ele estava enlouquecendo por se lançar em uma empreitada tão "exótica", mas Claude ficou empolgadíssimo. Aos 65 anos, era quatro décadas mais velho que a maioria dos colegas. Mas, em vez de ser um ponto negativo, sua experiência de vida se revelou uma vantagem. Ele tinha muitas histórias para contar, e com o distanciamento certo, com uma postura humilde. Em seu primeiro curta-metragem, abordou o divórcio, um assunto que lhe despertava uma grande sensação de culpa desde que se separara, na faixa dos trinta. Seus colegas aplaudiram sua ousadia por se mostrar de forma tão vulnerável. Muitos ainda não eram casados e agradeceram por ele ter levantado um tema que poderia vir a fazer parte de sua vida. Os jovens colegas, todos com menos de quarenta anos, se mostraram abertos ao que ele tinha para ensinar. Claude se viu surpreendentemente feliz e realizado ao compartilhar sua dolorosa história. "Eu me senti útil", ele explicou. "Agora estou otimista. Tenho histórias para contar e tempo para isso. Acho que vou fazer outro filme."

Quando chega a hora da aposentadoria, a importância de se ter uma estrutura é vital. A mais conveniente para você, no entanto, pode ser invisível a princípio. As Páginas Matinais vão ajudar a organizar seu dia, suas semanas e seus meses. Elas vão sugerir pequenas mudanças para usar melhor o tempo. Por exemplo, você pode escrever:

> Não existem segredos que o tempo não seja capaz de revelar.
> JEAN RACINE

"Acho que gostaria de acordar mais cedo. Sempre gostei das primeiras horas da manhã e me sinto inútil quando fico na cama até tarde. Talvez eu possa me programar para escrever as Páginas Matinais, fazer minha caminhada, tomar banho e me arrumar para o dia — mesmo se não souber o que vou fazer — no máximo até as nove da manhã". As Páginas Matinais também vão sugerir mudanças maiores nas quais você pode investir seu tempo: "Talvez eu possa fazer um trabalho voluntário na escola do bairro. Talvez possa ler os livros que sempre quis. Talvez possa encontrar alguém para ler comigo — um clube do livro pode tornar a experiência mais divertida. Talvez possa...".

Sim, talvez você possa. E, sim, você tem tempo "suficiente" para fazer isso todos os dias. O segredo é usá-lo de acordo com seus próprios valores e desejos. Quando fizer isso, sua ansiedade vai diminuir. O tempo bem gasto é uma recompensa. Analisar cada dia e identificar uma coisa produtiva que tenhamos feito nos proporciona mais energia e satisfação. As Páginas Matinais nos incentivam a tomar atitudes produtivas. Trabalhar em nossa Autobiografia é uma delas. A combinação das Páginas Matinais com a Autobiografia é uma forma de estruturar nossos dias.

TAREFA
TEMPO

Escreva rapidamente as frases abaixo, sem pensar demais, e complete.

1. Se tivesse mais tempo, eu tentaria...
2. Se tivesse mais tempo, eu tentaria...
3. Se tivesse mais tempo, eu tentaria...

4. Se tivesse mais tempo, eu tentaria...

5. Se tivesse mais tempo, eu tentaria...

1. Se tivesse menos tempo, eu tentaria...

2. Se tivesse menos tempo, eu tentaria...

3. Se tivesse menos tempo, eu tentaria...

4. Se tivesse menos tempo, eu tentaria...

5. Se tivesse menos tempo, eu tentaria...

ABRINDO UM CAMINHO

Com mais tempo disponível, acabamos ficando em casa mais do que nunca. Quando isso acontece, descobrimos que existem coisas que queremos melhorar: o batente da porta sem pintura; a gaveta da bagunça na cozinha que nunca dá para abrir; o capacho gasto que queremos trocar faz tempo. Também reparamos na beleza que não tínhamos como notar por passar tanto tempo ocupados: a almofada bordada com capricho por uma tia querida; a vista para o lago que nunca paramos para ver; os animais que agora podemos observar melhor. Ao mergulharmos mais profundamente em nosso ambiente, muitas vezes nos sentimos admirados e motivados a tomar uma atitude.

> *A melhor maneira de descobrir aquilo de que realmente precisamos é nos livrando daquilo de que não precisamos.*
> MARIE KONDO

Existem oportunidades para exercitar nosso potencial criativo em casa: decoração, marcenaria, bordado, jardinagem... E, agora que estamos em casa com o tempo e a experiência necessários para interferir em nosso ambiente, é sempre bom cuidar dela.

Enquanto trabalhamos, nosso local de trabalho costuma ser observado diariamente. Como resultado, a maioria de nós o mantém bem organizado. Afinal de contas, a bagunça poderia parecer um sinal de desrespeito. Quando nos aposentamos, podemos acabar vítimas da desordem. Sem ninguém por perto para vigiar nosso comportamento, muitas vezes negligenciamos nosso ambiente. Os papéis vão se acumulando. As revistas formam uma pilha. Assim, quando nos sentamos à mesa, não surpreende que sejamos incapazes de pensar claramente. A bagunça é inimiga da clareza. Alguns minutos por dia organizando o ambiente traz como recompensa uma mente mais afiada. A maioria das práticas de meditação exige vinte minutos de comprometimento exclusivo. Eu descobri que vinte minutos de arrumação podem ser uma forma eficiente de meditação. Enquanto organizamos papéis e descartamos os desnecessários, começamos a ter mais clareza quanto às prioridades da vida. Eliminando o excesso de papelada, acabamos nos dando conta do que realmente importa. Uma mesa — ou gaveta — bagunçada equivale a uma cabeça bagunçada, e, obviamente, o contrário também é verdadeiro.

A especialista em arrumação Marie Kondo recomenda manter apenas as coisas que "dão alegria" à casa e descartar o resto. Apesar de parecer radical a princípio, a noção minimalista de saber exatamente o que temos e guardar apenas aquilo que nos serve é uma ferramenta poderosa. Seu conselho de reunir tudo o que guardamos para saber o que manter e o que descartar fez com que muitas e muitas pessoas se desfizessem de sacolas e mais sacolas de coisas que tinham em casa, mantendo apenas os itens que "dão alegria". Trata-se de uma forma concreta e ativa de valorizar nossos pertences e respeitar nossas escolhas. Para os recém-aposentados, esse processo de remover o velho para dar espaço ao novo é especialmente útil. Quando limpamos nosso espaço, abrimos passagem para novas ideias. Abrimos espaço para novas ideias. Literalmente, limpamos nossa mente.

> *É mais fácil decorar luxuosamente um cômodo tirando móveis do que colocando.*
>
> FRANCIS JOURDAIN

O processo de organização feito em conjunto com a Autobiografia é duplamente efetivo. Quando analisamos tudo o que temos, despertamos recordações. Quando revisitamos nossas lembranças, muitos dos nossos pertences ganham mais — ou menos — valor. Esther trabalhava em sua Autobiografia na mesma época em que se preparava para se mudar da casa em que havia morado por muitos anos. "Foi uma prova de fogo", ela lembrou, "mas fiquei satisfeita com a mudança radical. Assim que me aposentei, pus minha casa à venda. Queria mudar, mas não sabia que a venda seria tão rápida. Não tive tempo para pensar, fui obrigada a juntar todos os meus pertences e decidir o que levaria comigo. Foi atordoante, mas também muito libertador. Organizar minhas coisas ao mesmo tempo que revisitava minha história com a Autobiografia me proporcionou muita clareza sobre a vida." Quando Esther tirou 35 anos de "tralhas" acumuladas de dentro de casa, viu sua vida desfilar diante dos olhos. "Redações que meus filhos escreveram na escola, roupas que fiz para seus primeiros recitais de piano, meu diploma da faculdade, os diplomas dos meus filhos... Estava tudo lá, no meio de mais um monte de coisas." Esther descobriu que revisitar sua vida de forma tão ampla e drástica a ajudou a tomar decisões mais rapidamente. "Quando você analisa tudo o que tem, sob a pressão de ter que manter ou descartar, percebe que tem coisas demais, e que não precisa da maioria. Só estão lá guardadas, não são usadas, nem amadas, nem lembradas."

Ao se desfazer das coisas, Esther aprendeu que quanto mais objetos descartava, mais fácil o processo se tornava. "Percebi que minha mãe sempre me mandava cartões lindos", ela contou. "Meu impulso inicial foi guardar todos eles. Mas então pensei: quantos de fato preciso guardar? Eu voltaria a olhar todos esses cartões de novo? Decidi minimizar e simplificar a vida. Em vez de guardar todos os cartões, prometi a mim mesma homenagear o olhar artístico da minha mãe. Então, toda vez que mando um cartão para alguém, tento escolhê-lo com o mesmo cuidado que minha mãe teria. Acho que, de certa forma, isso me conecta mais com ela do que guardar todos os cartões que me mandou."

Muitas pessoas que se aposentam se sentem oprimidas pelo ambiente, ao qual não davam tanta atenção enquanto estavam ocupadas com a correria do trabalho. Sam, um ator da Broadway, começou a fazer sua Autobiografia ao completar setenta anos. "Eu ainda fazia testes para novos papéis", ele contou, "e ainda trabalhava, fazendo dublagem e comerciais. Mas tinha menos trabalho e mais tempo livre. Fazer setenta anos me fez parar um pouco. Não sei o que esperava sentir, mas fiquei bastante deprimido. Comecei a pensar nas pessoas da minha geração que tinham ganhado um Oscar. Tive uma carreira longa e consistente como ator, mas não conseguia deixar de me comparar com os outros. E se eu tivesse ficado em Los Angeles quando jovem? E se não tivesse participado do meu primeiro espetáculo na Broadway? O que teria acontecido? Analisando minha vida na Autobiografia, aos poucos, bem aos poucos, comecei a reverenciar minha trajetória. Eu não era qualquer um. Tinha feito bastante coisa e me orgulhava disso. Conheci muita gente boa."

> Não tenha nada em casa que não pense que seja útil ou não acredite que seja belo.
> WILLIAM MORRIS

Quando Sam se concentrou em sua vida como ela era, e não como poderia ter sido, também passou a olhar com clareza para o ambiente que o cercava. Percebeu que tinha se tornado um acumulador, guardando lembranças de todos os períodos da vida. Sua casa estava apinhada de suvenires — como programas de peças e revistas especializadas —, que cobriam sua carreira como ator desde o início, começando com os pequenos papéis da juventude e seguindo personagem após personagem, temporada após temporada, até os setenta anos. Quando sugeri que pensasse em se desfazer de algumas coisas, ele reagiu com uma expressão horrorizada. Porém, mal havia lugar para ele em seu apartamento atulhado.

Sam precisava admitir que a organização de seu espaço não o estava ajudando. "Ao trabalhar na minha Autobiografia, percebi que sempre me sentia 'inferior' a esse ou àquele ator. Na verdade, acho que guardei tanta coisa para provar a mim mesmo que de fato tive uma carreira. Está vendo? Eu dancei com Mary Martin. Conheci Richard Rodgers. Fui citado aqui, elogiado ali. Mas o volume absurdo de coisas não me deixava espaço para pensar, muito menos pôr em perspectiva o que tinha feito e ainda queria fazer. E quase tudo estava enfiado dentro de caixas empilhadas até o teto. De que aquilo me servia?"

"Examinei item por item", ele contou. "E não esperava chegar à conclusão de que aquela era a primeira vez na vida que estava celebrando minha própria carreira. Sempre diminuí minhas realizações, em certo sentido. Sem perceber."

Muitos de nós passamos a vida fazendo isso, e esse é o motivo por que fazer uma Autobiografia é tão importante para seguir em frente como pessoas completas, afinadas com nossa própria história.

Sam se livrou de quase todos os suvenires. "No fim só sobrou uma caixa de coisas que realmente tinham um significado importante para mim", ele explicou. "No começo foi bem difícil olhar para aquelas coisas — um turbilhão de sentimentos veio à tona —, que dirá jogá-las fora. Eu homenageei minha própria vida ao separar os cinquenta ou sessenta itens que eram de fato amados e insubstituíveis. Mandei um monte de papéis para a reciclagem, e doei para a biblioteca alguns programas de peças e fotos. Depois comprei um álbum enorme com capa de couro, que preenchi com os pontos altos da minha carreira." Organizando seus pensamentos e suas lembranças, ele consolidou e tornou mais acessíveis muitas das histórias que tinha a contar. "Durante cinquenta anos eu não queria me esquecer de nada", explicou Sam, "então guardava tudo. Mas, ao me livrar dessas coisas, acabei ganhando muito mais."

Sua recém-conquistada liberdade se mostrava a olhos vistos. Havia uma leveza perceptível em seu jeito, uma confiança palpável.

"Em vez de ficar acumuladas em caixas, fora do meu alcance, minhas lembranças mais queridas estão na prateleira, sendo tratadas com respeito", justificou Sam. "Mostrei o álbum para muitas pessoas e adoro ver sua reação. Um amigo me disse que ia fazer a mesma coisa com suas lembranças dos tempos de atleta, que ocupam metade da casa dele. E meu apartamento está muito mais espaçoso agora, consigo pensar direito de novo. Na verdade, acho que vou tentar escrever minha primeira peça."

O fato de se desfazer do excesso — dar um fim a tudo que perdeu a serventia com o tempo — abre espaço para viver no presente. Assim, você se liberta do passado e se abre para as possibilidades do amanhã.

TAREFA
TEMPO E ESPAÇO

Reserve alguns minutos para se sentar em um lugar da casa onde quase não se sentava antes porque estava sempre "ocupado" demais. Olhe ao redor e tente ver tudo sob um novo ponto de vista. Do que gosta? O que gostaria de mudar? Caso queira mudar muita coisa ou fique sentimental demais enquanto faz esse exercício, não se preocupe: suas Páginas Matinais vão ajudar a determinar as prioridades e processar as ideias.

TAREFA
VINTE MINUTOS

Todos nós somos capazes de arrumar um pouco da bagunça, e todos dispomos de vinte minutos para isso. Acione o cronômetro e, assumindo o compromisso de parar assim que acabar o tempo, reserve vinte minutos para descartar coisas que não são mais necessárias. Pode ser interessante separá-las em três categorias diferentes: lixo, reciclagem e doação. Gosto de transformar a arrumação em uma corrida contra o relógio: de quantos objetos consigo me desfazer em vinte minutos? Dividindo a organização em pequenos períodos, podemos fragmentar uma tarefa que a princípio parece impossível. Cada etapa pode servir de inspiração para começar outra.

TÉDIO

O tédio é uma máscara, que usamos para dizer a nós mesmos: "Ah, para que isso?". Em outras palavras, ele disfarça o medo. Quando dizemos que estamos entediados, na verdade estamos temerosos. Muitos de nós sofremos de tédio — e a palavra é essa mesmo, *sofrer*. Quando nos sentimos entediados, estamos empacados. Nada parece capaz de despertar nossa paixão. Nós nos perguntamos se a sensação de tédio al-

> Ela se recusava a se sentir entediada, principalmente porque não era entediante.
>
> ZELDA FITZGERALD

gum dia vai passar. Ficamos desesperados, como se estivéssemos procurando uma agulha num palheiro. Sem saber o que fazer, entramos em pânico, e isso só nos faz afundar nos recantos mais obscuros da nossa mente, nos fazendo acreditar que somos incapazes de ter ideias.

É aterrorizante se sentir assim, e isso nunca é de fato verdade. Mas, quando se está nas garras do tédio, pode ser difícil se libertar e pôr as coisas em perspectiva. Precisamos nos mover para romper a inércia. Existem poucas ferramentas melhores para isso do que os Programas Artísticos.

Caroline, de 67 anos, vivia em Santa Fe, uma cidade com uma vida cultural agitada. Mas na verdade isso não fazia diferença, porque ela não explorava o que ela tinha a oferecer. Quando sugeri que planejasse Programas Artísticos para se livrar do tédio que a acometia, Caroline se mostrou resistente. Não conseguia nem pensar em algo divertido. Eu disse para ela não se preocupar — não precisava ser uma coisa perfeita. Se conseguisse pensar em apenas uma que *pudesse* ser divertida, já estava ótimo. Com relutância, ela insinuou que poderia gostar de visitar uma galeria de arte. Santa Fe tem uma rua famosa chamada Canyon Road, onde há praticamente uma galeria a cada esquina. Caroline morava na cidade fazia quatro anos e nunca tinha visitado o local.

"Parece simples demais, óbvio demais", ela reclamou.

"Parece uma ótima ideia", rebati. "Um Programa Artístico perfeito."

E, assim, Caroline planejou sua primeira visita a uma galeria de arte.

> Os Beatles salvaram o mundo do tédio.
>
> GEORGE HARRISON

"Eu me comprometi a passar uma hora conhecendo as galerias", contou Caroline. "Isso me fez sair de casa. Acho que eu precisava de um limite de tempo para começar. No início, não sabia muito bem o que pensar sobre as obras, que tipo de reação estavam me despertando. Mas só estava lá fazia cinco minutos, e havia dito que ficaria uma hora, então fui em frente."

Ao constatar que considerava as obras de vários artistas profundamente interessantes, ela ficou fascinada.

"Quando cheguei à décima galeria, percebi que estava me divertindo", admitiu, um tanto envergonhada. "Minha relutância em experimentar era uma forma de negar minha própria inteligência. Quando visitava uma exposição, eu me sentia inspirada. Percebi que todos esses artistas trabalhavam sozinhos, mas de alguma forma conseguiam criar sem parar. Conjuntos inteiros de obras existiam porque eles trabalhavam incessantemente. Isso me pareceu impressionante, e percebi que havia uma lição a aprender ali. Existem várias instâncias da minha vida nas quais eu poderia me esforçar um pouco mais. Adorei saber que os artistas locais eram tão talentosos. Comecei a me enxergar como membro de uma comunidade interessante, e achei que poderia dar minha colaboração também."

Caroline foi para casa naquele dia com o espírito mais leve. Havia tempo que ela queria cultivar um canteirinho de flores na entrada de casa e percebeu que era capaz de fazer aquilo de forma criativa. "Eu mal podia esperar para começar", ela relatou. "O que vou dizer talvez pareça meio abstrato, mas o empenho que aqueles artistas colocaram nos seus trabalhos me fez sentir que era uma coisa importante. Eu queria ter algo para valorizar daquela maneira. Passei uma tarde bem divertida escolhendo flores, pensando na disposição e plantando de fato. E agora sinto que também estou acrescentando um pouco de cor à paisagem de Santa Fe."

É importante reconhecer nosso sentimento de tédio e abordá-lo com sinceridade. Pode não ser uma sensação agradável, mas, se estivermos dispostos a admitir nossas frustrações, podemos alterar a maneira como nos sentimos e tomar uma atitude na direção de uma mudança.

Todos nós somos criativos e temos um suprimento infinito de energia criativa. Quando o usamos — ou "gastamos", por assim dizer — de forma positiva, nós nos expandimos e aprimoramos o ambiente que nos cerca. Mas, se nos contraímos em vez de nos expandirmos, corremos o risco de ser engolidos pela nossa própria negatividade.

Quando ficam entediadas e não usam sua energia criativa de forma produtiva, as pessoas tendem a causar problemas. Por exemplo, conheci uma mulher cuja mãe parou de trabalhar assim que teve fi-

> A vida não é curta demais para ficarmos entediados?
>
> FRIEDRICH NIETZSCHE

lhos. Décadas depois, os filhos saíram de casa. Ela está na idade de se aposentar, porém nunca teve uma carreira. Minha amiga — filha dessa mulher — me contou que, em vez de trabalhar ou procurar algum hobby, sua mãe usa seu considerável intelecto e sua criatividade para se meter na vida dos filhos há mais de quarenta anos.

"Ela é inteligente", Cindy me falou, "e sempre achei um desperdício nunca ter trabalhado, apesar de ser formada em uma universidade de prestígio. Observando o quanto estava ficando amargurada e como era cada vez mais difícil lidar com ela, decidi que eu nunca deixaria de trabalhar. Era a única defesa que eu podia imaginar contra a negatividade que recebia da minha mãe, e isso influenciou minha vida. Sinceramente, acho que ela está entediada. Não usa sua inteligência de uma forma que lhe traga satisfação pessoal. Prefere fazer da minha vida e da dos meus irmãos um inferno. Todos sabemos que ela faz isso 'apenas' por tédio, mas mesmo assim é uma atitude altamente destrutiva."

Como nossa criatividade precisa ser extravasada de alguma forma, é importante tomar decisões conscientes de como fazer isso. A mãe de Cindy podia pensar que estava sendo admiravelmente altruísta, mas projetar tanta energia negativa sobre os outros acabou sufocando tanto ela quanto seus filhos. Como não estava disposta a pensar no que podia fazer por si mesma, os dramas de sua família se tornaram o foco de seu dia a dia. Não é o mesmo caso de uma criança que, por estar entediada, decide aprontar alguma para se divertir. O problema é que, como adultos, temos uma capacidade de interferir seriamente no andamento natural das vidas que tentamos controlar. No fim das contas, o ressentimento e a frustração com frequência acabam destruindo as boas intenções iniciais.

Quando usamos nossa criatividade para expandir nossos horizontes, não nos sobra tempo para interferir na vida dos outros. Ficamos satisfeitos, e por isso não temos o menor interesse em estragar a alegria alheia. Pode ser desagradável admitir que estamos entediados e não sabemos o que fazer a respeito, mas é importante ser sinceros em relação a nós mesmos. Quando somos, nos tornamos capazes de descobrir as respostas que de fato buscamos. O tédio é um adversário ardiloso: ele nos leva a fazer perguntas grandiosas e assustadoras, como "O que estou fazendo com a minha vida?". A cura para ele na verdade é bem simples. A pergunta correta seria: "Que coisa produtiva eu poderia estar fazendo agora mesmo?". Na maioria das vezes já temos a resposta para isso.

TAREFA
TÉDIO

As crianças reagem ao tédio de forma imaginativa e criativa. Puxando pela memória, você se lembra do que fazia para se livrar do tédio na infância?
Por exemplo:

1. Inventava um teatrinho de fantoches.

2. Construía um castelo de areia.

3. Usava panelas e frigideiras como instrumentos musicais.

4. Conversava com amigos imaginários.

5. Vestia as roupas dos seus pais.

Escolha uma recordação e a relate por escrito, revivendo sua infância.

ROTINA

Muitos recém-aposentados afirmam ter sentimentos ambíguos em relação à rotina. Por um lado, gostam de se ver livres dos horários impostos por suas obrigações profissionais — podem preferir dormir até mais tarde, viajar durante a semana, comer quando querem em vez de em um horá-

> *Aposente-se do trabalho, mas não da vida.*
> M. K. SONI

rio definido. Por outro lado, a falta de rotina pode ser uma fonte de estresse. Se uma pessoa teve sua rotina definida por compromissos profissionais durante décadas, talvez seja difícil determinar exatamente qual é a melhor programação para essa nova fase da vida.

Peço a você para ter a mente aberta: apesar de exigir uma boa dose de tentativa e erro, é possível encontrar uma rotina capaz de funcionar como uma espécie de prática espiritual, abrindo você para o caminho da energia e da criatividade. Criar uma rotina vai tranquilizar sua mente, e uma mente tranquila vai produzir inspiração para você desabrochar.

Minha rotina diária começa quando levanto. Faço uma xícara de café, pego meu caderno e minha caneta, me acomodo na poltrona e faço minhas três Páginas Matinais. Depois disso, vou tomar o café da manhã e sigo as sugestões das Páginas. "Passear com o cachorro, trocar os lençóis, ler minhas orações, ligar para minha irmã, escrever o prefácio do livro de Natalie..." Raramente acontece de eu não ter minha rotina determinada pelas Páginas. "Ligue para Domenica e ouça o que ela tem a dizer", pode estar escrito. Na maior parte do tempo, elas me apontam uma direção boa e ordenada. Os exercícios da tarde mantêm meu corpo e minha mente em forma, com caminhadas pelas estradas de terra perto de casa, por onde ando com o olho sempre vivo para o caso de aparecer um coiote ou uma cobra. O fim da tarde é o horário ideal para trabalhar nos meus livros. Uma vez por semana, faço um Programa Artístico.

Com um mínimo de estrutura, já nos sentimos serenos e seguros. Somos conduzidos para atividades que acalmam nosso espírito. Entramos de novo em uma rotina, mas dessa vez afinada com nossos impulsos, e não com fatores externos. Ela nos põe em contato com nossa disciplina, inspirada pela prática constante das Páginas Matinais. Quando evocamos todos os dias uma força maior que se comunica conosco através da caneta, nos vemos sempre diante de novas ideias.

Mais do que em qualquer outro lugar, o valor espiritual da rotina fica evidente nos mosteiros. Os monges se levantam em um horário programado, fazem suas orações matinais e vivem de acordo com o badalar dos sinos, que os orienta de uma atividade a outra. Estabelecer um horário para trabalhar, outro para orar e outro para relaxar leva a uma vida produtiva e recompensadora. Quando fazemos nossas Páginas Matinais, criamos uma rotina ao mesmo tempo

> *O segredo de seu futuro está escondido em sua rotina diária.*
> MIKE MURDOCK

que nos entregamos a uma espécie de oração. Quando escrevemos "Por favor, me guie", estamos criando um fluxo de inspiração e de fatos somos guiados. Quando escrevemos de manhã sobre as questões que nos afetam — sensações de perda, confusão, empolgação, deslumbramento, arrependimento —, na verdade estamos colocando uma oração no papel. E de fato existe uma força benigna superior nos escutando, seja qual for o nome que damos a ela. As Páginas Matinais nos oferecem um caminho para o dia, um local para estabelecer nossos objetivos e prazos. Quando ligo para minha filha, sinto que sou sua conselheira. Nossas conversas são mutuamente terapêuticas. As Páginas Matinais também nos oferecem uma plataforma de apoio, além de um trampolim para o resto da vida.

Tom se aposentou cedo, com a expectativa de embarcar em uma série de aventuras. Era muito bem-sucedido na carreira, e esperava o mesmo da aposentadoria. Em vez disso, se viu atordoado e deprimido. A grande quantidade de tempo livre se tornou aflitiva. Para sua surpresa, ele sentia falta do trabalho e de um propósito. Seis meses depois de se aposentar, sua depressão era tão profunda que decidiu fazer terapia. O profissional foi direto à causa de sua depressão. "Conte como é seu dia típico", ele pediu. "Não existe um dia típico para mim. Só vou vivendo", Tom respondeu.

"Acho que você precisa de um pouco de estrutura", sugeriu o terapeuta. "Crie uma rotina saudável para ocupar seus dias."

Tom soltou um suspiro de alívio. A coisa estava indo no rumo certo. A rotina diária estava fazendo falta, pois lhe proporcionava a sensação de ter realizado algo. Sem ela, ele sentia que cada dia era um novo fracasso.

"Você precisa estruturar seus dias de uma forma que faça sentido. Acha que consegue?"

> *A rotina, no caso de um homem inteligente, é um sinal de ambição.*
> W. H. AUDEN

"Eu me sinto um vagabundo quando durmo até tarde", admitiu Tom. "Então estabeleça um horário para acordar", sugeriu o terapeuta. "Me sinto afastado do mundo", reclamou Tom.

O terapeuta sugeriu que ele reservasse um tempo para ler as notícias do dia. Tom começou a ficar animado.

"Posso ir tomar café da manhã na padaria e levar o jornal comigo", ele sugeriu. "Sempre vejo as pessoas tomando café sem a menor pressa, e isso me parece uma ótima forma de passar o tempo. Então, por que não experimentar?" Quando começou a estruturar uma simples rotina matinal, ele logo teve mais ideias. "Vivo fugindo dos exercícios", admitiu. "Posso entrar em uma academia e estabelecer algumas metas de boa forma. Posso inclusive ir da padaria direto para lá... Isso ia ocupar minha manhã toda! Posso ter um novo ritmo de vida."

Tom descobriu que certa estrutura, mesmo que mínima, era capaz de enchê-lo de objetivos e otimismo. Quando estabelecemos rotinas impostas por nossos próprios valores, somos recompensados com maior clareza de ideias.

Carrie descobriu em suas Páginas Matinais que vivia pensando em uma época na qual tinha uma rotina bem definida. "Quando eu tinha dez anos", ela contou, "fazia aulas de violino e piano, e precisava praticar toda semana. Às vezes era difícil para mim, mas era um ponto inegociável. Meus pais tratavam a música com a mesma seriedade que os estudos, e não havia como escapar. Depois de fazer a lição de casa e de treinar, ficávamos livres para brincar, mas não antes disso." Hoje Carrie entende os benefícios que a disciplina teve em sua vida. "Tive uma experiência de muitos anos com a música", ela explicou, "e ganhei uma tenacidade que me levou adiante em minha carreira como programadora. O conceito de adquirir conhecimento passo a passo me ensinou a ter paciência. Não percebia isso antes, mas com certeza minhas melhores qualidades são fruto do aprendizado sério da música que tive quando pequena."

Carrie se lembra dessa época com carinho, não por ter sido fácil, mas por ter sido recompensadora. "Isso também me deu uma ideia", ela falou. "Agora que estou aposentada, tenho tempo para aprender coisas novas. Por que não aprender a tocar acordeão? Eu sempre quis, e sei como dominar um instrumento — já fiz isso antes, com o violino e o piano. O ato de praticar sempre foi para mim como um ritual espiritual. Aprender pouco a pouco a mover a mão de acorde em acorde é uma forma de meditação. Adquirir conhecimento, passar por um projeto de aprendizado, é uma rotina que preenche minha vida. Treinar um instrumento me dá uma perspectiva diferente da vida e me deixa satisfeita, como se eu tivesse realizado algo. Passo o restante do dia mais calma. Acho que vou tirar o acordeão do armário e incorporá-lo ao meu dia."

Se estivermos inseguros quanto à rotina que melhor se adapta a nós, podemos sempre analisar nossa Autobiografia. Quase sempre existem ali algumas pistas. O objetivo não é descobrir uma resposta perfeita de forma instantânea, e sim explorar ideias que possam nos gerar alguma satisfação. Tenho alunos que decidem iniciar o dia com longas caminhadas, sessões de meditação, ou arrumando a casa e pondo os pensamentos em ordem. Quando nos abrimos para experimentar uma nova rotina, somos recompensados com uma sensação de liberdade bem estruturada.

TAREFA
O ALÍVIO DA ROTINA

Copie as linhas abaixo em seu caderno e complete:

1. Para mim seria um alívio se eu tivesse tempo para...

2. Para mim seria um alívio se eu tivesse tempo para...

3. Para mim seria um alívio se eu tivesse tempo para...

4. Para mim seria um alívio se eu tivesse tempo para...

5. Para mim seria um alívio se eu tivesse tempo para...

Agora analise sua lista. Que pistas aparecem ali? O que você deseja incluir na sua rotina? Escolha uma dessas atividades e faça isso.

ACOMPANHAMENTO SEMANAL

1. Quantas vezes você escreveu suas Páginas Matinais? Como foi a experiência?

2. Você fez seu Programa Artístico? Descobriu alguma coisa em sua Autobiografia que quisesse explorar em um Programa Artístico?

3. Fez suas Caminhadas? O que observou enquanto andava?

4. Que tipo de epifania teve?

5. Notou alguma sincronicidade? Qual? Isso fez com que se sentisse mais conectado?

6. O que descobriu em sua Autobiografia que gostaria de explorar mais a fundo? Como poderia fazer isso? Como sempre, se você tiver uma lembrança significativa que exija mais atenção, mas não souber que atitude adicional tomar, não se preocupe. Apenas siga em frente.

SEMANA TRÊS
Recuperando a proximidade

Nesta semana, sua Autobiografia provavelmente vai revelar relacionamentos do início da sua vida que podem ser redescobertos com uma intensidade renovada. Para alguns, é uma conexão forte com um dos pais ou um professor; para outros, grandes amizades ou romances incipientes. Você vai começar a se ver em relação aos outros. A aposentadoria também é uma época para refletir sobre relacionamentos passados e atuais. De quem você quer ser mais próximo? De quem quer se distanciar? Existe espaço para mais pessoas na sua vida? Nesta semana, você vai analisar sua forma de se relacionar com os outros. Quem faz parte de sua comunidade? Como gostaria que ela fosse? Você vai refletir sobre solidão, isolamento, problemas frequentes na aposentadoria e oportunidades para se aproximar das pessoas através do trabalho voluntário. Vai experimentar pedir — e oferecer — apoio. Como nos primeiros anos de vida, vai ser desafiado a encontrar um equilíbrio entre os relacionamentos que não começaram por escolha própria (família, antigos colegas de trabalho) e os que começaram.

ESCOLHENDO NOSSAS COMPANHIAS

Na aposentadoria, a intensidade do contato com os companheiros de trabalho diminui, e os contatos que prosseguem são em sua maioria por escolha própria. Por um lado, isso pode ser um alívio — podemos estar ansiosos para nunca mais ver um colega sem con-

> A amizade, como eu disse, nasce no momento em que um homem diz para outro: "Você também? Pensei que só eu fosse assim...".
>
> C. S. LEWIS

sideração e inconveniente ao nosso dia a dia, ou um chefe com quem não nos damos bem. Por outro lado, se nosso ambiente de trabalho era benigno, podemos vivenciar uma perda no nível pessoal, nos sentindo afastados de uma comunidade que apreciávamos. Em muitos casos, o que acontece é uma combinação das duas coisas.

Com mais tempo livre, temos mais escolhas a fazer. As pessoas que convivem conosco podem achar que estamos disponíveis o tempo todo — quer seja esta nossa escolha ou não. É possível que haja relacionamentos para os quais não tínhamos tempo e que gostaríamos de retomar. É o momento de pensar de forma consciente na comunidade da qual queremos nos cercar.

Jessica tem 66 anos, e sua Autobiografia na terceira semana se concentrou na época em que tinha entre onze e dezessete. "Era muito intenso em termos de relacionamentos", ela contou. "Eu tinha uma relação complicada com meu pai, que trabalhava demais. Não era muito de namorar, mas fazia parte de um grupo bem unido de amigas na adolescência. Eu me lembro da força daquelas amizades. Estava na puberdade e cheia de hormônios, mas tinha muita, muita raiva do meu pai, que parecia sempre inacessível. Hoje, vejo que era muito dependente das amigas da escola — nós nos considerávamos imbatíveis e inseparáveis. O estresse que sentia por não receber atenção do meu pai era parecido com o que experimentava quando não tinha por perto uma turma — era como se houvesse um vazio na minha vida." Logo que se aposentou, Jessica se viu em uma fase dolorosamente parecida, sentindo o mesmo "vazio". Ela entrou em pânico, juntando-se a grupos pelos quais na verdade não tinha interesse, e acabou se sentindo sobrecarregada e insatisfeita por causa de todas as obrigações que assumiu.

"Produzindo minha Autobiografia, percebi que esse pânico que sentia estava mais no passado que no presente", ela afirmou. "Passei a vida toda construindo relacionamentos que eram bons para mim. Mas, quando me afastei, acho que antigos medos vieram à tona." Jessica descobriu que, analisando sua própria vida, conseguia se ver com mais compaixão. "Quando dei um passo atrás e observei o que estava fazendo, ficou claro o que era divertido para mim e o que não era. Mas, quando estava em um estado emocional alterado, não conseguia enxergar nada disso."

> Um sonho que se sonha junto é realidade.
> JOHN LENNON

Existe um ditado segundo o qual "se tem histeria, é porque tem história" — ou seja, quando os nervos estão à flor da pele, pode não ser apenas por causa da situação presente. Revisitar nosso passado e nossos padrões de comportamento em relação às outras pessoas é uma medida prudente e libertadora. Isso nos ajuda a descobrir com quem construir esse novo capítulo da nossa vida, quando temos uma chance de recomeçar.

Principalmente quando você se lança em empreitadas criativas depois da aposentadoria, é importante se cercar de um grupo que lhe ofereça apoio. Eu chamo as pessoas que refletem nossas aspirações mais benéficas e expansivas de "espelhos positivos". São companhias importantes para se ter — e manter — por perto. As empreitadas criativas são vulneráveis e exigem uma boa dose de coragem no delicado processo de ser postas em andamento. As pessoas que incentivam nossos pequenos passos são as mais indicadas para compartilhar nossos planos.

Ideias criativas merecem nossa proteção. Bert descobriu em sua Autobiografia um padrão incômodo de entregá-las — e o poder associado a elas — a outras pessoas, em especial as que estavam em um momento de necessidade.

"Percebo que isso acontecia desde os tempos de escola", ele contou, "quando eu dava o crédito por um trabalho de ciências ao meu parceiro de laboratório, chateado por não estar indo bem. Parecia mais fácil deixar do que vê-lo chorar na aula de ciências. Mas, pensando nisso hoje, não sei se era a melhor solução." Bert se tornou um empresário bem-sucedido, mas conservou esse padrão — de valorizar os outros em detrimento de si próprio — para evitar conflitos ou comoções. "Sinceramente, fiquei envergonhado ao detectar isso", ele confessou.

"Mas é melhor saber do que não saber. Fiz isso um monte de vezes. No ano passado mesmo, tomei uma decisão profissional que acabou se revelando um equívoco. Uma mulher rica queria participar de um projeto em que eu estava trabalhando. Não tinha formação nem experiência para isso, mas disse que estava interessada em aprender e que não queria ser só uma investidora. Infelizmente, no fim das contas, ela se revelou pouco disposta a — ou incapaz de — aprender. Na verdade, não faz diferença. Cometi um erro ao deixar que se envolvesse, mas isso é normal. Meu maior equívoco foi ter cedido tantas vezes quando nossas ideias entravam em conflito, porque ela ficava chateada e parecia mais fácil acatar. Se eu tivesse batido o pé, nossa parceria teria chegado ao fim, e seria melhor assim. Eu dizia que estava dando a ela 'o benefício da dúvida', mas não havia dúvida. Eu me deixei dobrar pelos sentimentos dela, e isso me custou muito caro."

Depois de se aposentar, Bert estava determinado a aprender com os próprios erros. "Mesmo assim, consegui evitar o pior", ele contou. "Ainda estou firme e forte. Me aposentei e tenho condições de me divertir um pouco. Mas preciso tomar cuidado com essa tendência de colocar os sentimentos dos outros em primeiro lugar, principalmente em detrimento das minhas próprias ideias e do meu bom senso. Hoje, consigo ver que só me prejudiquei fazendo isso." A conclusão de Bert é animadora. Ele está em uma situação que ainda lhe permite começar novos projetos e, com sua recém-adquirida consciência, agora pode proteger a si mesmo. "Eu tive uma ideia", revelou com um brilho nos olhos. "Vou escrever um livro infantil sobre um garoto que ajuda um amigo na aula de ciências. Ou, pensando bem, um garoto que *se recusa* a ajudá-lo. Vou tentar reescrever minha história e melhorá-la."

Constituir uma comunidade leva tempo, e a inconstância é parte do processo. O método de tentativa e erro é inevitável nesse caso. Observando nossos padrões, tiramos conclusões que nos ajudam a tomar decisões melhores no presente. Examinando nossas vidas, nossos pensamentos e desejos, descobrimos com que comunidade — e com que pessoas em particular — queremos nos associar para seguir em frente.

> Somos como ilhas no mar, separados na superfície mas conectados nas profundezas.
> WILLIAM JAMES

TAREFA
AUTOBIOGRAFIA, SEMANA TRÊS

IDADE: ____

1. Quais eram seus principais relacionamentos? Descreva brevemente a dinâmica de suas relações mais importantes.

2. Onde você morava?

3. De que comunidade fazia parte, se é que fazia parte de uma? Era uma coisa recompensadora, complicada, dramática, positiva?

4. Descreva um som do qual se lembra. Havia alguma música que ouvia sem parar? Tente escutá-la de novo hoje. Que experiência evoca?

5. Descreva um gosto que remeta a essa época.

6. Descreva um cheiro que remeta a essa época.

7. Descreva um momento em que sentiu solidão.

8. Descreva um momento em que recebeu apoio.

9. Quais eram as suas fontes de estresse?

10. Que outras lembranças dessa época lhe parecem importantes?

SOLIDÃO E ISOLAMENTO

A solidão é um aspecto inerente à condição humana, e algo que todo mundo sente, estando de fato sozinho ou não. Às vezes a mais aguda é aquela que experimentamos na companhia de outros com quem não conseguimos nos comunicar. Às vezes, em tempos de mudanças, ela pode ser benéfica. Os Programas Artísticos nos ensinam os benefícios de um tempo a sós, que acaba nos ajudando a estabelecer uma conexão mais significativa com os outros.

> Foi só um sorriso radiante, e que não custou grande coisa, mas, como a luz da manhã, conseguiu romper a noite e fazer o dia valer a pena.
>
> F. SCOTT FITZGERALD

Mia encerrou sua carreira de editora de imagens e percebeu que, depois de aposentada, passava muito menos tempo sozinha do que quando trabalhava. Seu ofício exigia horas de solidão, e a maioria dos editores do escritório cuidava de projetos individuais. "Eu gostava dessa maneira de trabalhar", afirmou. "Gostava do silêncio." Mia passou a ficar mais tempo em casa com o marido, já aposentado. De repente, não tinha mais tempo para si mesma. "Comecei a sentir a solidão justamente quando perdi esse meu tempo a sós", ela relatou. O marido passou a ser uma companhia em todos os momentos do dia e da noite. "Quando eu dizia que ia sair para tirar fotos, ele pedia para ir junto. Eu tentava explicar que queria fazer isso sozinha, mas ele ficava chateado. Estava querendo deixar de lado a edição de imagens para fazer fotografia, e era um projeto pessoal meu. Só que meu marido não entendia, e nós começamos a nos afastar."

Mia disse que nunca sentia solidão quando tinha um tempo sozinha. "Senti que estava afundando, ignorando meus pensamentos, sentimentos e intuições. No fim das contas, acabei me perdendo totalmente", ela contou. "Foi devastador."

Quando começou a fazer as Páginas Matinais e os Programas Artísticos, descobriu como expressar seus sentimentos e organizar o tempo a sós que desejava. "Expliquei ao meu marido que estava fazendo as Páginas Matinais e do que se tratava o exercício, e isso chamou a atenção dele. Quando contei que os Programas Artísticos deviam ser feitos sem companhia, ele pareceu entender. Acho que o fato de as ferramentas serem parte de um curso, de serem regras definidas por outra pessoa, me ajudou. Eu só estava seguindo um cronograma. Ele deixou de se sentir tão abandonado por mim."

Usando as ferramentas, Mia se sentiu mais livre e aliviada, e experimentou uma sensação inesperada de proximidade. "Com os Programas Artísticos, fiquei mais próxima do meu marido", ela relatou. "Passei a ter algo a compartilhar, uma experiência para narrar. Às vezes eu ia a lugares que jamais interessariam a ele, como uma exposição de bordados. Em outras ocasiões, descobria lugares na nossa cidade que sabia que ele ia adorar — como um restaurantezinho tailandês que servia um sorvete de coco gostoso —, e que depois poderíamos visitar juntos. Os Programas Artísticos se tornaram uma coisa normal na nossa dinâmica. E agora, por mais paradoxal que possa parecer, minha nova série de fotos vai ser sobre nós dois."

Muitos dos meus alunos se mostraram resistentes à ideia de criar Programas Artísticos porque "já faziam tudo sozinhos". De fato, eram pessoas que moravam sozinhas ou passavam muito tempo assim. Com frequência, porém, a solidão ou a sensação de isolamento não surge por falta de relacionamentos ou interações com outras pessoas, mas pela ausência de uma relação saudável com nosso próprio eu. Embora seja difícil de acreditar sem experimentar na prática, os Programas Artísticos rompem o isolamento, ainda que sejam feitos a sós. O que cultivamos neles é nossa relação com nosso próprio eu. Ao estabelecer esse hábito, estamos sempre em boa companhia, mesmo que não tenhamos ninguém ao nosso lado. Parte desse efeito é obtida com o planejamento prévio de todos os Programas Artísticos. É preciso escolher uma atividade que seja estimulante e que não faça parte de sua rotina. Esse é o lado "artístico" da coisa. Então é preciso planejar — esse é o lado do "programa" — e curtir a ansiedade enquanto o dia não chega. Talvez seja bom comprar o ingresso para um show ou uma exposição com alguns dias de antecedência. Fazer um Programa Artístico é bem diferente de simplesmente passar um tempo a sós. Você vai sentir uma maior intimidade com seu próprio eu, e vai perceber que se conhece um pouco melhor do que antes. Os Programas Artísticos têm efeito cumulativo — vão ficando cada vez mais fáceis, e a espera vai se tornando mais divertida. Mas o que realmente vale a pena é a relação que construímos com nosso próprio eu, que vai estruturar todos os outros relacionamentos. Quando você se aproxima de seu verdadeiro eu, sua capacidade de estabelecer mais proximidade com os outros aumenta exponencialmente.

> A solidão [...] é uma prova de que nossa busca inata por proximidade permanece intacta.
>
> MARTHA BECK

Quando se aposentou, David ficou desolado com o fato de passar quase todo o tempo sozinho. No começo se ocupou lendo livros e pondo em dia as coisas, mas logo se cansou. Em sua Autobiografia, reviveu uma lembrança bem específica do bolinho de chocolate que comprava em uma padaria com seu melhor amigo quando estava na faculdade de medicina. David havia perdido contato com ele fazia anos, mas sua Autobiografia o fez se lembrar da marca que essa amizade deixou em sua vida. "Eram pequenas coisas", contou. "Esse meu amigo era muito, muito atento aos detalhes. Mantinha seus lápis alinhadinhos. Sua mesa estava sempre limpa. Sua caligrafia era miúda e precisa. Nesse sentido, era um artista. E se tornou um grande cirurgião por causa dessas qualidades. Quando as pessoas me dizem que sou organizado, sempre me lembro da influência que ele teve sobre mim. Aprendi muito com ele, e isso teve um efeito sobre minha vida. Ele me inspirava."

David foi até essa padaria. "Fiz uma visita sozinho ao local e fui inundado pelas lembranças. Não sabia como estava meu amigo, na verdade. Tinha ideia de que era bem-sucedido, mas não estávamos mais em contato. Fiquei arrependido por não ter reservado um tempinho para manter a amizade. Sentia muita saudade dele."

> O amor é a ponte entre você e todo o resto.
> RUMI

Quando David se sentou, viu um senhor de idade repondo os bolinhos na vitrine do balcão. Ele o reconheceu — era o dono da padaria, o mesmo de trinta anos antes.

"Comprei um bloco de papel e escrevi uma mensagem para meu amigo", disse David. "Uma coisa bem simples, apenas contando que tinha comido um bolinho de chocolate e que lamentava ter perdido o contato com ele. Para minha surpresa, a resposta foi quase imediata. Fazia mais de três décadas, mas nós nos reaproximamos e retomamos a amizade como se nunca tivéssemos nos afastado. Ele também tinha acabado de se aposentar. Foi uma alegria reencontrar alguém com quem tinha tanto em comum e descobrir que ainda havia muito o que conversar — sobre o passado e o presente. Ainda éramos muito próximos. Sei que parece maluquice, mas, apesar de pensar nele, acho que não teria entrado em contato se não fosse a sensação que aquele bolinho de chocolate provocou em mim."

Apesar de histórias como as de David parecerem um tanto fantasiosas, exemplos de sincronicidade como esse são a regra, não a exceção, quando usamos essas ferramentas. Acredito que, em nossas Páginas Matinais, nós nos comunicamos com uma força maior, e, em nossos Programas Artísticos, essa força maior nos dá sua resposta. Seguindo as orientações que recebemos, nós nos conectamos de maneiras que talvez nos parecessem impossíveis — com nosso próprio eu, com nosso ambiente e com os outros.

Mary Berenice, uma freira católica, passou quase cinquenta anos na sala de aula. Sob sua tutela cuidadosa, seus alunos desabrochavam. Quando a madre superiora avisou que era hora de se aposentar, ela entrou em pânico. Lecionar era o que dava sentido à sua vida. Se isso fosse tirado dela, o que sobraria?

Acostumada a incentivar seus alunos a escrever, a irmã Mary decidiu que também se beneficiaria colocando seus pensamentos no papel. Relembrando o início da carreira, ela se recordou de alguns alunos problemáticos e das estratégias que usou para derrubar barreiras e fazê-los aprender. À medida que seus métodos de ensino amadureciam, seus alunos começaram a ter melhores resultados. Ela se lembrou dos muitos prêmios e honrarias que eles conquistaram. Em retrospecto, estava muito orgulhosa. As conquistas de seus alunos se deviam em parte a ela também.

Ao pôr no papel suas estratégias de ensino, ela sentiu sua solidão começar a se dissipar. Mais uma vez, havia um propósito em sua vida, e uma proximidade com os alunos de que tanto gostava. Ela poderia compartilhar com as freiras mais jovens o que havia aprendido e ajudá-las a se tornar professoras melhores. Depois de mais de cinquenta anos de ensino, escreveu sua própria versão de uma autobiografia: um livro de ferramentas educacionais descobertas por tentativa e erro. Uma jovem freira se ofereceu para digitá-lo. O material se tornou leitura obrigatória para as professoras iniciantes.

Ao revisitar sua vida através das palavras, ela amenizou a sensação de isolamento e se reconectou concretamente com as lembranças dos antigos alunos, e ainda criou uma nova forma de conexão com aqueles que seguiram seus passos.

Analisando nossa vida, temos a chance de celebrar nossas escolhas e o caminho a que nos conduziram. Estabelecendo um bom relacionamento com nós mesmos, nos tornamos mais cientes de nossos valores. Quando nos expressamos — seja escrevendo um poema, cantando uma música, fazendo um desenho ou mandando um cartão-postal —, nos aproximamos de uma força maior. Quando exercemos nossa criatividade, nunca estamos sozinhos.

TAREFA
SOLIDÃO

Reserve vinte minutos para escrever sobre a época da vida em que sentiu mais solidão. Quais eram as circunstâncias? Você tinha gente ao seu redor ou estava sozinho? Trabalhava ou não? Em seguida, escreva sobre a época em que sentiu mais proximidade em relação a outra pessoa. Quem era? Por que se sentia próximo dela? Vocês ainda mantêm contato? Existe alguém que possa fazer esse papel de forma parecida hoje? Os programas de reabilitação com frequência afirmam que "o telefone pesa uma tonelada" — ou seja, pode ser bem difícil fazer uma ligação, mas, quando isso acontece, o alívio é imenso. Lembre-se de que a pessoa para quem você vai ligar pode precisar tanto de você quanto você precisa dela.

TRABALHO VOLUNTÁRIO

Como têm mais vivência e experiência de vida, os aposentados são as pessoas mais capacitadas para dedicar seu tempo e talento em benefício da comunidade. Ao pensar a respeito de um trabalho voluntário, é possível — porém não obrigatório — contemplar as habilidades antes exploradas de forma profissional. Por exemplo, um acadêmico aposentado pode ajudar a levantar fundos para a biblioteca local, um músico aposentado pode ajudar a promover uma série de concertos em sua cidade. Por outro lado, muitos conseguiram se aproximar de seus concidadãos se voluntariando em ramos nos quais não tinham a menor experiência: um programador de computador pode querer lavar pratos numa cozinha comunitária, um doutor em física pode preferir ler para que imigrantes aprendam uma nova língua. O trabalho voluntário é uma experiência espiritual — e portanto individual. Na maior parte das vezes, os aposentados relatam que as relações que constroem doando seu tempo enriquecem sua vida em todos os aspectos.

Todos nós somos criação de uma força maior. Quando ajudamos os outros, nos tornamos veículos para que ela se espalhe pelo mundo. Portanto, o trabalho voluntário e a autoexpressão criativa têm muito em comum. Se nos abrimos para a disseminação do bem, somos recompensados com otimismo e novas ideias. Se nos expandimos na direção dos outros, somos agraciados com energia positiva.

> Como a maior alegria que se pode ter é dar alegria aos outros, é preciso pensar sempre na felicidade que você é capaz de proporcionar.
> ELEANOR ROOSEVELT

Daryn, que trabalhava com investimentos, sentiu uma inspiração renovada ao trabalhar como voluntário em um parque local. "Eu nunca me considerei muito criativo", ele contou. "Trabalhei no mesmo ramo durante quarenta anos e me dei bem, mas quando me aposentei fiquei sem ideias." Logo no início de sua Autobiografia, Daryn relembrou um tempo em que costumava ajudar o pai no jardim de casa. "Nós podávamos e limpávamos tudo, e, quando terminávamos, o jardim ficava uma beleza", ele falou. "Eu me lembrei da satisfação que isso me trazia." Como mora em uma cidade grande, bem diferente do local onde foi criado, Daryn não tem um jardim, mas há vários parques perto dele. "Um dia pensei em oferecer uma mãozinha. Gosto de ficar ao ar livre e de ajudar." Daryn descobriu que um parque local estava à procura de voluntários, e agora ajuda na manutenção da área verde duas vezes por semana. "Estou conhecendo melhor o pessoal de lá, e todos têm histórias interessantes para contar. Eu me sinto mais próximo do meu pai fazendo isso. E me sinto mais jovem também, o que pode me levar a querer fazer outras coisas."

O trabalho voluntário também pode contemplar o que fazemos de melhor. Nossas décadas de experiência profissional nos proporcionam condições de ensinar a outras pessoas os segredos do ofício. Quando fazemos isso, nos sentimos conectados a nosso antigo trabalho e mais úteis à sociedade. Para muitos, trata-se de um caminho recompensador, em especial aqueles que se aposentaram mais cedo do que esperavam ou que eram apaixonados por seu trabalho e querem se manter envolvidos com sua antiga atividade. Manter a produtividade também oferece um canal positivo para liberar uma energia criativa que de outra forma poderia acabar mal direcionada.

Leigh trabalhava como decoradora de interiores. Seus clientes eram unânimes em elogiar seu toque artístico. Quando se aposentou, ela se concentrou em sua própria casa. Depois de redecorá-la três vezes, começou a planejar a quarta, mas seu marido reclamou.

> Devemos usar o tempo criativamente, com a consciência de que sempre é a hora certa para fazer o que é certo.
>
> MARTIN LUTHER KING JR.

"Eu gostava de como estava antes", ele falou.

"Eu prefiro como está agora", ela rebateu.

Quando Leigh me contou sua história, fiquei com pena do marido. Pode ser bastante perturbador ter seu "ninho" desfeito e refeito várias vezes seguidas. Mas eu também me sentia solidária a Leigh. Ela precisava "gastar" sua energia criativa. Tinha que arrumar uma forma de canalizar isso sem perturbar o espaço do marido.

"Por que não oferecer seus serviços de forma voluntária?", perguntei a Leigh. Ela claramente precisava mais de trabalho que de dinheiro. Pesquisando um pouco, encontrou um abrigo para adolescentes com problemas psicológicos que precisava de uma boa atualizada. Ofereceu ajuda à pessoa responsável pela administração do local, que foi aceita com lágrimas de alegria.

Leigh trabalhou metodicamente na renovação do espaço, começando pelas áreas comuns, e no fim modificou cada canto de cada quarto. "Eu nunca tinha visitado um lugar como esse antes", disse. "Foi um aprendizado para mim. Havia garotas com problemas alimentares e outras que tinham tentado suicídio. Fiquei comovida e chocada com o nível de sofrimento que aquelas pessoas tão jovens tentavam superar. E o abrigo, apesar de ser sua salvação, estava muito desgastado. Era um local seguro, mas nada bonito."

"Adoro criar coisas belas", Leigh me explicou. E foi isso que ela fez. Um cômodo por vez, explicou o que pretendia, e, um cômodo por vez, pôs isso em prática. Os comerciantes locais que ela conhecia ajudaram bastante, doando tinta, obras de arte e até mesmo móveis. Leigh transformou uma construção decrépita em um oásis terapêutico. "Foi um trabalho feito com amor", ela falou. "Um dos meus maiores orgulhos. Ver a diferença que isso fez na vida das meninas foi recompensador e comovente para mim. Uma delas, que sofria de anorexia, me disse que começou a enxergar a beleza de outra forma ao me ver trabalhando, e que isso a fez pensar que talvez conseguisse enxergá-la em si mesma algum dia. Ela aprendeu que a beleza não era uma coisa que não podíamos controlar, mas algo que podia ser construído. Eu sabia que ela estava certa, que muita gente era capaz de ver a beleza em um lugar — ou uma pessoa — antes que isso se tornasse evidente para todos. Foi o que eu disse para a menina, que via nela o mesmo potencial que tinha visto naquele espaço. Quando cheguei em casa, chorei. Pelo sofrimento dela e por saber que tinha direcionado minha energia para a coisa certa. Experimentei um sentimento profundo de gratidão que nunca havia tido depois de tantos anos transformando espaços."

As Páginas Matinais tendem a nos revelar áreas de interesse das quais sentimos falta ou sobre as quais gostaríamos de aprender mais. Às vezes até a menor das pistas pode levar a um trabalho voluntário recompensador. John, que du-

> *A não ser que pessoas como você se envolvam intensamente, nada vai melhorar. Não mesmo.*
> DR. SEUSS

rante décadas trabalhou como editor de livros, sentia falta disso depois de se aposentar. Ele começou a escrever suas Páginas Matinais e a compor sua Autobiografia, e produziu alguns textos. No entanto, sentia falta da proximidade com os textos dos outros. Durante toda a sua carreira, ele mergulhara profundamente na produção dos escritores que publicou. Adorava "entrar na cabeça deles", como dizia. Apesar de se divertir escrevendo, considerava a atividade um tanto solitária. John pesquisou oportunidades de trabalho voluntário em sua cidade e se viu atraído por um programa de alfabetização de adultos. Assim ele poderia compartilhar seu amor pelas palavras e se reconectar com a magia da leitura — ajudando outras pessoas no processo. "Estou me sentindo vivo como há muito tempo não sentia", ele me disse, "vendo a empolgação nos olhos de adultos que conseguem ler e escrever pela primeira vez. Uma coisa que considero tão natural é uma novidade absoluta para muita gente, e acho que tenho a obrigação de compartilhar o que sei." Para John, uma parte de seu amor pelas palavras era a capacidade de se aproximar de outras pessoas através delas. Quando se aposentou, continuou se satisfazendo mais compartilhando palavras do que as guardando para si.

Dorothy, uma viúva e leitora voraz, também começou a se sentir sozinha com seus livros. Ela decidiu trabalhar como voluntária no hospital local. No início, cuidava da lojinha da instituição, mas ainda sentia a necessidade de uma forma de contato mais pessoal. "Sugeri criar um programa de leitura para idosos", ela contou. "Eu achava divertido, e os pacientes também. O gosto deles ia desde os clássicos até aquilo que eu costumava definir como 'lixo'. Para minha surpresa, descobri que gostava desses livros menos convencionais."

A ideia de compartilhar nosso conhecimento e ajudar os outros já foi testada e aprovada muitas vezes ao longo dos tempos. O que talvez surpreenda é o nível de satisfação que pode nos proporcionar. Quando nos aposentamos, muitas vezes sentimos que nossas habilidades não são mais necessárias. Isso quase nunca é verdade. Em geral, descobrimos que são mais necessárias do que nunca — a demanda por elas é que se encontra em lugares que ainda desconhecemos.

TAREFA
UM POUQUINHO DE TRABALHO VOLUNTÁRIO

De que formas você pode ajudar outras pessoas, mesmo que minimamente? Talvez doando um pouco de seu tempo à cozinha comunitária local. Talvez oferecendo conselho àqueles que estão começando na sua área. Talvez escutando alguém em uma situação difícil. Todos temos alguma coisa para compartilhar. O que você poderia "distribuir à vontade", de bom grado e de graça, começando hoje mesmo?

APOIO

Uma de nossas principais necessidades como seres criativos é o apoio, e em poucas situações isso é mais verdadeiro do que quando nos lançamos em uma empreitada criativa. Principalmente quando estamos começando a pôr em prática nossa criatividade, é fundamental cultivar relações que sirvam como ponto de apoio para nossos projetos e como um canal para direcionar nossa generosidade. Esses relacionamentos podem ser uma continuação de vínculos criados durante a carreira, laços que queremos aprofundar agora que temos mais tempo ou relações totalmente novas baseadas em interesses em comum. Da mesma forma, podemos buscar uma combinação das três coisas, procurando novos interesses que supram nossas necessidades durante essa nova fase da vida e mantendo relacionamentos que nos façam bem.

Antes da aposentadoria, muitos de nós aprendemos a apreciar o contato com os colegas e clientes que conquistamos no trabalho. Depois, porém, precisamos nos esforçar para arrumar um novo grupo de colegas — o que pode não ter sido necessário durante décadas. Talvez leve um tempo para reativar nosso dom de fazer amizades, mas, quando isso acontece, é um alívio tremendo.

"Quando eu trabalhava, muitas vezes ficava com raiva do meu emprego", me contou Babette, funcionária aposentada do setor de logística de uma transportadora. "Sem trabalhar, descobri que sentia falta daquele sentimento de camaradagem. Esse foi o motivo secreto para entrar em uma academia. A maioria das pessoas ali eram mulheres da minha idade, e fiquei surpresa ao notar que gostava disso. A professora também era mais velha, e logo ficou claro que estávamos exercitando o espírito, além do corpo. Comecei a fazer amiza-

> *Gosto de ouvir. Aprendi muita coisa ouvindo com atenção. A maioria das pessoas nunca ouve.*
>
> ERNEST HEMINGWAY

de com as outras alunas. No começo, só falávamos sobre as dificuldades em acompanhar as aulas, entrar em forma e não desistir. Nós nos ajudávamos, pegando colchonetes e guardando pesinhos umas para as outras. Logo a coisa avançou para convites para um café."

"A aula era bem suave, três vezes por semana", explicou Babette, "mas serviu para nos unir. Conversávamos sobre nossos problemas —com maridos, filhos ou de saúde—, e isso era um alívio. Havia muito em comum entre nós, mas cada uma tinha sua história e interesse em conhecer a das outras. Hoje, jantamos juntas toda semana. Somos um grupo bem unido. Infelizmente, uma das alunas está com um problema de saúde bem sério no momento, mas nós nos juntamos para ajudá-la. Levamos comida para ela em casa e auxiliamos umas às outras a manter a fé. Eu não imaginava que ir à academia me traria tantas amizades, mas me matriculei em busca de apoio e com disposição para oferecer apoio também. Fui recompensada com um sentimento de que faço parte de uma comunidade, uma coisa que não tinha fazia tempo. Todas sabemos que podemos contar umas com as outras. É muito importante que mulheres da nossa idade se ajudem."

Quando oferecemos apoio aos outros, nosso amor-próprio só cresce. Vemos que nossa ajuda é importante para as pessoas, e consideramos natural pedir ajuda.

Lamar precisou se aposentar de seu emprego de longa data na área de marketing mais cedo do que esperava. "Tenho só 64 anos", ele me falou. "Pensei que ainda tinha mais dez anos de trabalho pela frente, mas a empresa quis dar uma agitada nas coisas, trazer gente nova. Ofereceram um plano de aposentadoria por tempo de serviço que era irrecusável. Eu queria continuar trabalhando, mas não havia lugar para mim dentro da nova estrutura da empresa. Então aqui estou eu, e sinto falta do trabalho."

Lamar se viu incomodado com sua nova condição. "Tenho dinheiro suficiente para viver, uma bela casa e uma esposa que amo. Tenho energia de sobra também. Fico me sentindo culpado por reclamar", ele admitiu. "Mas sinto muita falta da equipe que tinha no trabalho. Principalmen-

> *Uma gentileza, por menor que seja, nunca é um desperdício.*
> ESOPO

te da troca com o pessoal. Tenho saudade das sessões de brainstorming, de ouvir as ideias dos outros." Em outras palavras, Lamar sentia falta do apoio criativo dos colegas.

Quando perguntei como ele gostaria de usar seu tempo e energia, respondeu prontamente: "Eu não teria nenhum problema em trabalhar como consultor ou freelance. Mas o que queria fazer de verdade era criar um blog em que venho pensando há muito tempo. Seria divertido, com animações e vídeos sobre marketing e produtos que se vendem sozinhos para os consumidores. Tenho muitas histórias para contar". Então, por que não começava? "Quero falar com meus antigos colegas a respeito. Trocar ideias com eles. Quem melhor para isso?"

Quando perguntei por que não ligava para eles, Lamar ficou sem jeito. "Acho que tenho medo de que não se interessem. Está tudo muito diferente por lá agora. Não faço mais parte da dinâmica das coisas."

Lamar sabia exatamente o tipo de apoio que queria, mas achava que não deveria pedir. Ele não é o único a achar que "é melhor não incomodar" os antigos colegas. Mas a verdade é que provavelmente ficariam contentes em falar com ele. A dinâmica de uma empresa que passa por uma reorganização e admite funcionários mais jovens pode não ser a mesma, mas isso não torna os mais velhos imediatamente obsoletos. Quando ele enfim resolveu entrar em contato, seu ex-colega adorou receber sua ligação e marcou um encontro para reunir antigos membros da equipe.

"Não sei por que foi tão difícil pegar o telefone e ligar", admitiu Lamar, "e tenho vergonha de confessar isso. Mas depois foi um alívio. Meus amigos continuavam sendo os mesmos de sempre. Jantamos juntos e eu contei sobre a minha ideia. Foi como nos velhos tempos, eles me deram um monte de sugestões. Mas dessa vez eu ia ter que fazer tudo sozinho. Saí da mesa sabendo que enfim ia criar meu blog e que podia contar com um apoio que pensei que talvez não viesse. Eles me fizeram perguntas sobre as coisas em que estavam trabalhando, e percebi que sentiam falta do meu ponto de vista também."

Pedir apoio pode ser incrivelmente difícil, mas é algo quase sempre recompensado com um fluxo renovado de energia e criatividade. Quando requisitamos a ajuda e o apoio de outra pessoa, recebemos a

> O maior elogio que já me fizeram foi quando me perguntaram o que eu pensava e ouviram minha resposta.
>
> HENRY DAVID THOREAU

ajuda e o apoio do universo. Quando pedimos orientação, somos orientados. Os conselhos que recebemos de nossos amigos e ex-colegas muitas vezes abrem as portas para nossas próprias intuições e inspirações. Nossos laços com os outros podem se aprofundar e se tornar mais prazerosos quando abrimos mão de ser a única autoridade em nossa vida. Nós permitimos que os demais ocupem sua verdadeira dimensão enquanto nos orientam em nossos sonhos.

Ernest adorava ler romances policiais e, quando se aposentou, devorou sua coleção inteira — tanto os livros que sempre quis ler como os que já havia lido e relido. "Nos primeiros meses, foi uma felicidade total", ele contou. "Mas então comecei a sentir que estava me enterrando nas palavras de outras pessoas. Estava começando a perder o contato comigo mesmo." Então Ernest criou um clube do livro para discutir os romances com seus amigos. "Eu gostava do compartilhamento das percepções e da sabedoria adquirida", ele comentou, "e me reunir com outros leitores aplacou minha solidão. Mas isso não acabou com aquela coceirinha que eu sentia. Fazia anos que queria tentar a sorte e escrever meu próprio romance policial."

A verdade é que não existe quantidade de leitura capaz de satisfazer a vontade de escrever. Ler dezenas de romances policiais fez de Ernest, inquestionavelmente, um conhecedor dessa forma de arte, mas ele nunca conseguiu romper a barreira e concretizar suas próprias ideias.

"Não sou escritor", ele me disse. "Quando estava no colégio, detestava fazer redação, ficava paralisado diante da página em branco." Incentivei Ernest a escrever, sendo escritor ou não, mas ele insistia em dizer que a escritora "de verdade" em sua família era sua nora, uma advogada de sucesso. "Posso contar minhas ideias e ela pode escrever os livros", ele sugeriu.

"Só você pode escrever seus livros", eu falei. Quando ele sugeriu a ideia à nora, ela concordou comigo.

"Tenho certeza de que você sabe escrever, Ernest", ela lhe disse.

"E, de qualquer forma, só escrevo pareceres jurídicos. Por que saberia escrever um romance policial melhor que você?"

A resposta de Ernest, obviamente, foi que ela era paga para escrever, então devia escrever melhor que ele. Os aposentados muitas vezes acham que as atividades feitas por prazer não são tão válidas quanto as feitas por dinheiro, mesmo que sejam exatamente a mesma coisa. Quando Ernest pôs tudo o que pensava em suas Páginas Matinais, percebeu que na verdade já estava escrevendo, e assim ganhou confiança para se expressar. Ele logo começou a se dar conta de que seria o único capaz de compor o livro policial que vinha criando em sua mente fazia duas décadas.

"Percebi que não precisava da minha nora para escrever a história para mim", contou, todo feliz. "Só queria o apoio dela, porque a encarava como uma escritora, e pensei que pudesse ter dicas para me dar."

Quando foi pedir ajuda à nora, ela foi modesta. "Não sei se tenho algum conselho a dar sobre como escrever romances policiais", disse, "mas adoraria ler o que escrever. Você tem todo o meu apoio."

Ernest percebeu que esse simples encorajamento era tudo de que precisava para começar com força total. "Nós conversamos por mensagem todos os dias", ele contou. "É bom conhecer alguém que entende de escrita. E é ainda melhor ter essa proximidade especial com minha nora. Ela diz que isso a ajuda também. Já escrevi trinta páginas."

Quando pedimos apoio, nós nos abrimos para novos tipos de relação com os outros. Mostramos nossa disposição para realizar algo. Quando oferecemos apoio, em geral nosso gesto é retribuído. Quando estendemos a mão para os outros, construímos uma ponte, proporcionando maior proximidade.

TAREFA
A FORÇA DOS NÚMEROS

Pegue uma caneta e faça uma lista de cinco pessoas que lhe ofereceram apoio em diferentes momentos da vida.

1. _____

2. _____

3. _____

4. _____

5. _____

Agora, escolha uma delas para entrar em contato. Essa pessoa ainda está em condições de lhe oferecer apoio? Você tem como oferecer apoio a ela? Quando fizer isso, vai receber o apoio dela em retribuição?

ACOMPANHAMENTO SEMANAL

1. Quantas vezes você escreveu suas Páginas Matinais? Como foi a experiência?

2. Você fez seu Programa Artístico? Descobriu alguma coisa em sua Autobiografia que quisesse explorar em um Programa Artístico?

3. Fez suas Caminhadas? O que observou enquanto andava?

4. Que tipo de epifania teve?

5. Notou alguma sincronicidade? Qual? Isso fez com que se sentisse mais próximo de outra pessoa, alguma lembrança ou uma força maior?

6. O que descobriu em sua Autobiografia que gostaria de explorar mais a fundo? Como poderia fazer isso? Como sempre, se você tiver uma lembrança significativa que exija mais atenção, mas não souber que atitude adicional precisa tomar, não se preocupe. Apenas siga em frente.

SEMANA QUATRO
Recuperando o propósito

Nesta semana, sua Autobiografia vai se concentrar nas primeiras ideias e intuições que você seguiu — ou ignorou — quando começou a formar sua identidade adulta. Muitas vezes, os interesses iniciais contêm as respostas para a pergunta "O que me faz feliz?". Escavando essas lembranças, você provavelmente vai se reconectar com um ímpeto profundo que vai guiar o processo de escolha de atividades que vão lhe dar um novo propósito na vida. Você vai analisar eventos cruciais que ajudaram a definir quem você é e que têm um significado relevante na sua vida. Vai se inspirar a questionar o tipo de legado que está deixando — e o que gostaria de deixar. Seus primeiros sonhos podem inspirá-lo a buscar outros.

VOCAÇÕES

"Você tem uma vocação", costumam me dizer. "É escritora." É verdade que sempre tive o impulso de escrever. Mas também é verdade que muitas pessoas que não são capazes de identificar facilmente uma vocação acreditam que não têm nenhuma. Isso acontece porque "aquela vozinha" dentro de nós pode estar falando baixo enquanto estamos ocupados com os afazeres do dia a dia. Todos temos uma ou mais vocações, mas às vezes não

> *Nunca é tarde para ser o que você deveria ter se tornado.*
> GEORGE ELIOT

as reconhecemos porque esse termo se tornou carregado demais — por exemplo, quando se fala em "vocação para o sacerdócio". Mas ele não significa uma missão que exige entrega exclusiva e sacrifícios. Muitas vocações benéficas são bem menos drásticas e podem ser definidas simplesmente como "um interesse que exige comprometimento". Nesta semana, na sua Autobiografia, você vai procurar ideias, intuições, interesses e impulsos que em algum momento percebeu dentro de si — independentemente de tê-los seguido ou ignorado.

Muitas pessoas vivenciam algo que eu chamo de desistência criativa — ou seja, começam a praticar uma forma de arte e depois abandonam de maneira repentina e irrevogável. Pode ser aquelas aulas de flauta no quarto ano. Ou então deixar de cozinhar depois de ter um filho. Pode haver uma "razão" para a desistência ("Eu não tinha mais tempo para cozinhar"), ou não ("Não sei por que desisti da flauta, não me lembro do motivo"). Às vezes ela acontece porque desanimamos: o professor do coral o obriga a fazer um solo e depois diz que você fez tudo errado, o que arruína sua vontade de voltar a cantar. Em vez de culpá-lo, você conclui que "não sabe" cantar e vai atrás de outros interesses. As desistências criativas podem acontecer justamente pelo motivo contrário: você está se saindo bem nas aulas de arte e o professor sugere um curso de férias. Por não querer passar duas semanas longe da família e com pessoas desconhecidas, você não se inscreve e acaba desistindo de pintar. O problema não era a pintura — era a insegurança de mergulhar na empreitada antes de ter maturidade para isso. No entanto, em vez de se concentrar no verdadeiro problema, o que pode ser bem difícil de fazer, você decide virar as costas para a arte em si.

> O que você faz para se distrair provavelmente é aquilo em que deveria trabalhar pelo resto da vida.
>
> JESSICA HISCHE

Exemplos como esses, infelizmente, são muito comuns e podem ofuscar não apenas nossos impulsos artísticos incipientes como outros aspectos da nossa personalidade. Se formos considerados "estridentes demais" quando lemos em voz alta nas aulas de história, podemos não querer, por vergonha, nos candidatar a um papel na peça de teatro da escola. Talvez digam que nossa personalidade é "expansiva demais", que "ocupamos o espaço dos outros", e por isso ficamos hesitantes em fazer escolhas mais ousadas, para não ofender ninguém.

Tudo isso é só para dizer que existem muitos pequenos momentos em nossa história em que formamos ideias a nosso próprio respeito e seguimos — ou abandonamos — nossos interesses sem refletir sobre como e por que tomamos essa decisão. Agora é o momento de olhar para trás e revisitar as oportunidades que aproveitamos e as que rejeitamos, refletindo sobre nossas ideias e paixões da juventude e redescobrindo os interesses que um dia nos sentimos estimulados a explorar.

Kendra notou em sua Autobiografia um padrão de começar — e então abandonar — várias empreitadas musicais. Quando criança, fez aulas de clarinete, mas não gostava do regente da banda da escola, então desistiu para se concentrar na ginástica. Na época, parecia a escolha mais lógica, mas, à medida que se aprofundava na Autobiografia, percebeu que o padrão se repetia. "Eu cantava no coral no ensino médio, e a escola participava de concursos nacionais, o que era muito bacana", ela contou. "Mas no segundo ano tive que decidir entre o canto e as aulas de retórica por uma questão de agenda, e preferi a retórica porque as aulas eram mais dinâmicas." Mais uma vez, pareceu uma escolha certa no momento, mas Kendra percebeu que seus interesses musicais eram abandonados sempre por causa de outra pessoa, e não por uma vontade de se afastar dessa forma de arte. "Isso continuou", ela relembrou. "Na faculdade, namorei um guitarrista e cantei na banda dele por um tempo, mas quando terminei o namoro larguei a música."

Agora aposentada, Kendra enxergou uma série de tentativas de se envolver com música ao longo da vida. "Adoro música", disse. "Parece uma coisa muito simples, mas não era capaz de reconhecer isso antes. Pensei que fosse uma coisa para outras pessoas, não para mim." Kendra percebeu que até mesmo os programas musicais mais singelos podiam ser profundamente satisfatórios. "Posso entrar no coral da igreja", ela falou. "Eles são muito bons, e eu adoraria participar." Kendra passou a ouvir mais música também. "Acrescentei vários outros ritmos ao meu repertório e estou bem contente com isso. Eu associava o rock ao meu namorado da faculdade e a música clássica ao professor do colégio. É impressionante a facilidade com que conseguia me anular. Mas agora não faço mais isso." Ela sentiu uma enorme satisfação e se divertiu ao redescobrir os estilos musicais dos quais se afastou no passado. "Não consigo nem explicar o quanto a música me satisfaz", disse. "É uma inspiração. Não sei o que vou fazer daqui para a frente, mas ter a música como companhia com certeza vai tornar minha vida melhor."

> Se Deus lhe deu uma coisa que você sabe fazer, por que não fazê-la?
>
> STEPHEN KING

É fácil demais diminuir um empreendimento criativo como "apenas" um hobby ou algo "vinculado" a outra pessoa. A verdade é que somos todos criativos, e não existem interesses "errados" nesse sentido. Muitas vezes, um vai levando ao outro, e experimentar em diferentes áreas nos proporciona alegria e propósito — além de mais proximidade com uma força maior e benigna.

Eli passou boa parte da infância e da juventude se arriscando na cozinha. Ele sonhava em se tornar chef e testava suas receitas com familiares, colegas e conhecidos em geral. "Tenho muitas lembranças de sabores e aromas de cada época da minha vida", ele contou. "Quando criança, fazia coisas simples, e algumas não davam certo, é bom frisar. Dos dez aos quinze anos, o cheiro de bacon queimado era tão presente na minha vida que quase chegava a ser cômico." Eli se lembrava de ter feito pratos bem-sucedidos — e pratos horríveis — à medida que se arriscava com sabores mais complexos e exóticos. Quando começou a trabalhar, aos 23 anos, abandonou a culinária "de forma tão radical que tenho até vergonha". Durante sua carreira de produtor de cinema, continuou gostando de comida, mas só quando feita por outra pessoa, "por um chef de verdade, em um restaurante", explicou. "Eu convidava as pessoas para comer e tomar vinho, mas nunca mais me arrisquei a cozinhar. Na época eu dizia que não tinha tempo para isso, ou então que meu trabalho era uma preocupação mais importante."

Como vivia em Hollywood, Eli passou grande parte de seus quarenta anos de carreira comendo em alguns dos melhores restaurantes do mundo. "Eu apreciava o impulso criativo de muitos, muitos chefs, mas tinha deixado de lado o meu." Com mais tempo disponível, ele se viu novamente atraído pela cozinha. "Devo estar enferrujado", ele avisou, "mas acho que vou melhorar." Escrevendo a respeito dessas possibilidades em suas Páginas Matinais, pensou em fazer uma pequena horta e cozinhar usando ervas frescas. "Moro em Los Angeles, e é quase um crime não ter um canteirinho aqui. Há um monte de frutas e legumes que posso plantar." Eli está se reconectando aos poucos com sua antiga paixão e se sente profundamente recompensado por isso. "Não é só porque estou me divertindo, mas porque me sinto mais identificado com os chefs dos restaurantes que frequento. Penso no que estão fazendo e tento aprender com isso. Posso ser amador, mas acho que tenho a mesma motivação que eles."

Quando revelamos na Autobiografia nossos sonhos abandonados, podemos achar que são inatingíveis porque outras pessoas fazem isso há mais tempo, ou porque não somos profissionais reconhecidos. No entanto, pode ser surpreendente descobrir não apenas a satisfação envolvida nessas empreitadas criativas, mas também uma grande proximidade com pessoas que estão perseguindo os mesmos objetivos, independentemente do nível em que atuem.

TAREFA
AUTOBIOGRAFIA, SEMANA QUATRO

IDADE: ____

1. Descreva seus principais relacionamentos nessa época.
2. Onde você morava?
3. Que ideias criativas tinham mais apelo para você? Essas vocações foram seguidas?
4. Descreva um som desse período. Quais são as emoções associadas a ele?
5. Descreva um sabor desse período. Existe algum que não tenha experimentado desde então? Poderia experimentar agora? (Reproduzindo uma receita, voltando a um restaurante etc.)

6. Descreva um cheiro desse período.

7. Existe alguma vocação que tenha seguido e abandonado?

8. Você tinha sonhos, questionamentos ou impulsos com relação a algum propósito maior nesse período?

9. Qual era sua principal fonte de alegria?

10. Que outras lembranças dessa época lhe parecem importantes?

LEGADO

Ao iniciar um novo capítulo depois da aposentadoria, muitos de nós começamos a refletir sobre nosso próprio legado. O que queremos deixar para trás, e para quem? Para alguns, é um conjunto de memórias a ser compartilhadas com as gerações futuras. Para outros, é uma obra de arte — ou mais — na forma de música, imagem ou poesia. Cada pessoa se sente estimulada a deixar alguma coisa diferente, mas todos nós temos histórias interessantes e enriquecedoras que valem a pena ser contadas.

Muitos de nós perdemos um ente querido sem fazer algumas perguntas, que, portanto, vão ficar para sempre sem resposta. Enquanto estimulamos nossa memória a trabalhar em nossa Autobiografia, podemos responder muitas das perguntas que seriam feitas por aqueles que vamos deixar para trás — nossos filhos e netos e outras pessoas a quem não estamos ligados por laços de sangue. Muitos de nós descobrimos que, à medida que contamos nossa história, encontramos mais sentido na vida e uma proximidade maior não apenas com os que vieram depois de nós, mas com os que vieram antes. Ao recordar os eventos que moldaram nosso caráter e nossos valores, mostramos para os que deixarmos para trás um caminho para seu próprio processo de amadurecimento. Ao nos reaproximarmos daqueles que já se foram e nos serviram de inspiração, podemos inspirar outras pessoas. Ao nos lembrarmos dos acontecimentos que nos moldaram, compreendemos de forma mais ampla e profunda nosso próprio legado.

Minha avó criava boxers, e sempre que vejo um cachorro dessa raça meu coração se enche de alegria. Eu paro para conversar com os donos e digo: "Minha família criava boxers!". O carinho pela raça está entranhado na minha família. Quando me lembro da minha avó, me lembro também do nome dos cachorros de que tanto gostávamos: Trixie, Clooney, Shawn. Essas lembranças fazem parte da vida que levamos hoje.

> Não existe legado tão rico quanto a sinceridade.
> WILLIAM SHAKESPEARE

Quando nos abrimos para as novas oportunidades que surgem com a aposentadoria, podemos nos ver com muitas ideias, mas sem saber por onde começar. Nesses casos, "começar do começo" é o melhor conselho. Quando escrevi minha autobiografia, publicada com o título *Floor Sample* [Mostruário de pisos], comecei com a memória de uma leitura feita na infância. Fiquei chocada ao notar o nível de detalhamento que ressurgiu em minha mente, como num filme. Venho escrevendo minhas Páginas Matinais há quase três décadas, e sempre as guardei para o caso de querer fazer uma autobiografia. Quando comecei a escrever, uma lembrança levou a outra, e não precisei revisar minhas páginas nem uma vez em busca de pistas do passado. Começar do começo nos oferece uma estrutura. As memórias e ideias surgem naturalmente. É criado um espaço para elas.

Quando nos empenhamos em compartilhar os pontos altos da nossa vida, naturalmente homenageamos nossa experiência. Quando mapeamos experiências, paixões e ideias, chegamos a um propósito renovado no presente. Percebemos que na verdade temos muito a dar. Meu amor por Chico, o pônei que tinha na infância, me inspirou a levar minha filha Domenica para andar a cavalo. Como eu, ela adorava essa aventura. Hoje, ela leva sua filha, Serafina. Relembrar meu amor pelas músicas de Rodgers e Hammerstein me incentivou a apresentá-las à minha neta. Escrever sobre os primeiros biscoitos que preparei na vida me inspirou a convidar Serafina para minhas aventuras culinárias. Valorizar nosso passado enriquece nosso presente.

Não é apenas a escrita que pode consolidar nosso legado. A forma de arte preferida de Ellie é o bordado, e ela fez peça após peça lembrando pessoas e lugares de seu passado. "Quando meu primeiro neto nasceu", ela contou, "fiz para ele uma colcha de retalhos com as roupas que minha avó me deixou. Senti que assim podia homenagear o passado e o futuro, e ao fazer isso me senti parte de ambos."

> *Estamos fazendo jus a nossos ancestrais?*
> JONAS SALK

Lee, que se interessou pela fotografia depois de se aposentar, vê as imagens que produz como uma forma de capturar histórias do passado, do presente e do futuro. "No começo, eu tirava fotos daquilo que via", ele relatou. "Documentei experiências das quais fiz parte, o que foi satisfatório para mim. Depois, comecei a tirar fotos para presentear às pessoas com quem compartilhava essas experiências. Todos nós nos tornamos imortais com isso, em certo sentido. É uma coisa pequena, mas que cristaliza nossa experiência. Para mim, uma fotografia oferece algo concreto para guardar e lembrar, e o mágico nisso é que cada um se lembra do momento de forma um pouco diferente."

Depois de vários anos tirando fotografias com frequência, Lee descobriu que gostava de imagens antigas também. "Eu estava tirando fotos do presente para compartilhar no futuro, mas e o que veio antes?" Ele começou a juntar fotografias tiradas por seu pai e seu avô para digitalizá-las. "Eu queria preservá-las, mas também descobrir as histórias que havia por trás delas", explicou. "Não conheci muita gente nessas fotos. Comecei a perguntar aos meus familiares para descobrir o máximo possível sobre a vida daquelas pessoas. O projeto me aproximou tanto dos parentes vivos como daqueles que já morreram. Me atraiu bastante, e a satisfação pessoal e a sensação de proximidade que me trouxe foram bem profundas. Senti que era minha missão." O projeto deu a Lee um propósito e uma recordação duradoura para ser compartilhada com gerações presentes e futuras.

> *Há um jeito de descobrir se sua missão na vida está completa: se você ainda não morreu, não está.*
> LAUREN BACALL

TAREFA
LEGADO

Complete as seguintes frases:

1. Eu gostaria que se lembrassem de mim como...

2. Eu gostaria de deixar para trás...

3. Uma pessoa cujo legado me serve de inspiração é...

4. Quando criança, eu sonhava...

5. Já estou deixando um legado com...

Agora examine sua lista. Existe alguma pista de algum projeto que possa começar?

REFERÊNCIAS

Quando nos aposentamos, perdemos contato com nossas referências do dia a dia: o guarda de trânsito para quem acenávamos, o segurança da empresa que conhecíamos pelo nome, o caixa da lanchonete, a pausa para o café por que tanto ansiávamos. Nós nos acostumamos a ver rostos familiares e trocar gentilezas. Depois da aposentadoria, precisamos criar novas referências cotidianas. Sempre peço aos recém-aposentados que façam uma lista de 25 coisas que adoram. Essa lista, enganosamente simples, muitas vezes se torna uma fonte para novas referências — e para a recuperação das mais antigas também. O que eu adoro? Arroz e feijão. As músicas dos Beatles. Dálmatas. Mercedes-Benz antigos. Veludo azul. Cheiro de chuva...

Se estamos nos sentindo solitários e desanimados, revisitar nossa lista de referências pode ajudar a proporcionar uma sensação de maior proximidade. Seja uma comida favorita, uma roupa, uma música ou um pássaro voando no céu, existe algo ali que fortalece nossa noção de identidade.

> A marca invariável da sabedoria é enxergar milagres nas coisas mais comuns.
>
> RALPH WALDO EMERSON

Quando fazemos listas das coisas que amamos, nos lembramos de quem somos. Nossa verdadeira identidade aparece. "Sou *eu* quem adora *isso*", declaramos. Quando nos lembramos do que amamos, recordamos nossos valores mais autênticos. Se nos afastamos do que amamos, podemos fazer uma correção de rota.

Caso tenhamos nos afastado demais, pode ser necessária uma mudança de vida para nos aproximar de nossas paixões. Se você adora cavalos, mas não tem condições financeiras de bancar um, pode encontrar um haras e fazer aulas de equitação. Se adora florestas, mas vive em uma cidade grande, pode descobrir que ter plantas em casa aproxima você de seu amor pelo verde. Mesmo os pequenos passos na direção das nossas paixões nos dão uma sensação agradável de poder. Não somos mais vítimas das circunstâncias. Passamos a ser cocriadores de uma vida que nos traz alegria.

Mary viu em sua lista de paixões que as lembranças que guardava da avó ocupavam um lugar especial. A mulher era jardineira e adorava amores-perfeitos, então Mary listou imediatamente essas flores quando pensou em suas paixões. À medida que compunha sua lista, encontrou outras lembranças relacionadas à avó — almofadas bordadas, torradas com manteiga e geleia, o cheiro de uma marca de amaciante. Mary sempre admitiu com orgulho o quanto foi influenciada pela avó. Mas agora, quando sua vida estava começando a ficar cada vez mais parecida com a dela, via aquelas recordações com outros olhos. Sua avó era viúva e morava em uma casa alegre e colorida, com o cheiro de flores pairando no ar. Mary, recém-aposentada e também viúva, percebeu que queria ter uma casa que transmitisse aquela mesma alegria.

"Minha avó com certeza era uma artista", contou, "apesar de nunca ter se definido dessa maneira. Tudo no ambiente que a cercava tinha um toque artístico. Quero fazer a mesma coisa no meu ambiente." Ao incorporar aquilo que amava à casa, Mary se sentiu orientada e confortada. "Sei que é a coisa certa", disse ela, enquanto continuava a encher sua casa de coisas bonitas que lhe traziam alegria e recordações, "porque me sinto serena ao fazer isso. E, quando termino — ou melhor, quando 'faço uma pausa' —, sinto que vou ter mais ideias sobre o que fazer a seguir."

Enquanto buscamos um novo propósito depois da aposentadoria, é bom manter o contato com as pequenas coisas que nos agradam. Muitas vezes, as respostas para as grandes perguntas estão mais perto do que imaginamos, bastando atentar para as pequenas pistas espalhadas em nosso caminho.

> A coisa mais linda do mundo é, obviamente, o próprio mundo.
> WALLACE STEVENS

Mioi questionou a si mesma em muitas ocasiões durante a vida. "Em cada momento, eu via muitas escolhas diante de mim, mas não sabia qual era a certa. Analisava as opções e fazia tudo de forma muito lógica, mas nunca descobri qual era meu objetivo de fato. Era bem-sucedida, mas sentia inveja das pessoas que levavam uma vida com mais paixão e liberdade que a minha. Não sabia como conseguiam." À medida que trabalhava em sua Autobiografia, Mioi reviu suas escolhas, e sua maneira racional de lidar com as situações que surgiam. "Na faculdade, eu estudava violino e ciência", contou. "O mais lógico era construir uma carreira na área das ciências, e foi isso que fiz, apesar da atração pela música. Tomei decisões como essa muitas outras vezes. Tinha um trabalho que ajudava a sociedade, fazendo pesquisas científicas, mas não sei se tinha uma paixão verdadeira por ele. Essa sensação sempre me incomodou."

Mioi não está sozinha em seu questionamento do caminho que seguiu. Em virtude de sua enorme capacidade intelectual, ela pode ter sido racional demais ao tomar suas decisões, negando a si mesma a alegria e a sensação de liberdade que experimentamos quando seguimos um impulso ou agimos de forma espontânea. Ela preferiu sempre seguir a mente em vez do coração, e no fim acabou perdendo contato com seus verdadeiros desejos.

Mioi concluiu sua lista e ficou surpresa com o que encontrou. "Eu sempre me questionei muito durante a vida, mas acho que não estava fazendo as perguntas certas. Impunha metas tão impossíveis que nunca me sentia satisfeita." Em sua lista, suas paixões iam de coisas esperadas — violino, música de câmara, orquestras, literatura — até outras que estavam quase esquecidas: a capa de chuva e as galochas que usava quando criança, croissant de chocolate e acampamento.

> Demore-se na beleza da vida. Observe as estrelas e se veja correndo com elas.
>
> MARCO AURÉLIO

"Minha lista era tão reveladora que eu mal conseguia acreditar. E, a propósito, parecia tão simples que quase deixei de fazê-la — mas ainda bem que não desisti." Algumas das lembranças de Mioi das roupas que usava inspiraram vários Programas Artísticos. "Aquela capa de chuva amarela me enchia de alegria. Tinha barrados verdes, e eu gostava tanto de usá-la que sempre torcia para chover. Essa recordação foi tão poderosa que eu quis explorar um pouco mais, então pintei uma aquarela bem simples de uma menina japonesa de capa de chuva amarela. Foi uma experiência muito boa." A lembrança da capa de chuva a fez reexaminar seu guarda-roupa. "Eu usava roupas bem conservadoras no trabalho. Quase não havia cores no meu armário. Fiquei empolgada para mudar isso e, motivada pela lembrança, comecei a sair para comprar roupas nos meus Programas Artísticos. Ia a lojas em que nunca tinha entrado e experimentava coisas que jamais escolheria. Parecia radical, mas eu pensava: por que não sair da minha zona de conforto?"

Hoje, o guarda-roupa de Mioi mantém as peças habituais em tons de preto e cinza, mas ela complementa o visual com um acessório colorido. "Sorrio sempre que vejo meus óculos de aro vermelho. E eu não tenho mais um ambiente formal de trabalho, então por que não uma bolsa verde?" E, sim, Mioi continua torcendo para chover, para poder usar a capa de chuva amarela retrô que comprou em um Programa Artístico.

Embora a ampliação do guarda-roupa pareça um exemplo superficial, é tudo menos isso. Mioi entrou em contato com sua criatividade, sua juventude e seu antigo eu, e encontrou um novo futuro pela frente ao expandir seus gostos em todos os sentidos. Não me surpreendi quando fiquei sabendo que ela acrescentou mais música à sua rotina à medida que se abriu para as cores em sua vida. Entrar na orquestra comunitária da cidade e oferecer suas admiráveis habilidades de escrita para os programas da sinfonia foram coisas que vieram naturalmente. O "simples" passo de listar as coisas que amava foi importantíssimo para que encontrasse o caminho de uma vida com propósito. "Meu instinto natural não é esse, mas percebi que, quando diminuo minhas expectativas em relação a mim mesma, sou mais ousada. Não estou mais atrás de uma perfeição inatingível. Olhando em retrospecto, percebo que não me permitia muita diversão na vida. Mas agora estou aproveitando, e isso é muito bom. Acho que pessoas assim têm ideias melhores."

As referências são pessoais, e as listas de cada um são bem diferentes. Não se sinta obrigado a incluir coisas relevantes — o mais importante é que a lista diga algo a você. Mergulhe em suas lembranças e alegrias, e fique à vontade para experimentar se reaproximar das coisas de que um dia gostou e de que pode vir a gostar outra vez.

TAREFA
REFERÊNCIAS

Faça uma lista de cinco coisas que adora e selecione uma a que pode ter acesso hoje mesmo. Uma noite fria se torna ainda mais aconchegante junto da lareira. Uma tarde de escrita fica mais agradável ouvindo seu disco favorito. Para definir as coisas que amamos, pode ser útil listar referências relacionadas a cada um dos sentidos:

PALADAR: pimentão verde, batata-doce, pudim, geleia de damasco, cacau.

TATO: veludo, camurça, travesseiro de plumas, edredom, os pelos de seu cachorro.

OLFATO: sopa de legumes, pão fresquinho, incenso, sálvia, terra molhada.

AUDIÇÃO: "Rubber Soul", dos Beatles, *O messias*, de Händel, *Ave-Maria*, de Schubert, os hits de Dolly Parton, ondas quebrando na praia, um trovão à distância, cigarras.

VISÃO: um pássaro voando alto, o topo de uma montanha, um fogo crepitante, fotos da infância, fotos dos netos, um buquê de flores frescas.

As referências são pessoais. Elas nos lembram de nossa própria identidade e nos põem em contato com aquilo que nos traz alegria.

MENTORIA

Poucas coisas são capazes de proporcionar uma sensação de propósito como o processo de ensino e aprendizado. Dou aulas com frequência — perto de casa, na Unity Santa Fe ou na Sol Acting Academy, em Albuquerque, ou em lugares mais distantes, viajando pelos Estados Unidos de costa a costa ou para outros países, quando sou convidada a ministrar workshops sobre criatividade. Muitas vezes dou aulas em Londres por intermédio de uma organização sem fins lucrativos muito ativa chamada Alternatives. Lá, o humor fala mais alto, e meus alunos estão sempre rindo e fazendo piadas. Recentemente, dei um curso em Tel Aviv, com a ajuda de um intérprete que traduzia meus ensinamentos para os alunos que não falavam inglês. Posso dar aulas para grupos grandes ou pequenos, de algumas dezenas até centenas de pessoas. Todas as vezes, vejo meus alunos começarem com cautela antes de mergulhar por completo no programa e enfim emergir da experiência renovados e inspirados. A frase que mais ouço é: "Seu livro mudou minha vida". Eu me apresso em responder: "Não, quem mudou sua vida foi *você*. Mas fico feliz que minhas ferramentas tenham sido úteis". Ver meus alunos terem epifanias na sala de aula é muito prazeroso. E, no caso dos amigos próximos que trabalharam com essas ferramentas a vida toda, ver sua criatividade dar frutos é uma fonte constante de alegria. Ensinar deu um propósito à minha vida, e interagir com as pessoas às quais sirvo de mentora é um prazer.

À medida que envelhecemos, por mais que não nos consideremos bons professores, temos a oportunidade de transmitir nossa sabedoria, o que nos proporciona um propósito. Quando pessoas mais jovens nos procuram para pedir ajuda, devemos encarar isso como uma bênção, uma das vantagens da sabedoria que vem com a idade. Sabemos lidar com situações que em algum momento nos pareceram atordoantes. Temos discernimento. Compartilhar nosso conhecimento conquistado a duras penas é uma das alegrias da maturidade. Oferecer mentoria a outras pessoas pode ser muito enriquecedor. Quando nos dispomos a ser bons conselheiros, somos recompensados com um sentimento inestimável de gratidão.

Selena era professora universitária de literatura. Em sua carreira acadêmica, dedicada à leitura e à análise de poemas, desenvolveu uma compreensão profunda da poesia como forma de arte. Apesar de ter deixado de lecionar, ela ainda sabe quais poemas são capazes de despertar a curiosidade dos estudantes. Costuma ser consultada pelos professores na ativa para sugerir obras, autores e fontes, além de ser convidada para dar palestras sobre o tema. Ao compartilhar seu conhecimento, ela se sente útil, e os professores mais jovens são gratos por sua generosidade. Quando dividimos os frutos da nossa experiência — sabedoria, atalhos, "truques do ofício" —, cumprimos nosso propósito na vida.

> Amar é encontrar alguém capaz de dizer algo novo sobre você mesmo.
> ANDRÉ BRETON

Thomas é especialista em conserto de eletrodomésticos. Trabalhou nessa área durante 45 anos. Agora, está treinando uma pessoa mais jovem, que vai assumir seu posto, mostrando a ela os diversos truques no diagnóstico dos aparelhos com defeito.

"Thomas é muito generoso comigo. Está me ajudando a melhorar. Em vez de se sentir ameaçado com minha presença, ele me vê como uma oportunidade de mostrar tudo o que sabe", contou o jovem aprendiz.

Adam também é um mentor. Especialista na arquitetura de seu bairro, ele trabalha como guia turístico, mas compartilha de bom grado seu conhecimento com os colegas mais jovens.

"O conhecimento é o que importa", me disse Adam. "Evito guardar o que sei só para mim. Ao passar adiante meu conhecimento, tenho a garantia de que não vai se perder. Para mim, essa é uma forma de valorizar o que aprendi."

A mentoria é uma via de mão dupla. Além de ajudar os outros, ajudamos a nós mesmos. Compartilhando aquilo que valorizamos, obtemos uma validação. Ser mentor nos mantém jovens por dentro. Para nossos aprendizes, somos a fonte de um conhecimento valioso. Para nós, os aprendizes são uma inspiração. Existe um fator espiritual envolvido em compartilhar uma sabedoria adquirida a duras penas, que, paradoxalmente, costuma ser a mais simples de todas.

"Quando eu era mais jovem", contou Cecily, uma romancista, "tentava escrever para agradar meu ego. Tive que passar por um longo processo de tentativa e erro para aprender a deixá-lo de lado. É isso que estou tentando ensinar a Beth, uma jovem autora que está escrevendo seu primeiro romance."

O alívio de Beth com as palavras de Cecily era palpável. "Acho que compliquei demais as coisas tentando parecer 'espertinha', mas estou aprendendo a parar de pensar assim. É muito mais agradável trabalhar com o coração do que com a mente. Eu nunca soube que escrever podia ser tão fácil", relatou Beth, maravilhada.

"Todos buscamos serenidade", explicou Cecily. "Ela aparece quando nos deixamos levar e permitimos que o texto se escreva sozinho. É preciso apenas ter atenção para se acostumar a fazer isso." Cecily também reparou que, quando trabalha com Beth, sua própria escrita flui com mais facilidade. "Talvez seja o prazer de pôr em prática aquilo que ensinamos, mas parece uma relação espiritual bem mais profunda que isso. Estou mostrando a ela meu processo criativo mais íntimo, e isso parece me revigorar."

Quem é mais velho e mais sábio tem muito a dizer e tem muito a ganhar se aproximando dos mais jovens e se dispondo a aprender com eles. Os mais jovens estão em pleno desenvolvimento. São abertos a novas ideias. Têm energia para tocar seus projetos. Sua força de vontade nos inspira e nos faz lembrar de que existe uma parte de nós que ainda não está satisfeita.

Tenho uma amizade muito positiva com Ezra, que é 25 anos mais novo do que eu. Sou sua mentora como cineasta, e ele me ensina como usar novas tecnologias em meu trabalho. Como foi criado em meio a essa tecnologia, ele é um mestre nesse tipo de coisa — assumidamente apaixonado por isso. "Você vai adorar o iPad", ele me garantiu enquanto me ensinava a me comunicar com minha filha por mensagens de texto. Para meu deleite, recebi como resposta uma foto da minha neta tirada naquele mesmo momento.

Tenho pessoas mais jovens e mais velhas como mentoras. Três das minhas melhores amigas têm mais de oitenta anos. Nos conhecemos há mais de trinta. Elas são vinte anos mais velhas do que eu — e essa diferença de idade aparece cada vez mais à medida que o tempo passa. Minha amiga Julianna teve que pôr uma prótese no joelho. Fiquei preocupada com a cirurgia, com o risco da anestesia geral em uma paciente de idade avançada. Minha amiga Elberta está no terceiro marca-passo. Ela me garante que o dispositivo facilita sua vida. Minha amiga Jessica não tem marca-passo e nunca passou por uma cirurgia de grande porte. Ela reclama de falta de energia, mas me parece cheia de vitalidade.

Todas as três têm que conviver diariamente com a proximidade da morte. "Vou morrer em breve", diz Julianna, que fez a cirurgia no joelho para aproveitar melhor o tempo que lhe resta.

> O encontro de duas personalidades é como o contato entre duas substâncias químicas: se houver reação, ambas são transformadas.
> CARL JUNG

"Tenho que pensar na vida, não na morte", afirma Elberta, que administra um haras e uma empresa de pavimentação.

Jessica também se concentra na vida — é frequentadora assídua de peças, concertos e exposições.

"Você é uma garotinha", me diz Elberta. Para quem tem 85 anos, eu pareço mesmo jovem.

Julianna e Jessica são atrizes, e sempre fazem testes para conseguir novos papéis. Elberta continua encarregada de seus rentáveis negócios. Todas as pessoas mais próximas a mim exercitam sua criatividade, independentemente da idade. Quando me aplico todos os dias para aprimorar minha criatividade, me sinto grata pelas lições que aprendi com cada uma de minhas amigas.

TAREFA
MENTORIA

Escreva livremente, revivendo lembranças de uma pessoa que tenha sido sua mentora e influenciado sua vida. Quem era ela? O que lhe ensinou? Como essas lições mudaram você? Agora, observe sua vida atual. A quem você poderia transmitir o que aprendeu?

Em seguida, reserve alguns minutos para demonstrar sua gratidão a uma pessoa mais velha e a uma pessoa mais jovem. Pode ser com um bilhete, um e-mail, uma mensagem de texto, uma ligação. Uma maior proximidade com pessoas que vieram antes e depois de nós permite que tomemos parte em algo maior. Ao buscar aqueles que nos influenciaram, lembramos a eles — e a nós mesmos — de sua importância em nossa vida.

ACOMPANHAMENTO SEMANAL

1. Quantas vezes você escreveu suas Páginas Matinais? Como foi a experiência?

2. Você fez seu Programa Artístico? Em que consistiu? Descobriu alguma coisa em sua Autobiografia que quisesse explorar em um Programa Artístico?

3. Fez suas Caminhadas? O que observou enquanto andava?

4. Que tipo de epifania teve?

5. Notou alguma sincronicidade? Qual? Isso fez com que tivesse alguma ideia que queira compartilhar com seu círculo mais próximo — ou até mais amplo — de convívio?

6. O que descobriu em sua Autobiografia que gostaria de explorar mais a fundo? Como poderia fazer isso? Apareceu alguma coisa que você acha que pode lhe proporcionar um novo propósito? Como você poderia experimentar essa ideia com mais profundidade?

SEMANA CINCO
Recuperando a sinceridade

Neste ponto do processo, você provavelmente vai se recordar de uma época em que aquilo que estruturava sua rotina desapareceu (morar com os pais, ir à escola) e foi preciso criar uma nova vida. Os mesmos desafios se aplicam à fase da aposentadoria. Os exercícios e as ferramentas desta semana vão ajudar você a viver com mais sinceridade, resistindo aos impulsos de agradar os outros e de fazer o que esperam de você. Talvez no trabalho e na vida familiar até aqui você tenha precisado ser mais previsível para manter o emprego e criar os filhos, mas eles não dependem mais disso e você está aposentado, então pode se sentir mais livre para fazer o que deseja de verdade. Com toda a sinceridade, qual você diria que é sua maior tristeza? O que lhe dá mais raiva? Revelar a verdade nas Páginas Matinais e nos exercícios aqui propostos — e mais adiante em sua vida (com discernimento) — pode ser libertador e enriquecedor. Quando você se conhece melhor, sua luz se expande, e você se mostra para si e para o mundo de forma mais completa, autêntica e única.

A VERDADE É QUE...

Uma das coisas mais empoderadoras que podemos fazer é conhecer — e expressar — nossas opiniões. É muito fácil, no trabalho e na vida, nos entregar ao hábito, talvez sutil, da autocensura. Queremos ser pessoas agradáveis, bondosas, cooperativas. Bons colegas, bons co-

> Sua vida não melhora por conta do acaso, e sim da mudança.
>
> JIM ROHN

laboradores, bons amigos e bons familiares. Isso tudo é muito bom, a não ser que — ou até que — passemos a agir assim em detrimento de nossa própria verdade.

"Claro que sou uma pessoa sincera", você pode estar pensando, e pode ser verdade. A questão aqui não é desconfiar da ética de ninguém. Nossa intenção é examinar mais de perto os pequenos exemplos de momentos em que ignoramos nossa voz interior, em que nossa verdadeira opinião sobre uma situação é suprimida em favor de um consenso.

Por exemplo, digamos que você esteja em uma reunião de negócios em que as decisões precisam ser tomadas coletivamente. Você sente que, à medida que a reunião avança, o grupo vai perdendo de vista a questão mais importante. Nota que o caminho que considera mais viável está sendo abandonado. Mas também sabe que pode ser difícil expressar essa opinião. Seu comentário não vai ser bem recebido, você vai "pisar no calo" de alguns, então resolve tomar a decisão mais simples e menos polêmica: manter a boca fechada.

O problema com essa escolha é que, com o tempo, os momentos em que decide não defender seus valores começam a minar sua autoestima. A afirmação de que "sou uma pessoa com opinião" vai se transformando em "sou uma pessoa maleável" a cada concessão feita.

Muitas vezes, quando paramos para pensar sobre o que *realmente* pensamos e sentimos, ficamos assustados — e o mesmo pode acontecer com as pessoas mais próximas de nós.

"Não sabia que você era assim", um familiar ou cônjuge pode dizer, horrorizado, quando você se recusa a esperar mais uma vez que a pessoa troque de roupa na última hora, porque não quer se atrasar para a igreja. "Você sempre me espera", essa pessoa pode dizer, de olhos arregalados, ofegante, enquanto você começa a arrancar com o carro.

"Sim", você concorda, "eu sempre espero... mas não gosto disso. Não quero me atrasar."

Um dos maiores bloqueios para nos expressarmos com total sinceridade é o medo de ofender as pessoas com quem interagimos. À medida que vamos articulando nossos verdadeiros sentimentos, valores e opiniões, o resultado inesperado é que os demais, apesar da surpresa inicial com a mudança, acabam se sentindo mais seguros ao nosso lado do que antes. Quando sabemos o que queremos, os outros também sabem. E, paradoxalmente, desenvolvemos relacionamentos mais estáveis e sinceros.

> *Ocupai-vos com tudo o que é verdadeiro, nobre, justo, puro, amável, honroso, virtuoso ou que de qualquer modo mereça louvor.*
> FILIPENSES, 4,8

Enquanto trabalhava em sua Autobiografia, Delia descobriu que, aos vinte e poucos anos, se considerava uma pessoa de opiniões firmes. "Quando terminei a faculdade de direito", ela lembrou, "mal podia esperar para mostrar ao mundo quem eu era. Estava ansiosa para me pôr à prova." Delia descobriu muitos paralelos entre essa época e a aposentadoria — em ambos os casos, estava sedenta para começar algo novo. "Tudo o que estruturava minha vida estava ficando distante. Na época eu sentia — e também sinto agora — a assustadora liberdade de ter que descobrir o que fazer pelo resto da vida. A diferença é que, naquele tempo, eu me considerava invencível. Era arrogante, com boa formação, inteligente e ingênua. Agora tenho experiência, embora infelizmente esteja mais cansada e seja mais cautelosa." Depois de décadas trabalhando em casos de propriedade intelectual, Delia pretende começar a escrever seus próprios textos — e está apreensiva em relação a isso. "Quero me arriscar na dramaturgia", ela me contou. "Sempre quis. Mas sou muito boa em fazer questionamentos antes de começar. Ao que parece, consigo me convencer a desistir de qualquer coisa. Sim, vi muitas maluquices envolvendo escritores e suas obras quando trabalhava. Participei de vários casos desoladores. Mas gostaria de deixar de bancar a advogada comigo mesma. De que adianta ter tantos argumentos e não conseguir fazer nada?"

Delia tem razão, e não está sozinha em sua sensação de que seus questionamentos são um dispositivo de procrastinação usado para evitar o risco.

"Então você era uma pessoa de opiniões firmes e queria se mostrar para o mundo, mas agora não quer mais?", perguntei, espelhando seu argumento, mas observando claramente que ela ainda era uma pessoa de opiniões mais do que firmes.

"Bom, claro que eu ainda tenho opiniões fortes. A questão é que hoje sei melhor como as coisas funcionam. Tinha a sorte de principiante ao meu lado quando me lancei na advocacia de forma tão ousada."

Sorte de principiante ou instintos afiados? Continuei pressionando Delia, perguntando sobre o que gostaria de escrever, e ela mostrou sua criatividade, como eu esperava.

"Tenho dezenas de ideias pairando no ar", ela contou. "Só que preciso saber quais são viáveis antes de começar."

> A sinceridade é o primeiro capítulo no livro da sabedoria.
> THOMAS JEFFERSON

São as que parecem mais sinceras — e mais empolgantes — para nós mesmos, eu disse. Sugeri que procurasse pistas em sua Autobiografia. Existem temas recorrentes? O que gosta de ler? O que costumava gostar de ler? Quais são suas peças favoritas? O que costuma ocupar seus pensamentos? Olhando para trás, ela viu uma temática comum de traição e justiça em seus livros, filmes e peças favoritos — isso sem contar que passou toda a carreira buscando a justiça e tentando conseguir uma compensação em caso contrário. Quando pensou a respeito, concluiu que tinha passado sua vida inteira na defesa do que é certo.

"Sou uma lutadora", disse, "e me preocupo com a justiça. Acho que, quando era uma recém-formada orgulhosa, eu sentia que merecia tudo no mundo. Lutei para criar um escritório bem-sucedido, e acabei conseguindo. Lutei pelos meus clientes. Lutei por suas obras. E ainda tenho essa energia. Quero escrever peças sobre pessoas — de opiniões firmes — que têm força suficiente para defender aquilo em que acreditam. Percebi que fui — e ainda posso ser — esse tipo de gente."

Ao entrar em contato de forma mais honesta com os temas que a mobilizaram ao longo da vida, Delia descobriu vontades profundas que precisava expressar. Quando a reencontrei, fiquei felicíssima de ouvir que estava escrevendo uma peça sobre uma ex-advogada.

É igualmente importante expressar nossas verdades em nossa arte e nossa vida, e em ambos os casos isso pode ser intimidador. As Páginas Matinais são um lugar seguro para experimentar e explorar. É fundamental não as mostrar para ninguém e nos sentirmos livres para escrever o que quisermos, o que quer que seja. As Páginas Matinais não podem ter censura. É por isso que funcionam tão bem e por que tantas pessoas preferem rasgá-las, queimá-las ou mandá-las para reciclagem imediatamente depois de escrevê-las. As Páginas Matinais abrem os braços para nós. "Sinceramente, o que você pensa?", perguntam. "O que quer? O que lhe dá raiva? O que lhe dá medo?" Ao escrever livremente, aprendemos o que e por quê. Ao escrever livremente, podemos descobrir que ficamos com muita raiva quando os vizinhos fazem barulho até tarde da noite — e então, escrevendo mais um pouco, podemos aprender a lidar com a situação do modo mais apropriado.

"Eu precisava aprender a me impor quando se tratava do meu irmão", contou Bill. "Temos uma propriedade juntos, e sempre fiz a maior parte do trabalho de manutenção. Não me importo com o trabalho em si, mas cansei de ver que ele simplesmente esperava que eu me encarregasse de todos os reparos e pagasse por tudo. A questão não é o dinheiro ou o trabalho, mas o caráter crônico da situação. Sempre fui muito tranquilo quanto a isso, então sei que parte da culpa é minha. Mas quero mudar. Fingir que está tudo bem me incomoda, porque na verdade não está."

A Autobiografia de Bill revelou uma nova perspectiva de sua relação com o irmão três anos mais jovem, que sempre se escorou nele. Quando perderam o pai, ainda na infância, Bill assumiu uma postura protetora, até paternal, em relação ao outro. "Eu sabia disso tudo, mas precisei escrever sobre essas coisas para ver que na verdade ajudaria meu irmão se parasse de fazer tudo por ele." No caso de Bill, a clareza que descobriu exigia que fosse totalmente sincero. "Vou conversar com ele sobre isso. E, como agora consigo enxergar nossa relação no contexto da nossa vida inteira, vou pegar bem mais leve do que faria normalmente. Não estou irritado por causa da casa. Tem muita coisa além disso. Quero que ele fique bem, quero protegê-lo, mas também quero que ele saiba se virar sozinho."

A revelação de Bill de que a verdade sincera é muito mais completa — e portanto mais sutil — do que a emoção não filtrada é algo poderoso. Quando entendemos nossa própria verdade, compreendemos como revelá-la para os outros. Como minha amiga Jane sempre diz: "Fazer a coisa certa para nós é fazer a coisa certa para todos". Cabe a nós nos questionar com sinceridade e descobrir o que é essa "coisa certa".

As Páginas Matinais nos impelem à sinceridade. Nos incentivam a admitir como nos sentimos. Antes delas, podemos dizer simplesmente que "está tudo bem", sem examinar o que isso de fato significa. Pode querer dizer "Estou resignado". Pode querer dizer "Não tenho esperança". Ou pode querer dizer "Estou otimista, contente, confiante". Com as Páginas Matinais, somos incentivados a ser mais específicos. Quando dizemos que "está tudo bem", precisamos investigar mais um pouco. Se formos sinceros, podemos descobrir toda uma variedade de sentimentos e entender que alguns podem ser expressos erroneamente. A ansiedade e a empolgação são um bom exemplo de emoções que podem ser confundidas. A preocupação e o medo também. Quando nos esforçamos para nomear nossos sentimentos com precisão, em geral sentimos um grande alívio. Isso nos ajuda a encontrar a solução mais apropriada.

Muitas vezes defino as Páginas Matinais como "um lubrificante" para a entrada em cena da sinceridade. No papel, podemos registrar nossas verdades mais ousadas. Podemos responder a uma pergunta às vezes bem complicada: como eu me sinto sobre isso? As páginas nos prometem que a verdade vai nos libertar. Dizer a verdade — no papel ou pessoalmente—, por mais difícil que seja, é um passo na direção da liberdade.

Mimi ia jantar todas as sextas-feiras com um grupo de amigos das aulas de teatro. Seu lado racional lhe dizia que isso era bom, pois lhe dava a chance de estreitar os laços, mas com frequência ela voltava para casa se sentindo deprimida. Sugeri que explorasse a experiência em suas Páginas Matinais. Quando fez isso, descobriu que considerava muitos de seus colegas bem pretensiosos. Não gostava da companhia deles e duvidava que apreciassem a dela. Mas havia uma mulher que Mimi achava interessantíssima. Foi conversar com ela antes da aula e a convidou para jantarem sozinhas. "Seria ótimo!", a mulher exclamou. Então confessou: "Não dá para ter uma boa conversa em um grupo muito grande". Mimi sentia a mesma coisa. Sua recusa a jantar em grupo pareceu um tanto antipática, porém era autêntica. E, no fim das contas, sua sinceridade lhe rendeu uma amizade mais profunda.

Muitas vezes, a verdade nos surpreende. Podemos achar que nos sentimos de uma forma — e, "oficialmente", é esse o caso —, mas, quando estamos a sós, nos sentimos de uma forma bem diferente. Oficialmente, podemos concordar com o fato de sempre lavar a louça. Afinal, qual é o problema? Gostamos de manter a pia limpa, não nos incomodamos com esse trabalho e não leva muito tempo... mas o que pensamos do cônjuge que nunca se preocupa com isso, por achar — ou melhor, por saber — que vai encontrar a louça sempre limpa quando precisar? Oficialmente, "não é nada de mais". Mas, pensando melhor, a pessoa pode estar irritada com isso, até ressentida. Pode se sentir explorada, e isso às vezes mina um relacionamento. A diferença entre a postura oficial e a extraoficial pode ser bem grande. Reconhecê-la com sinceridade é um ato de empoderamento.

TAREFA
SINCERIDADE

Conhecer nossos verdadeiros sentimentos é um dos grandes benefícios das Páginas Matinais. Muitas vezes descobrimos que nossa postura oficial em certas instâncias da vida pode ser muito diferente daquilo que de fato sentimos.

Tente preencher as lacunas abaixo com sinceridade:

1. No que diz respeito a _____, eu oficialmente me sinto _____, mas na verdade me sinto _____.

2. No que diz respeito a _____, eu oficialmente me sinto _____, mas na verdade me sinto _____.

3. No que diz respeito a _____, eu oficialmente me sinto _____, mas na verdade me sinto _____.

4. No que diz respeito a _____, eu oficialmente me sinto _____, mas na verdade me sinto _____.

5. No que diz respeito a _____, eu oficialmente me sinto _____, mas na verdade me sinto _____.

TAREFA
AUTOBIOGRAFIA, SEMANA CINCO

IDADE: ____

1. Descreva seus principais relacionamentos nesse período.
2. Onde você morava? Passava longas temporadas em outro lugar?
3. Qual era sua motivação?
4. Descreva um som que "desperte sua verdade" nesse período. Você ainda mantém contato com ele?
5. Descreva um sabor desse período. Existe algum que não tenha mais experimentado? Poderia experimentar agora? (Reproduzindo uma receita, voltando a um restaurante etc.)
6. Descreva uma opinião forte que tinha nesse período.
7. Havia algum aspecto de sua personalidade que sobressaísse?
8. De que maneira você se expressava espontaneamente? Quais eram suas dificuldades em expressar sua verdade?
9. Quais eram suas fontes de frustração?
10. Que outras lembranças dessa época lhe parecem importantes?

A ARIDEZ DA DÚVIDA

Uma das situações mais aterrorizantes em que podemos nos ver é paralisados por nossas próprias dúvidas. Apesar de o autoquestionamento surgir na maior parte das vezes de mágoas e inseguranças do passado, seu poder no presente pode ser contundente e perturbador. Ele pode surgir do nada, na forma de uma onda de pavor — "Não consigo fazer isso! Melhor esquecer de uma vez por toda essa ideia de exercitar a criatividade" —, ou então aparecer de maneira mais sutil, na forma de pretextos aparentemente plausíveis: "É melhor nem tentar pintar nada. Tia Joan é a pintora da família", ou "Vai mesmo usar vermelho? Já não disseram que isso deixa você ainda mais pálido?".

O autoquestionamento em geral é um adversário poderosíssimo, já que, quando duvidamos de nós mesmos, acabamos nos voltando contra nossas próprias intuições. É também um adversário ardiloso, que conhece nosso calcanhar de aquiles melhor que nós mesmos. É importantíssimo aprender a desmobilizar essa voz e entender que os questionamentos que nos fazemos nem sempre estão certos.

"Se estiver em dúvida, não faça", diz o ditado, mas isso é perigoso no caso de empreitadas criativas. Na verdade, pode ser muito bem o contrário. Ou, reformulando: "Não importa se estiver em dúvida; só faça".

> O maior erro que você pode cometer na vida é viver com medo de cometer um.
> ELBERT HUBBARD

As dúvidas podem surgir de dentro de nós ou ser expressas — visando nosso bem, claro — por amigos e familiares, com exemplos do passado ou do presente. De qualquer forma, levantar dúvidas tende a nos deixar prostrados, frustrados e confusos.

"Todo mundo tem seu gatilho", me disse meu amigo Conrad. "São diferentes para cada um." A ideia de falar em público pode desencadear uma onda de dúvidas — e até angústia — em alguns, e uma sensação de que é preciso evitar essa situação a qualquer custo. Falar em público pode ser tranquilo para outros, mas a ideia de mostrar um trabalho ainda em elaboração pode deixá-los na defensiva, inseguros, tentando prever todas as críticas que eventualmente surgirem e se justificando em incessantes discussões hipotéticas travadas em sua própria mente. Seja qual for o gatilho, o autoquestionamento pode nos fazer pensar — e agir — de forma desesperada. Quando nos deixamos levar pelo medo de encarar nossas limitações em vez de experimentar aquilo que nos atrai, corremos o risco de cair em um buraco escuro e profundo.

Para recém-aposentados que estão planejando — ou iniciando — novas empreitadas criativas, o autoquestionamento é uma armadilha real a ser evitada. Enquanto trabalhamos, a tendência é que haja menos espaço para a dúvida. O trabalho em si provavelmente era em uma área em que tínhamos experiência e uma confiança justificada em nossas habilidades. De repente, com novas empreitadas e muito tempo livre, o autoquestionamento pode aparecer na forma de uma rejeição preventiva a determinada categoria de ideias ou como uma vozinha no fundo da mente duvidando de nossa própria capacidade.

Um dos maiores benefícios das Páginas Matinais é que inevitavelmente nos fazem tomar uma atitude. O autoquestionamento se alimenta da inatividade. Em atividade, as dúvidas têm menos chances de nos tirar do prumo.

> *Acredite na sua capacidade, e assim já terá percorrido metade do caminho.*
>
> THEODORE ROOSEVELT

Peter sempre quis ser cartunista, mas seu pai achava que seus desenhos eram "perda de tempo". Ele foi criado em um rancho, e seu pai era um caubói durão que considerava absolutamente inútil "ficar sentado com um lápis na mão quando existem cavalos para cuidar e terra para lavrar". Mas Peter adorava desenhar. Com o tempo, porém, a voz do pai foi se entranhando em sua mente, e ele começou a esconder os desenhos.

Um dia, seu pai recebeu um recado da escola de Peter pedindo que entrasse em contato para marcar uma conversa. Ele foi duro com o filho: "O que você aprontou?".

"Nada", respondeu Peter.

"Pense melhor! O que foi que fez para eles ligarem? Alguma você deve ter aprontado!" Peter vasculhou a memória e ficou cada vez mais aflito ao tentar descobrir por que estava encrencado. Ele cogitou as possibilidades mais cruéis. Alguém não gostava dele e tinha inventado uma mentira só para prejudicá-lo? Quem? Por quê? O que poderia ter dito? Ele tinha feito todas as tarefas de casa? Achava que sim. Quando seu pai ligou para a escola, Peter tremia sem parar, quase chorando. Ele observou a reação desconcertada do pai enquanto escutava a pessoa do outro lado da linha. Quando desligou, o pai contou que era a professora de artes quem queria falar com ele. Ela havia escolhido Peter para desenhar uma mascote para uma festa na cidade. O menino não tinha feito nada de errado. Ele se destacara positivamente.

Peter ficou tão abalado com seu autoquestionamento e tão desmotivado com a desaprovação do pai que escondeu a empolgação no fundo da mente e fingiu que não considerava o pedido grande coisa. O pai foi cuidar de seus afazeres, enquanto o menino tentava se recuperar de uma tarde de pavor. No dia seguinte, na escola, ele desenhou e redesenhou a mascote várias vezes, apagando o papel até rasgar. O desenho foi bastante apreciado e elogiado, mas Peter não conseguiu se livrar daquela sensação de descontentamento.

"A desaprovação do meu pai ainda me causa tanto medo, embora ele já tenha morrido, que fico preocupadíssimo toda vez que vou fazer o que quer que seja", Peter contou. "Não sei se é por causa desse incidente ou em virtude de milhares de ocasiões como essa — e talvez não faça diferença, na verdade. Mas eu diria que meu autoquestionamento, onde quer que tenha se originado, é a parte mais debilitante da minha personalidade."

"Não dê ouvidos à primeira dúvida", aconselha minha amiga Julianna, acrescentando que ela "gera uma reação em cadeia." Trata-se de um conselho criativo — e espiritualizado. Toda nova empreita-

> A dúvida é uma dor solitária demais para admitir que é irmã gêmea da fé.
> KHALIL GIBRAN

da gera dúvidas. Quem consegue fazer coisas grandiosas — ou pequenas — são aqueles que seguem em frente apesar de suas dúvidas.

Já escrevi mais de quarenta livros, e mesmo assim ainda duvido de mim mesma quando começo um novo. Rezo para conseguir ser produtiva e serena. Rezo para o que escrevo ser útil. Rezo para ser bem conduzida. Ao embarcar em uma empreitada criativa, seja de pequeno porte ou de grande escala — um livro de cartuns ou um desenho no canto de um envelope —, exercitamos uma parte bem real, e às vezes vulnerável, de nossa mente. "Esta é minha visão", afirma nossa arte, seja qual for. "É assim que penso." Em suma, o ato de criar — e pode ser a criação de qualquer coisa — é o oposto do autoquestionamento.

Peter começou a fazer suas Páginas Matinais e, meticuloso por natureza, mergulhou no exercício com comprometimento total. "No começo duvidei de que teria algo a dizer", ele me contou. "Era a mesma coisa de sempre — autoquestionamento. E então comecei a despejar minhas preocupações no papel, preocupação em cima de preocupação. Eu me preocupava com meus filhos, meus bichos, minha casa, minha mulher, meu irmão, o que tinha dito para o vizinho, o que não tinha falado para o encanador... Só que, quanto mais eu colocava no papel, menos essas coisas ocupavam minha cabeça durante o dia. Quase não soube o que fazer da vida sem tanta preocupação ocupando minha mente." Para um observador externo, Peter parecia bem confiante — fora um profissional de destaque no ramo da publicidade durante anos. "Mas meu trabalho era uma coisa à parte, de certa forma. Era como se eu tivesse uma 'persona profissional' cheia de confiança. No meu íntimo, duvidava de mim mesmo, vigiava meus próprios atos com olhos de lince — ou do meu pai."

Peter aos poucos foi notando melhoras significativas em sua vida depois que passou a começar seus dias com as Páginas Matinais. "Eu assinei a *New Yorker*", ele revelou com um sorriso. "Parece uma coisa à toa, mas os cartuns são uma alegria muito grande para mim. Finalmente criei coragem para apreciá-los." Peter está planejando ir à papelaria comprar um caderninho para carregar consigo. "Acho que vou começar a desenhar coisas que vejo. Parece bem simples, mas acho que, fazendo as Páginas Matinais, controlo meus dias em vez de deixar que me controlem."

Às vezes nosso autoquestionamento é motivado por situações recentes — ou atuais — que nos desafiam. Um amigo meu estava sendo ameaçado por um ex-sócio. Havia a possibilidade de um processo jurídico, o que o deixava compreensivelmente abalado. Na condição de observadora externa, eu conseguia ver que se tratava de uma tentativa de intimidação, e duvidei que o processo viesse a ser aberto. Mesmo assim, ele ficou chateado e incomodado, projetando uma série de dúvidas sobre o futuro. "E se ele me arruinar financeiramente? Trabalhei a vida inteira para poder me aposentar e vou acabar assim?" Tenho muita compaixão com as preocupações dos meus amigos. Mas, analisando "somente os fatos", nós dois sabíamos que ele não havia feito nada de errado. A ideia de uma ruína financeira ou de qualquer outra ordem não parecia provável, e o advogado dele garantia a mesma coisa. No entanto, meu amigo tinha aberto espaço para a dúvida. O gatilho fora puxado.

Quando estamos sofrendo, é importante lembrar que não estamos sozinhos. Todo mundo sucumbe aos autoquestionamentos em algum momento. Nesse processo, o horizonte parece sombrio. Estamos em meio ao que parece ser um terreno árido, avançando a duras penas, desesperados por água, sem conseguir ver nada de muito promissor à frente. Mas, ao ceder ao ceticismo, cedemos ao intelecto, e não ao coração. Isso pode ser bem limitador. O intelecto tende a se concentrar nos fatos e na lógica, e levar em conta apenas isso pode atrasar nosso progresso, pois nos faz rejeitar as informações mais sutis e menos óbvias oferecidas pelas nossas ferramentas espirituais: as pistas de uma ideia presente nas Páginas Matinais, a inspiração de um Programa Artístico, a emoção de reviver uma lembrança na nossa Autobiografia, o otimismo que ganhamos com as caminhadas regulares.

Cedendo ao ceticismo, dizemos "Não consigo fazer isso" e nos tornamos negativos e temerosos. O medo e a negatividade conspiram para o autoquestionamento, que, por sua vez, nos lança em um território árido, sugando a energia necessária para a criatividade. A aridez proporciona uma sensação dolorosa, e parece que nunca vai ter fim. É aí que a tenacidade entra em cena. Devemos ter coragem — e teimosia — para usar nossas ferramentas espirituais apesar do ceticismo. Durante uma crise criativa, os Programas Artísticos podem parecer especialmente fúteis e tolos. "Não tenho nada a dizer", resmungamos, "então por que sair para me divertir?"

Mas a palavra-chave aqui é "sentir". Os Programas Artísticos não são fúteis. Não são tolos. São ousados e cheios de graça, e isso vai se revelar à medida que avançarmos. Durante uma crise criativa, precisamos de coragem, de humildade para seguir em frente apesar de nossas ressalvas. A coragem de escrever nossas páginas.

Quando estamos no terreno árido do autoquestionamento, é difícil acreditar que a crise vai acabar. Mas elas acabam, e muitas vezes nós temos o antídoto para nossas próprias dúvidas. Com um pouco de disposição para procurar, encontrar a corda de salvação que desconfiamos já estar disponível é mais fácil do que imaginamos.

TAREFA
DESFAZENDO DÚVIDAS

É importante tratar nossas feridas — criativas ou não. Muitas vezes as pessoas as reconhecem, mas por algum motivo acham que estão imunes à dor. É impossível seguir em frente sem reconhecê-las por completo.

Quando passamos por um processo de autoquestionamento, o gatilho muitas vezes é algo profundamente enraizado no passado. Podemos deparar com sentimentos que nos parecem familiares, que remontam a antigos sofrimentos. Reconhecer essas feridas do passado nos ajuda a evitar as armadilhas que o autoquestionamento pode criar.

Complete as seguintes frases:

1. Quando criança, eu sentia desânimo quando...

2. Sentia que estava sem rumo quando...

3. Queria não ter...

4. Uma pessoa que desconfio que tenha me prejudicado criativamente foi...

5. Eu me pergunto se...

ARTISTAS DAS SOMBRAS

"Artista das Sombras" é um termo que criei para designar uma pessoa que gasta seu tempo e energia com uma forma de arte sem praticá-la de fato. Ela em geral tem interesse nessa forma de arte e a sensação de possuir talento para a coisa, mas se sente mais segura não se envolvendo diretamente. Em vez de se arriscar a realizar seu sonho, se satisfaz se aproximando dele. Os Artistas das Sombras são presença frequente na vida, muitas vezes bem-sucedidos em sua "carreira nas sombras", na qual promovem e facilitam a prática artística que amam. Ao se aposentar, esses artistas ocultos podem descobrir que sua paixão pela arte em torno da qual orbitaram é na verdade um desejo que sufocaram.

O que exatamente é uma carreira nas sombras? É aquela que se desenvolve ao redor de um sonho, mas sem tomar parte dele. Aspirantes a romancistas podem se contentar em ser agentes literários ou redatores publicitários. Aspirantes a artistas plásticos podem se conformar em trabalhar como galeristas ou ilustradores profissionais. Seus sonhos estão sempre próximos, mas permanecem irrealizados. Em geral, os Artistas das Sombras costumam ser muito rígidos consigo mesmos. "Se eu tivesse mais coragem", pensam. Esse conceito de "mais" coragem pode parecer uma miragem. Tudo o que a pessoa precisa é de coragem *suficiente* para dar um pequeno passo, que leva a outro, e mais outro, e mais outro. Em pouco tempo, os Artistas das Sombras descobrem que estão se dando bem com aquela atividade — os anos passados orbitando ao redor de uma forma de arte lhes ensinaram o necessário para realizar seus sonhos. Descobrem que conhecem certos macetes do ofício, e que isso os coloca numa posição interessante. Embora estivessem convencidos de que estavam em desvantagem, descobrem que na verdade estão em vantagem.

Gene fez mestrado em belas-artes. "Estudei pintura com pessoas incríveis", ele me contou. "Levava minha arte e meu treinamento muito a sério. Mas então, quando descobri o quanto poderia ganhar agenciando fotógrafos, enveredei por esse caminho. Meu conhecimento ajudava a promover os fotógrafos e a torná-los bem-sucedidos, o que me rendia bastante dinheiro. Mas eu não estava feliz. Podia comprar coisas, mas não podia fazer nada — a não ser contratos, claro." Ao se aposentar, Gene analisou sua "carreira brilhante" e se sentiu frustrado — e com um desejo de voltar a pintar.

> Assim que você passar a confiar em si mesmo, vai saber como viver.
>
> JOHANN WOLFGANG VON GOETHE

"Acho que uma parte de mim sempre se perguntou se eu voltaria a fazer isso", ele revelou, "se ia me reaproximar do pincel e do cavalete depois de tanto tempo. Sempre pensei se estava arrependido da decisão de virar as costas para uma coisa em que tanto investi." Sem saber o que viria pela frente, mas querendo descobrir, ele notou que escrevia com frequência a frase "É agora ou nunca" em suas Páginas Matinais.

Gene decidiu que era chegada a hora. Estava enferrujado, pois fazia 35 anos que concluíra o mestrado. "Continue tentando", ele disse a si mesmo, pintando imagem após imagem. "Se existe uma coisa que eu sou, é disciplinado", explicou. "Gosto de trabalhar. De me manter ativo. Provavelmente é minha maior qualidade — é uma sorte ser assim."

Embora Gene valorize a disciplina que de fato tem, é na verdade o entusiasmo que faz sua criatividade vir à tona. Com um pequeno incentivo, ela responde aos nossos desafios, como se estivesse esperando para entrar em ação. E eu diria que de fato ela está lá — todo mundo tem uma fonte de criatividade borbulhando sob a superfície, esperando para ser explorada.

Gene impunha padrões altíssimos a si mesmo, como sua educação formal exigia. Ele continuou pintando e aos poucos foi compondo o corpo da sua obra. "Na 22ª pintura, senti que estava voltando à forma", ele me disse. Que ótima lição! Não existe mágica, sucesso instantâneo, e sim um progresso visível quando trabalhamos, dia após dia. A arte exige prática — e, com isso, fazemos progressos.

> *Isto acima de tudo; ser verdadeiro consigo mesmo.*
> WILLIAM SHAKESPEARE

"Fiquei muito feliz quando senti ter feito uma pintura que tinha 'chegado lá'", relatou Gene. Ele procurou um amigo galerista, que sugeriu uma lista de lugares para visitar.

Gene foi visitar as galerias — e as primeiras doze tentativas não foram nada animadoras. Ele ouviu que seu trabalho era antiquado. Que não havia espaço para novos artistas. Que não havia interesse em obras não solicitadas. Recebeu a mesma resposta várias vezes: "Sinto muito".

Mas foi em frente e, na 13ª galeria, encontrou as portas abertas.

"Você é exatamente o que queremos", ouviu. "Telas clássicas a óleo." Com o incentivo de ter uma galeria onde exibir suas obras, Gene começou a produzir quase em um frenesi. Ele pintou mais 22 telas. O galerista recompensou seus esforços com uma exposição individual. Para o deleite de Gene, dois de seus quadros foram vendidos na noite de abertura. "Você é um pintor na acepção da palavra, de pincel e tinta", um dos compradores lhe disse, entusiasmado. "Onde estava escondido?"

Muitos dos que se aposentam de carreiras nas sombras se veem diante de seu sonho e do incentivo do "agora ou nunca". Como Gene, podem resolver seguir em frente, por maior que seja sua desconfiança. "Um dia de cada vez", ensinou Gene. "Isso é só o que temos, e tudo de que precisamos. Faça o trabalho estabelecido para o dia e a mesma coisa no dia seguinte." Quando um Artista das Sombras toma o caminho da luz, carrega o potencial do conhecimento e da satisfação ao seu favor.

É comum que os Artistas das Sombras sejam críticos dos esforços de outros na forma de arte que gostariam de praticar. Um roteirista frustrado pode querer reescrever todo filme que vê. Um cantor frustrado pode ter opiniões mais exaltadas que o normal sobre o sucesso do momento. O que eu sempre descubro, comigo e com meus alunos, é que, quando ousamos tentar, de repente deixamos de ser tão críticos. Passamos a participar da mesma atividade que os demais artistas: fazemos arte.

Não acredito que uma obra de arte precise ser famosa, ou vendida, ou mesmo vista para ser considerada arte "de verdade", ou para fazer de nós artistas "de verdade". Existem muitas histórias de artistas cujas obras se imortalizaram, mas que não conseguiram vender absolutamente nada em vida. Van Gogh só ficou famoso depois de morrer. Edgar Allan Poe publicou apenas dois livros quando vivo, e foram edições próprias. Se esses artistas, e inúmeros outros, concluíssem que ser artista "de verdade" significava ser conhecido ou famoso e desistissem de sua arte, teríamos muito menos obras relevantes no mundo. Os Artistas das Sombras, que passaram carreiras inteiras perto dos chamados artistas "de verdade" — e com frequência sendo de grande ajuda a eles —, precisam se lembrar sempre deste fato: se fazemos arte, somos artistas.

Às vezes as ambições artísticas podem ser relegadas às sombras por causa de uma decepção inicial. Dan sempre quis escrever contos e sonhava com uma vida em um chalé na beira de um lago, onde pudesse viver da escrita. No primeiro ano de faculdade, porém, teve um professor de escrita

> *Seja aquilo que foi criado para ser e colocará fogo no mundo.*
> SANTA CATARINA DE SIENA

criativa cheio de negatividade, que adorava falar sobre a chance "mínima" de alguém se dar bem como escritor. Ele ficou arrasado com suas palavras e decidiu mudar de curso e estudar medicina. No fim das contas, se formou em psiquiatria e começou a trabalhar no ramo da pesquisa médica.

"Eu escrevia", ele me contou, "mas só sobre pesquisas relacionadas à psiquiatria. Era um emprego que envolvia meu gosto, só que de forma mais estável. Não era nada do que eu tinha sonhado. Era tudo muito seco e clínico." Ao começar suas Páginas Matinais, ele logo se sentiu confortável com o contato com o papel, onde seus pensamentos podiam fluir livremente. Percebeu que queria escrever não só para si mesmo, que se sentia melhor escrevendo do que não escrevendo. Quando um amigo publicou uma coletânea de contos, pagando do próprio bolso, isso reacendeu a ambição de Dan. "Se ele pode fazer, eu também posso", Dan se viu pensando. Incentivado pela esposa, decidiu tentar.

No início, quando se sentou para escrever, percebeu que estava criando pretextos, e não personagens: é tarde demais; você é velho demais; vai demorar demais; se não ficar bom... Porém, como escrevia com regularidade suas Páginas Matinais, soube o que fazer — o que *queria* fazer — e conseguiu burlar sua própria procrastinação. Então, em uma tarde ensolarada, começou seu primeiro conto. Em pouco tempo, criou uma rotina: Páginas Matinais e tarefas de casa pela manhã, telefonemas e e-mails antes do almoço e contos durante a tarde. As páginas foram se empilhando. Os personagens encontravam sua voz. As histórias se desenvolviam.

Quando terminou o primeiro conto, Dan ficou eufórico. Ao concluir o segundo, sua determinação se consolidou. "Aposto que consigo fazer um livro inteiro", ele pensou consigo mesmo à medida que a terceira, a quarta e a quinta histórias fluíam para o papel. Em seis meses, já tinha vinte. Incapaz de continuar habitando as sombras, decidiu editar por conta própria, como seu amigo tinha feito. Quando foi pedir conselhos a ele, foi recebido com entusiasmo e apoio.

Artistas em sua maioria adoram outros artistas. Muitas vezes, os mais consagrados gostam de ser mentores dos iniciantes. Ao começar a exercer de fato sua criatividade, os Artistas das Sombras descobrem que seus sonhos estavam muito mais próximos do que imaginavam.

TAREFA
VIDAS IMAGINÁRIAS

Descreva cinco vidas imaginárias. Qual seria mais divertida? Quando terminar, escolha uma delas e veja se é possível dar um passo em sua direção. Por exemplo, se escolheu ser estilista, pode ser divertido visitar uma fábrica de tecidos. Comece com pequenos passos e faça com que sua lista contemple diversões, e não obrigações!

SEMEADORES DA LOUCURA

Em *O caminho do artista*, apresentei o conceito de semeadores da loucura, pessoas que arruínam a criatividade daqueles que pretensamente amam. Se você tem algum semeador da loucura por perto, provavelmente sabe como são. Todos compartilham certas características:

Desrespeitam tratos e ignoram horários.

Esperam que o mundo realize seus caprichos.

Desdenham da opinião das pessoas.

Desperdiçam o tempo e o dinheiro dos outros.

Causam discórdia.

Põem sempre a culpa nos outros.

Fazem drama sem motivo.

Detestam horários — a não ser os que eles próprios estabelecem.

Adoram o caos.

Negam que sejam semeadores da loucura.

> *Aquilo que nos irrita nos outros pode nos levar a um melhor autoconhecimento.*
>
> CARL JUNG

Os semeadores da loucura podem aparecer em qualquer lugar: pode ser seu ex-chefe, sua irmã, seu cunhado, seu vizinho, seu parceiro de golfe. Sua relação com eles pode ter começado por parentesco, casamento ou escolha. Você pode ter trabalhado com eles. Pode ter morado com eles. Pode até nunca vê-los — e mesmo assim conseguem levá-lo à loucura pela internet ou pelo telefone. Eles podem estar mortos, porém ainda vivos e ativos em sua mente, questionando cada pensamento seu. Ou então você pode acabar percebendo — *surpresa!* — que na verdade é você quem semeia a loucura ao seu redor.

Essas pessoas arruínam sonhos e planos. Criam drama e confusão. Muitas vezes têm um ar de superioridade. Fazem suas vítimas indefesas ficarem inseguras. São conhecidos por derrubar até mesmo os planos mais cuidadosamente elaborados. Em especial quando o assunto é dinheiro, promovem o caos. Sempre aparecem com alguma ideia nova que demanda investimento. Arrastam os outros para seus esquemas. Renegam o bom senso. Mencionam pessoas desconhecidas supostamente favoráveis a suas vontades. Fazem sua vítima se sentir isolada e abandonada. Exigem que concordemos com eles, e, na maioria das vezes, nós cedemos, convencidos a agir contra nossos próprios instintos. A vida com um semeador da loucura é exaustiva. A convivência se torna um campo de batalha cheio de escaramuças. O sarcasmo e o desprezo são armas que eles usam sem moderação. "É uma idiotice", diz um semeador da loucura quando está diante de um plano sensato. Eles ignoram o crescimento modesto e constante, preferindo perseguir um "grande negócio" fantasioso — uma ideia genial que vai provar que têm razão.

> *Pode haver pessoas ao nosso lado para ajudar, ensinar e orientar nosso caminho.*
> *Mas a lição a ser aprendida é sempre nossa.*
>
> MELODY BEATTIE

Os semeadores da loucura prosperam na falta de estrutura, e recém-aposentados com alguém assim em sua vida muitas vezes ficam chocados ao perceber o quanto essa relação pode ser tóxica. Até então, o trabalho e a rotina serviram de defesa, mas agora o semeador da loucura tem o dia todo para agir, e com frequência parte para a jugular, atacando o caráter da vítima indefesa.

Poucas coisas são mais perturbadoras do que um drama constante em uma relação íntima. Porém, dando um passo atrás para analisar onde reside nosso poder e nossa responsabilidade, podemos agir com coragem e discernimento e reconstruir nossa vida — com ou sem essa pessoa por perto — de uma forma que nos seja benéfica.

Recebi muitas cartas de muitos alunos pedindo conselhos sobre como derrotar, destruir ou se livrar desse tipo de gente ao longo dos anos. Vi muitos semeadores da loucura se afastarem, amadurecerem e até se curarem com o uso de ferramentas criativas — sejam quando as usaram eles mesmos ou quando foram usadas pela outra pessoa, mudando a dinâmica da relação.

É improvável que você consiga mudar um semeador da loucura. Mas pode conseguir entender por que sua ligação com essa pessoa é tão forte, e aos poucos começar a se expandir, se acalmar e se resolver melhor. Você pode se afastar — por vontade própria e se valendo do direito de tomar suas decisões sozinho. Quando você muda, a situação muda junto. Uma relação intensa funciona como um móbile: é impossível mover uma peça sem afetar as demais. Portanto, apesar de a situação parecer difícil e de você se sentir impotente, o potencial para a mudança está em suas mãos.

Um dos principais elementos para compreender nossa relação com um semeador da loucura é entender o que perdemos com isso. Essa pessoa funciona como uma distração gigantesca, mas a verdade pura e simples é a seguinte: na maioria das vezes, usamos nossa relação com ela como um bloqueio autoimposto para nossas atitudes mais criativas e positivas.

> *As coisas não mudam; nós mudamos.*
> HENRY DAVID THOREAU

Simon, um estilista, casou com uma pessoa extremamente controladora que trabalhava no mercado financeiro e não perdia tempo em desmerecer a carreira "frívola" dele, que só valia a pena se rendesse algum dinheiro. Como seus ganhos eram instáveis, ao contrário dos dela, ele se sentia cada vez mais inferiorizado — o que sua mulher fazia questão de ressaltar. Simon tinha um desejo de longa data de trabalhar como figurinista, afastando-se de sua zona de conforto, que eram as roupas masculinas para o mercado de massa, e entrando no universo mais técnico e caprichoso das produções teatrais. Quando falou sobre isso, sua mulher levantou uma série de questionamentos racionais — e venenosos. Como vai fazer isso? Você não é esse tipo de estilista. Precisaria aprender muita coisa. Como vai ganhar dinheiro? Os questionamentos eram infindáveis, e ele achou mais fácil abandonar a ideia do que responder um a um. Quando vi Simon, que era claramente talentoso e criativo, se afundar em uma postura cada vez mais passiva, fiquei arrasada. Sua união com uma semeadora da loucura era aparentemente sem sentido. O que os dois poderiam ter em comum? Mas, conhecendo-o melhor, vi que tinha um medo profundamente enraizado de correr riscos. Embora seus sonhos e desejos fossem ambiciosos, lhe faltava coragem para persegui-los. E, como sua mulher era uma semeadora da loucura e ele sentia que estava "perdendo espaço" no relacionamento, ela o dominou totalmente. Se Simon queria continuar sendo podado, não haveria pessoa melhor para ter ao seu lado, já que ela era capaz de demolir suas ideias de forma quase imediata.

Simon precisava percorrer um longo caminho para reconhecer e então se desvencilhar da situação em que se encontrava. Com uma postura obstinada, ele continuou casado, e, quando enfim se aposentou, aos sessenta anos, se viu atordoado ao pensar em como sua vida poderia ter sido. Sua mulher não mudara e nunca mudaria. Ele aprendera a encontrar um equilíbrio no relacionamento, por mais tóxico que pudesse ser. Se ficasse calado, não havia problema. Simon se tornara um mestre na arte de pisar em ovos, mas era amador em relação a suas próprias vontades.

Trabalhando em sua Autobiografia, ele se lembrou dolorosamente do tempo em que desenhava figurinos elaboradíssimos que jamais se arriscou a produzir. O fato de ter visto sua própria história sob outra luz e de ter começado a escrever as Páginas Matinais o fortaleceu para pedir o divórcio. Hoje, aos setenta anos, já trabalhou como figurinista em duas peças do teatro comunitário de sua cidade. Ele tem um brilho nos olhos e finalmente voltou a ser o homem que suprimiu tanto tempo antes. "Fiquei casado trinta anos a mais do que deveria", ele me disse. "Sei que é deprimente admitir isso, mas hoje tenho esperança. Precisei de muita coragem para finalmente me impor e manter minha posição. Minha esposa ficou uma fera, e a batalha pelo divórcio foi ferrenha e degradante — sem contar que custou uma fortuna. Mas eu consegui. A verdade é que, por mais difícil que tenha sido, continuar casado seria pior."

Nem todo semeador da loucura exige uma batalha em um tribunal. Já tive alunos que, ao começar a trabalhar com as ferramentas, se tornaram mais autônomos, e assim o poder exercido pelo outro se reduziu naturalmente. "Minha sogra me parece bem menos intimidadora agora que estou no controle da minha vida." Da mesma forma, às vezes os próprios semeadores da loucura adotam as ferramentas e, ao se voltar para si mesmos, têm menos vontade de atrapalhar a vida das pessoas ao seu redor. Já vi alunos terminar com semeadores da loucura, mas também vi relacionamentos tóxicos se equilibrar. Vi familiares se reaproximando depois de anos de distanciamento. Vi separações definitivas beneficiar pessoas que só tinham a perder com o relacionamento. Os semeadores da loucura são parecidos, mas não são iguais, e o caminho para se livrar de cada um deles é diferente, apesar de sempre exigir passos constantes, corajosos e sinceros na direção de um amor-próprio cada vez maior.

Por mais dolorosa e assustadora que possa parecer a vida ao lado de um semeador da loucura, muitas vezes a opção de encarar o que queremos evitar parece pior. Os semeadores da loucura se alimentam da dúvida, e é exatamente nosso autoquestionamento que nos leva a manter um relacionamento com um deles. Cada nova saraivada de ofensas leva a mais autoquestionamentos. "Talvez eles estejam certos. Talvez seja tolice minha mesmo", pensamos. E assim as alfinetadas venenosas produzem o efeito desejado. A vida ao lado de um semeador da loucura pode parecer desafiadora. É uma vida no fio da navalha. Por outro lado, viver assim nos impede de assumir os verdadeiros riscos e de fazer coisas desafiadoras de verdade. Mas é sempre importante saber que existe esperança. As Páginas Matinais são uma defesa em potencial contra os artifícios dessas pessoas. Elas criam uma barreira de estabilidade. Impedem que a confusão se estabeleça e ressaltam a existência de contradições. São um lugar seguro para refletir e planejar. Sua clareza desarma as armadilhas criadas pelos semeadores da loucura.

Uma das muitas pistas a apontar que *nós* somos semeadores da loucura é quando a maioria de nossas relações mais íntimas — ou todas elas — é tempestuosa e volátil. Em sua Autobiografia, Lynn descobriu que sempre brigava com as pessoas mais próximas que tinha na vida. "Começou com minha mãe e nunca mais parou", ela me contou. "Acho que eu acreditava que brigar era uma forma de demonstrar força. Mas a verdade é que passei a vida toda com medo." Lynn criava confusão por onde quer que passasse. Quando se aposentou de sua carreira de bibliotecária, se recordou de todas as brigas que arrumou na infância com amigos e familiares, e percebeu que isso continuou durante toda a vida. "Meus colegas de trabalho ficaram felizes quando me aposentei, acho. Na minha festa de despedida, não foi quase ninguém. Me disseram que era porque estavam cheios de trabalho, e era verdade, mas reparei que as pessoas com quem eu mais brigava não foram. Fiquei pensando nisso, porque não podia ser coincidência." Lynn começou a fazer suas Páginas Matinais quando se aposentou e ficou surpresa ao descobrir que sua raiva escondia muitas tristezas.

"Eu reclamava sem parar, escrevendo sobre pessoas horrorosas que me tratavam mal. Meus colegas, minha família e meu marido estavam no topo da lista. Mas, quando li a respeito dos semeadores da loucura, parei imediatamente com aquilo. Apesar de todas as minhas queixas, a descrição batia perfeitamente comigo." Lynn se deu conta de que sempre teve o hábito de deixar as coisas para a última hora, obrigando seus colegas a largar tudo o que estavam fazendo para ajudá-la. "Eu fazia *muito* drama no trabalho", ela admitiu. "Achava que o que estava fazendo era a coisa mais importante de todas. Quando ficava encrencada — o que geralmente acontecia por causa da mania de procrastinação —, me fazia de vítima. Achava que eles tinham a obrigação de me ajudar." Para Lynn, enxergar sua responsabilidade nessas relações tóxicas foi um grande passo, que só conseguiu dar depois de escrever muitas Páginas Matinais. Por trás da raiva geralmente está o medo — de não ser capaz, de não conseguir fazer o que precisamos, ou de que alguém consiga o que queremos ou merecemos. E encarar isso não é fácil.

"Estou expressando minha tristeza nas Páginas Matinais", ela explicou. "Eu fazia a mesma coisa com meu marido — espalhava um monte de coisas pela casa e depois reclamava que não conseguia encontrar nada. Ele me ajudava a procurar, mas dava para ver que ficava magoado com a situação. E frustrado também. Eu sempre arrumo briga com as pessoas ao meu redor. A verdade é que tenho medo de que não gostem de mim. Achava que, se tomasse a iniciativa de me afastar, elas não teriam como me magoar. Mas adivinha só. Elas não gostavam de mim mesmo assim. Nem eu mesma gostava muito."

Reconhecer que era uma semeadora da loucura foi o primeiro passo para Lynn, e identificar seus padrões a ajuda a combatê-los. Sempre existe espaço para mudanças, eu disse a ela, e a possibilidade de corrigir seus erros. Da última vez que falei com Lynn, ela estava tentando dar pequenos passos na direção da mudança, a começar pela arrumação de seus pertences. "Só isso já vai ajudar muito meu marido, com certeza", ela falou. E Lynn também.

É comum que os recém-aposentados sejam surpreendidos por problemas de relacionamento em casa — a dinâmica mantida até então se torna insuficiente quando se passa tanto tempo em casa. Antes da aposentadoria, o tormento principal eram os colegas de trabalho de difícil convivência. Depois de parar de trabalhar, ele se revela dentro de casa.

Quando nos envolvemos com semeadores da loucura — ou agimos como um —, quase sempre estamos nos utilizando de um dispositivo de distração. Poucas coisas são capazes de monopolizar mais nossa atenção do que alguém de nosso círculo próximo nos questionando e puxando nosso tapete. No entanto, quando começamos a agir mais de acordo com nossos próprios interesses, o controle exercido sobre os semeadores da loucura — ou a própria vontade de semear a loucura — diminui. É preciso uma boa dose de sinceridade e coragem para quebrar esse ciclo, mas, de página em página, de conversa em conversa, podemos nos desvencilhar das garras desse tipo de gente. Quando registramos nossos próprios pensamentos, deixamos de nos submeter à versão enlouquecida da realidade imposta por essas pessoas.

TAREFA
SEMEADORES DA LOUCURA ENTRE NÓS

1. Você conhece algum semeador da loucura?
2. Tem envolvimento com alguém assim?
3. De que empreitada criativa acha que está se privando por causa desse envolvimento?
4. A descrição dos semeadores da loucura pode se aplicar a você?
5. Que atitude positiva, por menor que seja, você acha que pode tomar em seu próprio benefício? (Lembre que essas pessoas são especialistas em usar sua energia de forma incorreta e que uma das melhores defesas contra isso são as atitudes positivas.)
6. Tome essa atitude.

TAREFA
RAIVA

Complete as frases:

1. Com toda a sinceridade, fico com raiva porque...
2. Com toda a sinceridade, fico com raiva porque...
3. Com toda a sinceridade, fico com raiva porque...
4. Com toda a sinceridade, fico com raiva porque...
5. Com toda a sinceridade, fico com raiva porque...

Observando sua lista, escolha aquilo de que tem mais raiva. Escreva com sinceridade sobre o assunto por vinte minutos. Veja se consegue ver as coisas com mais clareza depois disso.

ACOMPANHAMENTO SEMANAL

1. Quantas vezes você escreveu suas Páginas Matinais? Como foi a experiência?

2. Você fez seu Programa Artístico? Em que consistiu? Descobriu alguma coisa em sua Autobiografia que quisesse explorar em um Programa Artístico?

3. Fez suas Caminhadas? O que observou enquanto andava?

4. Que tipo de epifania teve?

5. Notou alguma sincronicidade? Qual? Isso fez com que você se sentisse mais conectado?

6. Percebeu uma maior sinceridade, nas suas Páginas Matinais ou nos seus relacionamentos?

7. O que descobriu em sua Autobiografia que gostaria de explorar mais a fundo? Como poderia fazer isso? Como sempre, se você tiver uma lembrança significativa que exija mais atenção, mas não souber que atitude adicional precisa tomar, não se preocupe. Apenas siga em frente.

SEMANA SEIS
Recuperando a humildade

A esta altura, você vai reviver lembranças de uma época em que a humildade era uma importante lição a ser aprendida. Na composição da Autobiografia, é comum que as pessoas se lembrem de que nesse tempo tudo parecia "resolvido" — estavam se estabelecendo em uma carreira, sendo promovidas no trabalho, conseguindo um apartamento próprio para desfrutar da companhia dos amigos ou até mesmo se comprometendo com um relacionamento duradouro. Ao examinar esse período, você vai ter a oportunidade de entender quais decisões foram tomadas pelo ego e quais foram mais autênticas. Existe a possibilidade de seu ego estar atrapalhando seu progresso hoje? Quando você aprende a deixar o ego de lado, descobre que seus sonhos se tornam maiores, mas seus passos em direção aos seus sonhos se tornam mais humildes. Parando de tentar ser perfeitos, começamos a progredir de verdade. Se estamos dispostos a pedir ajuda, conseguimos avançar — e, paradoxalmente, inspiramos os demais com nossa demonstração de força interior. Quanto mais autenticamente nosso eu emerge de nossas Páginas Matinais, mais nos sentimos confortáveis conosco. Como não precisamos mais fazer pose, ficamos à vontade para começar algo. Em vez da grandiosidade, escolhemos a humildade. Passamos a ter disposição para nos arriscar sem nenhuma garantia de sucesso. Assumimos os riscos porque a expansão do eu faz bem para a alma. Escolhemos novos caminhos e nos vemos prosperando tanto nas pequenas como nas grandes coisas.

HUMILDADE

Quando me perguntam qual é o maior bloqueio à criatividade, respondo: "A falta de humildade". Os sonhos vão continuar sendo sonhos, e nada mais, se quisermos que se realizem de forma imediata e perfeita. Nós nos comparamos com os grandes mestres e dizemos a nós mesmos que nunca vamos alcançá-los. Mas todo mundo um dia foi aprendiz, e a disposição para se arriscar a fracassar é uma forma de coragem que muitas vezes passa despercebida. Digamos que nosso desejo seja fazer cinema. Em vez de nos matricularmos em um curso para iniciantes, preferimos ficar admirando obras-primas e pensando: "Eu jamais conseguiria fazer *isso*". Pode até ser verdade, mas, tendo a humildade como ponto de partida, somos capazes de produzir obras relevantes.

Então vamos imaginar que decidimos nos matricular em um curso de cinema para iniciantes. Se nosso professor for uma pessoa sábia, vai nos incentivar a analisar os primeiros trabalhos dos cineastas que admiramos. George Lucas dirigiu *Guerra nas estrelas*, mas antes fez filmes que com muita boa vontade podem ser descritos como "irregulares". Talvez não sejamos capazes de criar um *Guerra nas estrelas*, mas podemos fazer nossos filmes de início de carreira, e esses pequenos passos podem nos levar a realizações maiores.

Quando eu estava na faixa dos trinta anos e tinha bastante vivência em Hollywood, decidi que queria fazer filmes, e não apenas vendê-los. Me matriculei em um curso chamado Visão e Som. Eu era no mínimo uma década mais velha que meus colegas. Eles me pareciam cheios de entusiasmo e energia. Com certeza, pensei, fariam grandes filmes. Usando minha experiência de vida como matéria-prima, fiz uma série de curtas-metragens. Para minha surpresa, o professor os destacou como ótimos exemplos de como criar uma boa narrativa. Por mais desafiadoras que tenham sido minhas experiências, eu conseguia lidar com elas na forma de arte.

No processo de sua Autobiografia, é provável que você já tenha descoberto alguns interesses, padrões e prazeres. As ideias borbulham sob a superfície enquanto você escreve — ou dirige, cozinha, caminha, toma banho. Trata-se de um processo poderoso. Você está fazendo in-

> *A melhor coisa que você pode fazer é a coisa certa; a segunda melhor é a coisa errada; a pior coisa que você pode fazer é nada.*
>
> THEODORE ROOSEVELT

dagações e conseguindo respostas. Às vezes elas são esperadas. Muitas vezes, porém, nos surpreendem. Neste ponto de sua Autobiografia, você pode estar diante de um período em que estava estruturando melhor sua vida, concretizando sua independência e começando a formar uma identidade com fortes semelhanças com a que mantém até hoje. Você tinha sonhos e estava começando a se mover na direção deles. Tinha percorrido uma parte do caminho e estava se esforçando para conquistar o que faltava. Sentia-se confiante em certas áreas, e talvez achasse que já as dominava. Em outros aspectos, porém, podia sentir que não tinha conhecimentos suficientes. Da mesma forma, hoje, a esta altura do processo, você já fez grandes progressos, se reaproximou de seu eu de várias formas e está pensando em se arriscar em novas empreitadas. Talvez tenha ideias demais e esteja com medo de não conseguir realizar tantas coisas. Mas, dando um passo de cada vez, vai conseguir avançar. A satisfação é possível, e você tem tempo para isso.

A noção de que é tarde demais para começar uma empreitada criativa não tem o menor fundamento. A criatividade é parte do nosso DNA espiritual — não enfraquece nem desaparece. Trata-se de uma chama que precisamos atiçar, uma fonte de alegria e de proximidade com nosso propósito na vida. O antídoto do medo é a ação, e a melhor forma de agir — e enganar, burlar e evitar nossos medos — é dando o menor passo possível, com humildade.

Depois de encerrar a carreira, muitos ficam ansiosos para imprimir sua marca no mundo. Muitos têm o sonho de fazer arte. Pode haver um baterista deixado pelo caminho, um romancista esperando para levantar voo, um pintor que nunca desabrochou. Precisamos nos tratar com delicadeza enquanto tomamos coragem para identificar nossos sonhos. É comum que os inúmeros obstáculos que existem no caminho nos façam querer desistir no início do processo. "E se você nunca conseguir se destacar nessa forma de arte?", o medo nos pergunta. Mas muitas vezes o destaque é consequência da humildade, não da ambição. "E se sua arte for irrelevante?" "E se, depois de tanto trabalho, você descobrir que sua arte não quer dizer nada?" Esses questionamentos, porém, são um desejo de grandiosidade disfarçado de lógica, e a ambição nunca faz as perguntas certas. Fazer arte eleva a autoestima, e o fato de realizar algo — o que quer que seja — diz muita coisa sobre nós. E, aliás, arte nenhuma é irrelevante.

Ao se aproximar do fim da vida, meu pai decidiu construir uma casa. Ele a projetou, planejou e começou. Era uma cabana vermelha junto a um lago, uma construção estreita e alta em meio às árvores, para que pudesse observar os pássaros pela janela. "Na altura dos ninhos", era o que costumava dizer. Ele fez a planta e ficou empolgadíssimo quando viu a construção começar a ganhar forma. Sentiu-se orgulhoso conforme sua criação foi ficando pronta. Acordava ansioso para começar a trabalhar. Era revigorado por cada etapa do processo.

> *Coragem é a resistência ao medo, o domínio sobre ele, e não sua ausência.*
> MARK TWAIN

Ele não viveu para ver a casa terminada. Não conseguiu se instalar no alto da escada e viver na altura das árvores com os pássaros. Mas ela lhe trouxe alegria e existe até hoje, já terminada, à beira de um lago em Libertyville, no estado de Illinois. Abro um sorriso toda vez que penso que existe alguém observando os pássaros pela janela. E acredito que meu pai também.

Ele pode ter se perguntado se viveria o bastante para desfrutar daquela vista. Caso tenha feito isso, nunca disse nada. Acho que a vontade de realizar sua criação falou mais alto que um eventual medo do futuro. Nossa criatividade não diminui com a idade. Ela dura até a morte. E até mais que isso, ouso dizer.

É preciso ter humildade para iniciar um projeto sem saber como nem quando vai ser concluído. Mesmo assim, vale a pena. A criação é um processo que produz satisfação. Colocá-lo em prática é suficiente.

Nosso ego detesta admitir isso, mas morre de medo do fracasso. Nosso artista interior não pensa assim. Ele tem humildade. Sabe que um pequeno passo leva a outros maiores e que todos nós temos histórias para contar, prazeres para compartilhar, ideias para experimentar, sem que haja preocupações com conceitos como "sucesso" ou "fracasso". Nosso ego não percebe que o fracasso pode ser um passo necessário no caminho do sucesso. O que é ele, afinal, além de um convite a recomeçar? Como dizem por aí, o sucesso pode ser resumido em duas pequenas regras: 1) Comece alguma coisa; 2) Não desista.

Acredito que o desejo de crescer seja parte da natureza humana. E acho que todo crescimento vale a pena. A verdade é que, quanto mais humildes forem nossos passos, mais significativas e corajosas vão ser nossas ações. Dedicando tempo, esforço e atenção para descobrir nossos verdadeiros interesses, nós nos movemos na direção de nossos verdadeiros sonhos.

> Podemos facilmente ser compreensivos com uma criança que tem medo do escuro; a verdadeira tragédia da vida é quando os homens têm medo da luz.
>
> PLATÃO

"Tenho vontade de realizar um feito grandioso e nobre, mas minha principal obrigação é realizar mesmo os feitos mais humildes como se fossem grandiosos e nobres", disse Helen Keller. Quando nos dispomos a dar um pequeno passo, estamos abrindo uma porta para algo maior. Muitas vezes nos sentimos paralisados porque nosso sonho parece fora do nosso alcance. A humildade nos lembra de que sempre existe uma maneira de seguir em frente e que toda grande realização exige uma série de pequenos passos.

TAREFA
PRATICANDO A HUMILDADE

Descreva um sonho que pareça fora de alcance. Depois, tente identificar um passo que possa dar na direção dele. Deve ser bem pequeno — quanto menor, melhor. Um pequeno passo sempre inspira outro.

TAREFA
AUTOBIOGRAFIA, SEMANA SEIS

IDADE: _____

1. Descreva seus principais relacionamentos nessa época.
2. Onde você morava? Passava longas temporadas em outro lugar?
3. Qual era o papel do ego na sua vida?
4. Descreva um som que remeta a esse período.
5. Descreva um sabor desse período.
6. Descreva um medo que você sentia.
7. Qual era seu sonho?
8. Qual foi seu maior desafio? Ele persiste?
9. O que você precisava aprender? O que sentia que já sabia?
10. Que outras lembranças dessa época lhe parecem relevantes?

A DEFESA DO EGO (E O EGO DEFENSIVO)

Nosso ego não quer que sejamos humildes iniciantes. Ele quer que sejamos especialistas. Essa exigência muitas vezes nos paralisa e nos impede de buscar novos interesses. Para desbravar territórios, precisamos desmobilizar a necessidade de perfeição do ego. Temos que estar dispostos a ser humildes. A humildade nos proporciona o espírito leve de um iniciante. Ela nos traz coragem para dar o primeiro passo — que vai nos fazer dar o seguinte.

Nosso ego exige que sejamos perfeitos e nos censura quando argumentamos que nossas tentativas de realização também têm seu valor. O ego é um caminho estreitíssimo. Exige que sejamos impecáveis, almejando uma perfeição implacável, sem parar para analisar como os objetivos e sonhos são de fato alcançados.

Quando nos aposentamos, muitos de nós descobrimos que nossa identidade estava calcada no trabalho. Muitas vezes, porém, quando analisamos com mais clareza, vemos que nosso ego também estava vinculado a essa identidade. Sim, nós tínhamos orgulho de nosso trabalho e era natural que celebrássemos nossos sucessos. Mas, se o ego estiver envolvido de forma exagerada, alimentando-se apenas disso, teremos uma surpresa desagradável. Na aposentadoria, podemos nos sentir perdidos. Nossa identidade começa a parecer frágil. Nosso ego fica abalado. "Quem sou eu sem meu trabalho?", nos perguntamos.

Edward teve uma bela carreira como cirurgião ortopédico. Quando se aposentou, se viu desvinculado de sua identidade profissional. Ele pegou uma caneta — apesar de ter feito questão de me dizer que o exercício parecia uma tolice — e fez uma lista de dez interesses em vários momentos de sua vida. No topo estava uma única palavra: peixes.

> Admito o fracasso. Todo mundo fracassa em alguma coisa. Mas não admito deixar de tentar.
> MICHAEL JORDAN

"Tente explorar esse interesse por peixes", sugeri. E, se sentindo um idiota, Edward fez uma visita a um pet shop no bairro. Admirou um aquário de peixinhos mais tímidos e outro de peixes mais agressivos. Mas percebeu que havia passado a maior parte do tempo diante de um aquário com neons.

"Posso ajudar, senhor?", perguntou o funcionário da loja. "Está interessado em montar um aquário?" A pergunta fez o coração de Edward bater mais forte. Ele se deu conta de que estava.

"Sim", ele respondeu, "mas nunca tive um. Não sei como começar."

"Posso ajudar", ofereceu o funcionário. "Que tal comprar um livrinho para iniciantes?"

"Pode ser", concordou Edward. "Parece um bom começo." Ele comprou o modesto livreto. Sentindo-se empolgado, deu uma folheada em casa. Estava cheio de dicas para um primeiro aquário. Edward devorou a leitura. "E agora?", ele se perguntou. Foi quando teve uma ideia: visitar o Sea World. Deixando o livreto de lado, fez uma pesquisa na internet a respeito do parque. Ficava a apenas uma hora de carro de sua casa. "Eu podia levar meus netos", ele pensou, mas logo mudou de ideia: "Não, preciso fazer isso sozinho". Quando chegou ao Sea

World, Edward se viu diante de muitas escolhas. O que veria? Os golfinhos? As arraias? As orcas? Escolheu os golfinhos. O tratador explicou: "Sabemos que eles são inteligentes, só não sabemos o quanto". Quando Edward se inclinou para mais perto do tanque, um golfinho de aproximou da beirada e o observou com um olhar cheio de curiosidade. Dava quase para ouvir o animal pensando nele. "Sabemos que eles são inteligentes, só não sabemos o quanto."

No caminho de volta, Edward começou a planejar como montaria seu aquário. Seria bem modesto, mas ele sabia que lhe traria muitas alegrias. Edward admitiu que esses dois passos bem simples — quase infantis — para explorar seu interesse pelos peixes tinham sido bastante prazerosos. Sentiu sua personalidade começar a se expandir.

Com um brilho nos olhos, ele veio me dizer: "Talvez esse exercício não seja tão tolo assim".

Talvez não. E talvez as ideias que consideramos "tolas" por serem simples demais — coisas a serem feitas "apenas" por diversão — contenham a chave para nosso crescimento e felicidade. Só precisamos ser humildes para nos questionar a respeito do que é capaz de nos divertir e prestar atenção nas respostas.

> *Não existe nada de nobre em superar outra pessoa; a verdadeira nobreza é conseguir superar seu antigo eu.*
> ERNEST HEMINGWAY

Tracy, que trabalhava como diretora de arte em uma agência de publicidade, foi apaixonada por cerâmica em certa época da vida, mas desistiu disso. "Eu tinha uma roda de oleiro e um forno de cerâmica no porão de casa", ela contou, "mas vendi faz muitos anos. Fico pensando nisso às vezes, me lembrando de quando usava essas ferramentas." Depois de se aposentar, Tracy quis reviver seu interesse pela cerâmica — talvez exista um curso introdutório, ela pensou. Quando procurou o centro comunitário da sua cidade, porém, descobriu que não havia professor disponível. "Mas é tão fácil", ela se pegou pensando, e se deu conta de que, dando essas aulas, poderia ajudar tanto a si mesma quanto à comunidade.

"Fui até lá alguns dias antes e fiquei brincando com a argila", ela contou. "Estava meio enferrujada, mas sabia o suficiente para ajudar as pessoas a começar — e para retomar a atividade também." Ela descobriu que gostava de ensinar, uma coisa que nunca tinha feito antes. "Eu estava acostumada a mandar, mas o ensino é uma forma bem diferente de liderança. Fazia muito tempo que não parava para pensar no que poderia oferecer às outras pessoas. Não sabia se ia gostar de ser professora, nem se seria capaz de fazer isso." No entanto, Tracy achou maravilhoso trabalhar em benefício de outras pessoas. Deixando o ego de lado, descobriu que gostava de ajudar. E, enquanto ensinava a arte com cerâmica, descobriu por que se sentira atraída por isso, para começo de conversa. "Eu me lembrei de quando aprendi a fazer cerâmica. Isso reacendeu meu amor pela arte."

> A comparação é inimiga da alegria.
>
> THEODORE ROOSEVELT

Tracy não está sozinha na descoberta da satisfação que sentimos deixando o ego de lado. Quando trabalhava, ela estava acostumada a transmitir ordens e instruções sobre como dar forma às coisas que visualizava. Ao começar a ensinar, passou a dar instruções sobre como as pessoas poderiam dar forma às coisas que elas mesmas visualizavam. "Fiquei surpresa com a quantidade de sugestões que tenho para oferecer. Isso me ajuda a ter ideias para meus próprios projetos. Meus alunos são uma inspiração para mim." Muitos de nós descobrimos que, deixando de lado o ego, nossa criatividade desabrocha. Quando paramos de nos levar tão a sério, somos capazes de criar mais livremente.

TAREFA
DESMOBILIZANDO O EGO

Para muitos de nós, o caminho mais rápido para uma identidade mais autêntica e bem ajustada é através do papel e da caneta. Faça uma lista de dez interesses que lhe dão prazer. Alguns vão parecer surpreendentes. Outros vão proporcionar satisfação só de pensar. É uma forma de se aproximar de seu verdadeiro eu. Você pode começar a dar alguns passos na direção dos sonhos abandonados. Muitas vezes, nossos interesses se comunicam com nosso lado mais infantil. Não necessariamente precisa haver interesses intelectuais, nossas ideias não precisam agradar o ego. Tente deixá-lo de lado enquanto realiza esta tarefa.

PERFECCIONISMO

O perfeccionismo é um rival, e não um aliado, da criatividade. Quando tentamos fazer alguma coisa "direito" — ou seja, com perfeição —, estabelecemos um padrão debilitante. Nós nos concentramos apenas em consertar o que consideramos estar errado, desviando a atenção do que está certo. Um perfeccionista passa a borracha no desenho até abrir um buraco no papel. Um perfeccionista reescreve suas frases até que não façam mais sentido. Um perfeccionista revisa um trecho de uma música inúmeras vezes, até perder a noção do todo. Para um perfeccionista, nada chega a ficar bom. Se ficamos obcecados pela ideia de que tudo precisa ser perfeito, perdemos de vista a alegria da criação.

O perfeccionismo é uma exigência cruel do ego, que nos tira o prazer envolvido no processo. O ego nos diz que precisamos ser instantaneamente bem-sucedidos — e nosso perfeccionismo acredita nisso. O perfeccionismo nos diz que, antes de seguir em frente, precisamos ser perfeitos. Por isso, muitas vezes é ele que nos imobiliza e nos impede de ir adiante. O perfeccionismo é o oposto da humildade, que nos permite um avanço lento e constante, aprendendo com nossos erros. Ele nos diz para fazer tudo "direito" — ou então é melhor não fazer nada.

> *Use os talentos que você tem: os bosques ficariam bem silenciosos se os únicos pássaros que cantassem fossem aqueles que cantam melhor.*
>
> HENRY VAN DYKE

Durante nossa carreira, muitas vezes somos recompensados por nosso perfeccionismo. Nós o descrevemos como "atenção aos detalhes" e "padrões de exigência elevados". Mas não é uma coisa nem outra. Agora que estamos aposentados, ele se mostra claramente como um bloqueio para a criatividade, não como uma qualidade. Com frequência, é isso que detém nosso avanço. Em vez de criar livremente, nos podamos. Em vez de seguir em diferentes direções, ficamos paralisados.

Arthur se aposentou depois de uma longa e bem-sucedida carreira como editor. Ele era um perfeccionista, e em sua profissão essa característica muitas vezes era bem-vinda. Seu trabalho era meticuloso, e os escritores confiavam muito nele. Depois de aposentado, Arthur pretendia escrever seus próprios textos. Mas, quando se colocou diante da página em branco, se viu bloqueado. Havia muitas formas diferentes de começar, e ele queria escolher "a melhor". Mas qual seria? Quanto mais pensava, mais afundava em sua obsessão, pensando demais e escrevendo de menos. Ele sabia o que queria fazer, mas qual seria a melhor maneira?

"Quero que você experimente escrever as Páginas Matinais", eu disse a Arthur. "Se seu lado editor protestar — e isso vai acontecer —, diga simplesmente: 'Obrigado pela opinião', e continue escrevendo." Ele estava cético, mas também desesperado, então tentou as Páginas Matinais. A princípio, foi difícil. Queria ser brilhante. Queria ser perfeito. "O objetivo não é ser brilhante nem perfeito", avisei a ele. "É só preencher as três páginas." Na terceira semana, Arthur começou a se sentir mais livre. Percebeu que estava tentando editar suas Páginas Matinais e começou a ver o aspecto quase caricatural disso.

"Agora pode começar seu livro", eu disse. Ele fez isso, e, para sua surpresa, o texto fluiu sem dificuldade. "Diga ao seu lado editor que vai poder trabalhar à vontade a partir da segunda versão, assim como fazia com o texto de outras pessoas." Arthur seguiu meu conselho.

"Percebi que estava tentando editar uma ideia que ainda não estava totalmente formada", ele explicou. "Era como se eu estivesse espiando por cima do ombro de um autor que ia editar, questionando um monte de coisas enquanto ele tentava escrever. Isso seria terrível! Mas era o que eu estava fazendo comigo mesmo. Não era à toa que não conseguia escrever nada. Refletir sobre isso me ajudou a domar meu lado perfeccionista, pelo menos até me sentir livre para escrever."

> E, agora que não precisa mais ser perfeito, você pode ser bom.
> JOHN STEINBECK

Para recuperar nossa criatividade, precisamos deixar de lado o perfeccionismo. Não vamos fazer isso "com perfeição", mas podemos nos sair muito melhor se tivermos espaço para cometer erros. Não existe certo ou errado nas Páginas Matinais. Elas não devem ser lidas por ninguém. Quando fazemos Programas Artísticos, podemos sentir que alguns foram recompensadores, mas outros deixaram a desejar. É importante não nos deixar abater se um programa não for bem-sucedido. A questão aqui é se dispor a experimentar. A consciência de que estamos abertos a experimentar pode ser uma bela recompensa — e um incentivo para tentar de novo. Não subestime o valor da tentativa.

Quando trabalho em um manuscrito, um texto feito para ser lido, meu perfeccionismo pode vir à tona. Mas, continuando a escrever mesmo assim, sem me restringir, descobri um fenômeno interessante. Mais tarde, quando reviso o que fiz, muitas vezes percebo que existe pouquíssima diferença entre o que meu lado perfeccionista considera um "bom" texto e um "ruim". Na verdade, meu lado perfeccionista não é nenhuma autoridade em escrita.

É fundamental aprender a nos desvencilhar de nosso lado perfeccionista. Há pouco tempo escrevi um livro em cuja primeira versão me senti tão acossada pelo meu próprio perfeccionismo que quase desisti. Quando foi publicado, tentei lê-lo com a mente aberta. O texto me pareceu bem escrito. Fiquei me perguntando quantos outros livros meu perfeccionismo me convenceu a abandonar. Esse nosso lado é agressivo. Quer nos fazer duvidar de nós mesmos. Mas, como quase todo valentão, acaba recuando quando confrontado.

Ao longo dos anos, aprendi que o perfeccionismo também age como um amplificador de críticas. As resenhas positivas dos meus livros entram por um ouvido e saem pelo outro. As negativas são amplificadas e repetidas o tempo todo. Todos temos um lado perfeccionista, cujo maior objetivo é nos fazer desistir. Todos temos a capacidade de ignorá-lo e seguir produzindo.

Mas não se engane: o perfeccionismo continua sendo um adversário perigoso, que precisamos sempre tentar derrotar.

> Quem fica olhando o vento jamais semeará, quem fica olhando as nuvens jamais ceifará.
>
> ECLESIASTES, 11,4

Uma das formas mais eficientes de se desvencilhar dele é recrutando o auxílio de um espelho positivo. Quando minha amiga

Sonia Choquette estava escrevendo seu primeiro livro, atormentada pelo perfeccionismo, desempenhei esse papel lendo trechos de seu texto e incentivando-a a continuar. Meu editor de longa data, Joel Fotinos, foi — e continua sendo — um espelho positivo a cada livro meu.

O perfeccionismo é um mecanismo de bloqueio comum e terrível para muitos aposentados. "Já passei da idade de começar", eles podem concluir, "então é melhor fazer direito. Não vou ter uma segunda chance." A criatividade é um processo peculiar — a cada dois passos para a frente, damos um para trás. Quando trabalhamos com as ferramentas aqui apresentadas, notamos nosso crescimento. Mas esse crescimento não é espontâneo. É preciso ter paciência e tenacidade. Precisamos ser generosos em relação a nós mesmos e ter expectativas realistas, caso contrário nosso lado perfeccionista pode nos fazer desistir. Quando avançamos com humildade, nos tornamos fortes — mais fortes que nosso lado perfeccionista.

TAREFA
IDENTIFICAR UM ESPELHO POSITIVO

Uma pessoa que projete uma imagem de nós mesmos como seres criativos, capazes e em constante expansão é a melhor aliada na luta contra o perfeccionismo. Quem é seu espelho positivo? Quem em sua vida diz que é mais importante tentar do que almejar a perfeição? Existe mais de uma pessoa? Peça a ajuda de um espelho positivo para obter apoio em sua empreitada.

PEDINDO AJUDA

Muitos de nós somos extremamente bem-sucedidos na carreira. Nos tornamos sócios de escritórios de advocacia; presidentes de empresas; professores titulares em universidades. Na aposentadoria, esses selos de aprovação podem ser tornar uma armadilha. Eles nos impedem de procurar novos caminhos, porque nos dizem que somos qualificados demais para pedir ajuda — mesmo quando essa ajuda é muito necessária. Assim, as conquistas acabam virando bloqueios para novas realizações. É por isso que as ferramentas espirituais que proponho são intencionalmente descomplicadas. Por parecer simples, elas nos levam a novas direções e nos mostram que precisamos de ajuda para isso — além dos passos que precisamos dar para conseguir essa ajuda.

> *Você precisa fazer aquilo que pensa não ser capaz.*
> ELEANOR ROOSEVELT

Muitos bloqueios criativos se alimentam da ansiedade. Seu jogo preferido é perguntar "E se...?". "E se minha criatividade for mal recebida?". Perceba que esse pensamento contempla apenas cenários negativos. Nós não nos perguntamos: "E se minha criatividade for bem recebida?".

"Vou fazer papel de idiota", temem os iniciantes. Ao sentir vergonha antes mesmo de começar, aqueles que bloqueiam a própria criatividade não levam em conta que os sonhos de que estão se afastando vão continuar assombrando sua vida.

Muitos de nós temos sonhos de juventude que sufocamos sob a justificativa de que estão superados. Mas na verdade isso nunca acontece, e, quando trabalhamos em nossas Páginas Matinais, muitas vezes eles voltam à tona. A boa notícia é que, com os sonhos, vem a força para realizá-los.

Às vezes nossos sonhos parecem tão longe do alcance que desistimos antes mesmo de tentar. Mas, se procurarmos mentores que nos deem apoio e soubermos reconhecer quem tem o potencial para isso, vamos conseguir avançar. Só precisamos criar coragem e pedir ajuda.

"Não importa como pedimos", segundo minha amiga Jean, "o importante é fazer isso. Podemos ter medo de pedir ajuda, mas precisamos encontrar as palavras de alguma forma. Não importa como. Com certeza não tem que ser uma coisa perfeita."

Quanto mais valorizamos nosso sonho, mais pressão colocamos sobre nós mesmos. Meu amigo Damien, um arquiteto aposentado, sempre sonhou em ser cineasta, mas isso lhe parecia uma coisa inatingível, quase sagrada. Como ele punha essa ideia em um pedestal altíssi-

> *O destino não é questão de acaso; é questão de escolha.*
> WILLIAM JENNINGS BRYAN

mo, tinha grande dificuldade em tentar alcançá-la — e ela permanecia intocada, imaculada e inatingível. Damien não se sentia à vontade para pedir aquilo de que precisava, ou seja, ajuda. A única concessão que fazia a si mesmo era a de *pensar* em seu sonho. Mas a arte não se concretiza só em teoria. A arte precisa de ação para existir. Como Damien, muitos de nós podemos nos deixar levar de forma tão intensa por nossos conceitos teóricos que mal percebemos que estamos paralisados.

"Não vejo como eu conseguiria fazer um filme", Damien me disse quando nos conhecemos. "Não fiz faculdade de cinema; não conheço ninguém do ramo. Eu não precisaria de um elenco de primeira? Não precisaria me mudar para Hollywood?" Ele estava apavorado com a longa e inatingível lista de "requisitos" que inventara para si mesmo com base em sua autoproclamada ignorância. Escutei com atenção e então sugeri a Damien que usasse as ferramentas básicas — escrever Páginas Matinais, fazer Caminhadas e Programas Artísticos e compor sem pressão sua Autobiografia. Ele se mostrou cético — o que essas ferramentas tinham a ver com seu objetivo? —, mas se dispôs a tentar. Começou pelas Páginas Matinais. E, menos de dois meses depois, se viu sentado em um jantar ao lado de um cineasta.

"Eu teria ignorado esse fato", Damien me falou, "mas tinha começado a ficar de olhos abertos para a sincronicidade. Estava apavorado, mas sabia que precisava falar com o sujeito. Então simplesmente abri a boca e perguntei sobre seu trabalho. Era um cara humilde, bem gente boa, e fez tudo parecer simples. Antes que eu me desse conta, falei que era um arquiteto que sonhava em ser cineasta. As palavras simplesmente saíram da minha boca. Mal consegui acreditar no que tinha feito — e o mais incrível foi a reação dele."

> *Em tudo existe uma fenda. É por ela que entra a luz.*
> LEONARD COHEN

"Vou dar um curso introdutório de cinema na faculdade comunitária", o cineasta contou para Damien durante a sobremesa.

"Eu adoraria fazer", respondeu Damien. "Mas com certeza vai atrair um monte de jovens."

"Provavelmente", disse o cineasta. "Mas seria bom ter alguém da minha idade."

Na manhã seguinte, as Páginas Matinais de Damien deram um tremendo incentivo para que ele se matriculasse. Quando telefonou para fazer isso, descobriu que o cineasta já havia incluído seu nome na lista. Ele ligou para agradecer, mas ouviu como resposta que isso não era necessário.

"Eu falei que seria bom ensinar alguém da minha idade", disse o cineasta.

No primeiro dia de aula, Damien viu que de fato era várias décadas mais velho que os outros alunos. Ele reclamou disso nas Páginas Matinais do dia seguinte, mas acabou concluindo que considerava sua experiência de vida uma vantagem. À medida que o tempo foi passando, isso se revelou verdadeiro. Toda vez que ele se retratava com um viés negativo, as Páginas Matinais traziam um argumento positivo. No fim do curso, produziu um curta-metragem de quinze minutos, que recebeu nota nove do cineasta.

"Não dei dez para que você tenha um incentivo para melhorar", explicou o professor. "Mas acho que tem talento para a coisa."

"Então agora não sou mais tão cético", Damien me contou. "Fico feliz por ter pedido ajuda naquela noite. Mal consigo explicar o quanto minha vida está diferente por ter feito isso. Sou um otimista agora, não um pessimista."

Todos gostaríamos de aprender mais sobre determinado assunto. E todos podemos encontrar, com um pouquinho de esforço, alguém que nos ajude a aprender. Embora nossa vontade de ser autossuficiente fale alto, a verdade é que poucas vezes nos sentimos mais próximos de uma força maior do que quando pedimos ajuda. Precisamos refutar a ideia de que é melhor posar de criativos solitários — e então precisamos de fato pedir ajuda.

TAREFA
PEDINDO AJUDA

Com bastante frequência, em especial quando somos bem-sucedidos, achamos que não devemos pedir ajuda. "Eu preciso saber me virar", protestamos. "Já fiz coisas mais difíceis na vida, não?" A verdade é que, sim, podemos nos virar sozinhos em muitas coisas, porém existem outras que vão se tornar muito mais fáceis e vão ser feitas com mais eficiência ao aceitar os conselhos de outras pessoas.

Identifique uma área em que você precise de auxílio ou conselhos. Conhece alguém que possua esse conhecimento e tenha disposição para compartilhar o que sabe? Escolha um pequeno passo — uma pergunta, uma informação que queira obter — e procure essa pessoa. Muitas vezes, nossos conhecidos gostam de ser lembrados e estão mais do que dispostos a compartilhar seu saber. Inclusive podem ter algo a perguntar também, o que nos permite oferecer ajuda em retribuição.

ACOMPANHAMENTO SEMANAL

1. Quantas vezes você escreveu suas Páginas Matinais? Como foi a experiência?

2. Você fez seu Programa Artístico? Em que consistiu? Descobriu alguma coisa em sua Autobiografia que quisesse explorar em um Programa Artístico?

3. Fez suas Caminhadas? O que observou enquanto andava?

4. Que tipo de epifania você teve?

5. Notou alguma sincronicidade? Qual? Isso fez com que se sentisse mais humilde, com a sensação de que havia uma força maior no comando das coisas?

6. O que descobriu em sua Autobiografia que gostaria de explorar mais a fundo? Como poderia fazer isso? Como sempre, se você tiver uma lembrança significativa que exija mais atenção, mas não souber que atitude adicional precisa tomar, não se preocupe. Apenas siga em frente.

SEMANA SETE
Recuperando a resiliência

Nesta semana vamos mergulhar em nossas crenças em uma força maior e explorar caminhos descomplicados na direção da harmonia espiritual. Não se preocupe: você não precisa ter uma religião para descobrir uma sensação de parceria com uma instância benevolente superior. Ela pode chegar a você na forma de orientação, inspiração ou sincronicidade. Pode parecer um golpe de sorte ou um encontro "casual". Trabalhando em sua Autobiografia, você talvez descubra que está revivendo um período em que se viu em meio a questionamentos espirituais sobre seu lugar no mundo. Quantos deles permanecem até hoje? Quais foram suas respostas na época e quais são suas respostas agora? Cuidando bem de nós mesmos — tentando evoluir sem exagerar nas expectativas e confiando em nós mesmos sem nos pressionar demais —, estamos praticando a resiliência.

O MÉTODO CIENTÍFICO: CONDUZINDO EXPERIMENTOS E REGISTRANDO RESULTADOS

Neste ponto da Autobiografia, as pessoas muitas vezes se recordam de ter estabelecido contextos e descoberto padrões que as acompanhariam por um longo tempo. Talvez tenham se casado ou tido filhos; talvez tenham tomado decisões com base no local onde viviam seus pais ou outros membros da família — mudando-se para mais perto ou mais longe. Alguns desses planos e padrões foram de fato seguidos pelo

> O mais importante é nunca parar de fazer perguntas: a curiosidade tem sua própria razão de existir.
>
> ALBERT EINSTEIN

resto da vida. Outros podem ter mudado — de forma sutil ou drástica — depois de tanto tempo. Mas este é o ponto em que a maioria de nós se dá conta de que teve experiências o suficiente para perceber o que estava dando certo e construir uma vida de acordo com isso. Conduzimos nossos experimentos e, com base nos resultados, tomamos decisões. Olhando para trás agora, temos uma nova perspectiva para analisá-las. Algumas podem ter sido acertadíssimas, e nos colocaram no rumo de alguns de nossos momentos mais felizes e bem-sucedidos. Outras podem ter servido de aprendizado, nos levando a fazer uma correção de rota mais tarde.

Neste ponto de sua Autobiografia, Maggie examinou a época em que tinha entre trinta e 35 anos. "Eu já tinha morado em vários lugares", ela contou. "Saí de casa para a faculdade e depois voltei quando arrumei um emprego em uma grande empresa. Mas era transferida de cidade em cidade no trabalho. Fui criada em uma cidadezinha no Texas e passei a primeira metade da minha vida profissional em San Francisco, mas acabei em Nova York depois de passar por mais alguns lugares." Em suas mudanças constantes, Maggie teve a oportunidade de experimentar diferentes estilos de vida — em ambientes urbanos e rurais, em lugares frios e quentes. "Meu objetivo era mesmo morar em Nova York", revelou, "e comprei um apartamento lá quase trinta anos atrás. É onde moro até hoje. Essa foi uma decisão que tomei com toda a consciência. Lembro-me de quando me mudei, da fortuna que custou, de como fiquei sem dinheiro, mas pelo menos eu era dona do meu espaço, e esse foi um momento determinante para mim. Nunca me arrependi de ter comprado o apartamento, mas sei que foi porque morei em vários outros lugares antes de encontrar meu canto."

Maggie tem orgulho de sua decisão, que ainda lhe traz satisfação e alegria até hoje — sem contar que houve uma belíssima valorização de seu investimento. "Quando comprei o apartamento, era o máximo que podia pagar. Era um bairro seguro, mas nada muito sofisticado. Hoje tenho um imóvel em uma região valorizadíssima, e meu investimento se pagou com sobra." Maggie se sente grata à sua versão mais jovem por ter tomado essa decisão, e a reexaminou com todo o cuidado. "Às vezes eu dizia que tinha sido pura sorte, mas vejo que não foi nada disso. Estava disposta a experimentar de tudo, vivendo em todo tipo de lugar antes de fazer trinta anos. Por causa da minha postura receptiva, descobri do que gostava. Sabia que seria feliz morando em um apartamento em Nova York. Mas aprendi isso por tentativa e erro. Sim, me senti em casa quando cheguei, mas só porque tinha morado em vários outros lugares onde não me sentia assim."

A disposição de Maggie para experimentar e analisar os resultados a fim de tomar sua decisão lhe rendeu muita inspiração para a fase que vive hoje.

"Agora que estou aposentada, tenho tempo livre pela primeira vez em décadas", ela explicou. "Uma parte de mim está muito preocupada em 'não fazer besteira'. Mas, olhando para trás, na verdade me sinto inspirada por mim mesma. Quando eu estava começando, não queria 'acertar na mosca' na primeira tentativa. Estava disposta a tentar de tudo. Nunca fui religiosa, mas fiquei impressionada com minha fé e capacidade de ouvir — e seguir — meus instintos. Fui transferida várias vezes pela empresa, mas mostrei resiliência. Recomeçava tudo e via o que achava. Com alguns lugares eu me identificava, com outros não, mas sempre estava disposta a fazer a coisa funcionar — e consegui." Maggie pôde se inspirar em sua versão mais jovem enquanto buscava um caminho satisfatório depois da aposentadoria. "Fiquei bem estressada, sem saber o que fazer. Agora estou percebendo que posso relaxar um pouco, pensar em uma coisa por vez. Analisar a versão mais jovem de mim mesma me ensina a ter paciência com quem sou hoje."

> Os sonhos são as respostas de hoje para as perguntas de amanhã.
>
> EDGAR CAYCE

Hoje Maggie está aprendendo a se abrir para novas ideias que possam interessá-la. "Vivo pensando que preciso ser mais ativa", ela me falou. "Por enquanto, é só isso que sei. Moro perto de um parque, o que é um bom começo. Estou pensando em fazer aulas de spinning também. E cheguei a cogitar caratê — descobri em uma caminhada recente que abriu uma academia perto do meu prédio. Humm... Quanto tempo será que demora para eu virar faixa preta? Vou experimentar tudo isso, como eu fazia quando era mais jovem. E ver com que me identifico." Maggie está esperançosa, começando a acreditar que é capaz de encontrar um novo caminho. Já vi muitos e muitos alunos fazerem a mesma descoberta: da capacidade de mudar a própria vida, de encontrar suas próprias paixões, de se adaptar ao estresse e à adversidade e, no fim, curtir a vida que criaram para si.

Para quem é mais cético, o método científico de "conduzir experimentos e registrar resultados" costuma ser uma boa fonte de fé e otimismo.

> Sábio não é aquele que dá as respostas certas — é aquele que faz as perguntas certas.
> CLAUDE LÉVI-STRAUSS

Catherine sempre se sentiu atraída pelas artes visuais. Era louca para começar a desenhar, mas dizia a si mesma: "Se eu tivesse talento, já teria descoberto a esta altura". Suas Páginas Matinais, porém, eram insistentes: "Experimente desenhar". Mesmo se sentindo um pouco desconcertada, resolveu tentar. Podia ser divertido ou não, mas só havia uma maneira de descobrir. Ela comprou papel de desenho. Na sala de espera do oftalmologista, começou a esboçar os objetos ao seu redor. O ato de desenhar era interessante e ajudava a matar o tempo. O médico a deixou esperando por trinta minutos. Normalmente ela se irritaria, mas com o papel para lhe fazer companhia o tempo passou bem depressa. "Foi divertido", Catherine se pegou pensando. "Por enquanto, tudo certo..." Quando saiu do consultório, foi a uma loja de brinquedos comprar um presente de aniversário para a neta. A loja estava cheia, e ela precisou esperar para ser atendida, então sacou o bloco da bolsa e desenhou um urso de pelúcia. Quando foi fazer a compra, acabou escolhendo o mesmo urso como presente. Com duas páginas preenchidas, ela se viu ansiosa para desenhar mais. Naquela noite, desenhou seu gato dormindo no sofá de casa. Na manhã seguinte, suas Páginas Matinais disseram: "Está vendo? Não está feliz por ter tentado?". Em sua caminhada matinal, insuflada pelo otimismo gerado pelos desenhos, ela foi a uma loja de materiais artísticos e comprou uma caixa de lápis de 48 cores. "Desenhar me faz feliz", ela registrou no dia seguinte nas Páginas Matinais. "Ainda bem que criei coragem para descobrir isso."

Alan experimentou as ferramentas com muita relutância. Cientista de formação, venerava a objetividade acima de tudo. Para ele, as ferramentas pareciam "esotéricas" demais.

"Tente fazer", eu incentivei, "e registre os resultados. Em outras palavras, faça o experimento e mantenha a mente aberta, como em seus tempos na carreira científica."

Esse conselho fez sentido para ele, que, contrariando seu primeiro instinto, começou a escrever suas Páginas. Seis semanas depois, foi obrigado a admitir que as ferramentas estavam dando resultados.

"Percebi que quem tinha uma mentalidade estreita era eu, como um cientista que se recusa a realizar determinado experimento só porque pode comprovar que sua teoria estava errada. Não sei se usaria a palavra Deus — ainda —, mas existe uma instância superior que parece falar comigo através das Páginas."

Faz dez anos que Alan adotou as ferramentas.

"Você ainda as usa?", perguntei recentemente a ele.

"Sim, sempre que estou encrencado", respondeu. Dei risada. Se ele não quisesse ficar "encrencado", era só usar as ferramentas de forma constante.

"Acho que isso é verdade", riu Alan. "Toda vez que as utilizo, minha vida toma um rumo melhor." Ele era obrigado a admitir que os resultados falavam por si sós, mas foi preciso ver para crer.

TAREFA
MÉTODO CIENTÍFICO

A esta altura, você já usou várias das ferramentas. Que resultados notou? Que ferramenta ou tarefa vem evitando, ou se sentiu mais relutante a experimentar? Muitas vezes resistimos às coisas que nos oferecem maior recompensa.

Faça o que você vem evitando fazer e registre os resultados.

TAREFA
AUTOBIOGRAFIA, SEMANA SETE

IDADE: _____

1. Descreva seus principais relacionamentos nessa época.
2. Onde você morava? Passava longas temporadas em outro lugar?
3. Qual era sua fonte de diversão nessa época?
4. Descreva um som que remeta a esse período.
5. Descreva um sabor desse período.
6. Descreva um episódio em que demonstrou resiliência nesse período.
7. Qual era seu conceito de Deus? Você tinha um?
8. Quais experiências ou decisões desse período ainda fazem parte de sua vida?
9. Como era sua relação com os exercícios físicos nessa época? Comparável à de hoje?
10. Que outras lembranças dessa época lhe parecem relevantes?

NOSSO CONCEITO INDIVIDUAL DE DEUS

Antes que você comece a protestar — "Deus? Por acaso isto é um livro de religião?" —, permita que eu explique o que quero dizer com isso. Sim, pode ser um deus relacionado à religião, com quem você tenha uma relação saudável e feliz. Mas também pode ser uma sensação mais genérica de orientação espiritual, ou um "instinto". Gosto de pensar em Deus como uma "energia direcionada para o bem". Penso em Deus como uma força benevolente, um cocriador, orientador e protetor. Todo dia peço nas minhas Páginas Matinais para ser "bem guiada e protegida". E, analisando cada dia quando chega ao fim, percebo que sou mesmo.

Fui criada na Igreja católica. Estudei em instituições administradas por irmãs da misericórdia, missionárias da caridade, carmelitas e, por fim, jesuítas, quando entrei em Georgetown. Fui educada, orientada e repreendida por freiras. Às vezes me refiro a essa criação como "o caminho mais rápido para o agnosticismo". Mas, quando parei de beber, em 1978, aprendi que, se quisesse continuar sóbria, teria que encontrar uma força maior da qual me valer.

Na época eu era muito resistente a essa ideia. Não conseguia me ver falando sobre Deus, e muito menos acreditando em sua existência. Estava saturada desse assunto e não tinha visto nenhuma prova de uma força maior atuando na minha vida até então.

> Não tenho certeza de nada, mas a visão das estrelas me faz sonhar.
>
> VINCENT VAN GOGH

Rejeitei o conselho de meus amigos sóbrios enquanto não percebi que não estava sozinha na minha postura em relação a questões espirituais. Eu acreditava no Deus todo-poderoso das religiões tradicionais? Já tinha acreditado, mas não me via capaz de fazer isso àquela altura. Mas acreditava que *alguma coisa* existia — uma força do bem, por assim dizer, benevolente e onipresente... bom, talvez. Tive muitos momentos de inspiração, ou orientação, ou sorte, para examinar essa ideia com mais atenção ao longo da vida. Quando uma amiga me disse que o deus em que acreditava eram os raios de sol entrando pela janela, comecei a entender que talvez eu também pudesse identificar um "deus" com o qual me sentisse à vontade. Mais tarde encontrei um verso de um poema de Dylan Thomas que resumiu tudo para mim: "A força que através do verde estopim impele a flor". Sim, nisso eu podia acreditar. Sim, havia uma força vital maior. E, sim, eu queria me relacionar com ela.

Nesse ponto da minha jornada, tive que aprender a escrever sóbria, depois de um longo período fazendo justamente o contrário. Minha mentora me falou que eu deveria "deixar a força maior escrever por mim". A princípio isso me pareceu maluquice, mas, quando imaginei a força trabalhando através do verde estopim, foi mais fácil imaginá-la fluindo através de mim para "impelir a flor" da minha escrita. Nesses meus primeiros experimentos, comecei a desenvolver as ferramentas que, além de ensinar, uso em minha própria vida. Aprendi na prática que minha criatividade deu frutos quando deixei meu ego de lado e passei a escrever como se estivesse "transmitindo uma mensagem", em vez de "elaborando uma". Minha escrita fluía com mais naturalidade. Minhas ideias surgiam de forma mais suave e constante. Pela primeira vez eu estava escrevendo em parceria com uma versão aprimorada de mim mesma — com minha melhor versão. Aprendi a me perguntar com que deus *gostaria* de partilhar minha atividade. Imediatamente pensei: "Um que seja divertido, bem-humorado e cheio de ideias". Afinal, se era capaz de criar não uma, mas milhares de flores, flocos de neve e impressões digitais diversos, essa força — fosse qual fosse — me parecia uma ótima parceira criativa.

Trabalhei com muitos ateus e com muita gente que não faz parte de nenhuma religião institucional. Trabalhei com pessoas que são "espiritualizadas, mas não religiosas" e com gente que nunca pensou muito a respeito de religião ou espiritualidade. Para todos os meus alunos, as Páginas Matinais proporcionam mais proximidade de algo — talvez por meio de uma sensação de orientação, talvez por meio de um entendimento melhor de si mesmos, e muitas vezes as duas coisas. Alguns tentam resistir, dizendo não ter tempo ou não entender o propósito da ferramenta. Para eles, eu digo que o objetivo das Páginas Matinais é a proximidade. Quando as escrevemos, nos aproximamos de uma força maior, da melhor versão de nós mesmos — ou, se você preferir, de Deus. É importante reconhecer que as Páginas Matinais são um tempo sagrado, passado em comunhão com o universo.

> E aqueles que estavam dançando foram considerados insanos por aqueles que não conseguiam ouvir a música.
>
> FRIEDRICH NIETZSCHE

"Ah, Julia, pare de ser tão esotérica", alguns reclamam. Os mais resistentes são na verdade os que mais tendem a se beneficiar. Não peço a eles que acreditem em nada. Só que experimentem. Praticamente sem exceções, eles me relatam uma percepção mais ampla, uma intuição mais afiada e mais sincronicidade na vida. Embora relutem em falar em Deus, veem que estão se comunicando com uma instância superior, que os ajuda a mudar de vida.

Muitos aposentados, quando desafiados a definir — ou redefinir — seu caminho espiritual, descobrem que encaram Deus de uma forma infantil. Muitas vezes, não repensam o conceito que tinham quando crianças. A essas pessoas, eu digo que está na hora de uma atualização espiritual. Em que tipo de Deus gostariam de acreditar? Muitas vezes, elas passaram a vida pensando em Deus como seu antagonista. Eu sugiro que tentem acreditar em um Deus mais amistoso. E se adotassem o conceito de um Deus mais amigável em relação aos seus objetivos? Um que oferecesse apoio?

"Mas, Julia, um Deus como esse parece bom demais para ser verdade."

"Tente", eu incentivo. "Procure acreditar que Deus está do seu lado."

Ethan foi criado em um lar religioso, mas, quando se lembrou da infância na Autobiografia, percebeu que a doutrina que aprendera em casa o enchera de medo. "Eu acreditava que Deus estava sempre de olho", ele me contou. "Ficava com medo de dar um passo em falso." Depois da aposentadoria, sentiu vontade de começar a compor, mas tinha medo de que suas ideias fossem ruins e inaproveitáveis. "Nunca havia relacionado meu medo de criar ao meu conceito de Deus", ele me falou. "Eu adorava música pop, não gospel. Não tinha a menor intenção de escrever hinos de louvor, por isso achava que Deus não aprovaria. Acho que era isso que estava me impedindo."

Sim, é possível, e também muito comum. Criar é um ato que se dá na intimidade, e, se sentimos que existe alguém — ou algo — "sempre de olho", podemos nos censurar antes mesmo de tentar. Quando Ethan começou a reconfigurar sua noção de Deus, concentrando-se em uma força mais positiva em vez de no Deus negativo e temível que conhecia, começou a se sentir mais animado a compor. Ele se sentava ao piano todos os dias, procurando melodias e fazendo anotações.

> *Tenha fé nas pequenas coisas, porque é nelas que está sua força.*
>
> MADRE TERESA DE CALCUTÁ

"Talvez minhas ideias sejam *boas*", ele escreveu um dia em suas Páginas Matinais. "Talvez *recebam* inspiração de uma instância maior — seja dentro ou fora de mim. Talvez não importe de onde venham."

Confiando em uma fonte divina, fosse qual fosse, Ethan conseguiu trabalhar com mais liberdade.

Escrever as Páginas Matinais é uma forma de oração. Nós dizemos ao universo — ou a Deus, ou a uma força maior, ou ao Criador, ou ao Tao, independente do nome — exatamente do que gostamos, do que não gostamos, o que queremos mais e o que de fato queremos. Entramos em contato com uma força interior que nos orienta com cautela para o bem. Muitos de nós não temos interesse em orações. Mas, ao escrever nossas páginas, nos vemos fazendo algo parecido com orar. Entramos em contato com uma força interior que é só nossa. Não importa que nome damos a ela. O importante é saber ouvir. E, quando fazemos isso diariamente, os resultados são impressionantes. "Por favor, me guie", pedimos, e somos recompensados. A recompensa pode vir na forma de um palpite ou uma intuição. Pode vir na forma de uma conversa com um desconhecido. O importante é que a orientação vai aparecer, e, se estivermos abertos para isso, vamos ouvi-la.

A princípio, a ideia de receber orientação pode parecer boa demais para ser verdade, ou então mera coincidência. Mas, quando nos acostumamos a ser receptivos, isso se torna uma presença confiável em nossa vida. "O que eu posso fazer a respeito da negatividade do meu parceiro?", podemos perguntar. "Simplesmente ame", pode ser a resposta. "Não tente consertar ninguém." Todas as orações são ouvidas, e todas são respondidas, mas às vezes as respostas podem ser sutis. Podemos ser orientados para uma direção inesperada. "Ligue para fulano", podemos ouvir, uma resposta improvável, pensamos, o que nos leva a orar outra vez. "Ligue para fulano", nossa intuição insiste. Fazemos outra oração. "Ligue para fulano", ouvimos, até que por fim resolvemos ligar, o que inesperadamente nos abre uma porta. Através das Páginas Matinais, ajustamos a sintonia de nossos receptores. É como se montássemos um rádio espiritual capaz de receber mensagens do que podemos chamar de "a fonte". Mais uma vez, não faz diferença o nome que se dá a essa energia auxiliadora. O que importa é proporcionar a ela uma chance de ajudá-lo.

Veronica estava sofrendo de depressão e lidando com inúmeros fatores de estresse na vida. Sugeri que pedisse orientação nas áreas que a deixavam mais sem chão, mas ela se mostrou terrivelmente desconfortável com a ideia. "Sou ateia", disse. Eu garanti que isso não era um problema. Ela não precisava mudar suas crenças ou pedir "orientação", se não gostasse dessa palavra. Bastava fazer uma pergunta quando escrevesse suas Páginas e ficar atenta às respostas.

"Bom, estou sofrendo", ela falou, "então vou tentar."

Quando isso acontecia, ela muitas vezes ouvia uma sabedoria que vinha de uma fonte fora de si mesma. "O que eu faço com meu genro?", perguntou, buscando uma solução para um relacionamento complicado. "Seja generosa com ele", foi a resposta. "O que faço com minha mania de gastar demais?", questionou. "Faça uma planilha com tudo o que ganha e o que gasta", foi aconselhada. Qualquer que fosse a pergunta, suas páginas tinham a resposta — ou apontavam o caminho para uma. "Experimente caminhar", suas Páginas aconselharam quando ela se queixou de sobrepeso. "Tente caminhar", disseram outra vez quando ela reclamou que suas ideias pareciam estagnadas. Suas Páginas explicaram: "Quando você se tornar mais ativa, suas ideias vão vir à tona. Você tem muitas, só precisa saber acessá-las."

E assim Veronica, obediente às suas Páginas, adquiriu o hábito de fazer caminhadas. Naturalmente, ela se viu mais alerta, mais revigorada e mais viva. Sua depressão se atenuou quando descobriu sua "força interior insuspeita", de acordo com suas palavras. "O que quer que seja, aprendi a apreciá-la."

Essa mudança radical de perspectiva não passou despercebida a Veronica. Apesar de preferir descrever a experiência de outro modo, ela passou por um redespertar espiritual — uma grande alteração psíquica da negatividade para a positividade.

Muitas vezes, examinamos nosso conceito de Deus sob a luz do ceticismo. Sem problemas. O importante é que o examinemos. No campo secular do trabalho, nosso chefe era nossa instância superior — ou então nós mesmos. As Páginas Matinais exigem que abdiquemos desse controle. Nós fazemos as perguntas, e as respostas parecem vir de algum lugar fora de nós. Sentimos uma força maior nos orientando a escrever. Às vezes ouvindo uma sabedoria interior adormecida. Às vezes por meio de uma coincidência, ouvindo a conversa de dois estranhos. Aos poucos, reconhecemos que somos sempre conduzidos, guiados. Só precisamos pedir ajuda e esperar, sabendo que ela vai chegar.

TAREFA
CONCEITO DE DEUS

Nosso Deus da infância pode ser muito diferente do Deus em que acreditamos hoje — ou gostaríamos de acreditar. Sem pensar demais, escreva dez características de seu Deus da infância.

O meu Deus da infância era:

1. Masculino

2. Julgador

3. Católico

4. Onividente

5. Etc.

Em seguida, escreva dez características de um Deus que você gostaria de criar.

Eu adoraria que meu Deus fosse:

1. Criativo

2. Compreensivo

3. Conselheiro

4. Acessível

5. Etc.

TAREFA
PEÇA E RECEBERÁ

Agora que você já estabeleceu as diretrizes de seu Deus da criatividade, tente pedir sua ajuda. Há quem goste de escrever uma pergunta à noite e esperar pela resposta de manhã. Há quem prefira sair para uma caminhada com um questionamento em mente. Talvez você queira escrever a pergunta em suas Páginas Matinais e esperar com atenção pela resposta. Talvez decida fazer as três coisas. O importante é experimentar com a mente aberta. As respostas que "ouvir" vão ser surpreendentes e esclarecedoras.

O INVESTIMENTO NO EXERCÍCIO

Com muita frequência, dizemos que é tarde demais para se exercitar. Nós nos resignamos com o fato de que nosso corpo não está em forma. Os médicos, porém, discordam. Muitas academias oferecem aulas de pilates e ioga para todas as idades. Quase todos nós conseguimos fazer caminhadas, que com o tempo melhoram nossa forma física. Tenho uma cadelinha que adora passear. Assim que calço meus tênis, ela pula de empolgação. Quando pego a guia, quase chega ao êxtase. Ela ainda é filhote, e se exercitar a deixa muito contente. Eu alterno entre caminhada e corrida leve. Um dia, enquanto eu corria, um corvo voou baixo mais adiante na estrada. "Vamos", o pássaro parecia dizer, "você consegue ir mais rápido." Mas eu não queria ir mais rápido. Queria seguir em um ritmo tranquilo, que não me desencorajasse, então andava dez passos e corria vinte. Passo por uma estrada de terra entre as árvores. A cadelinha já conhece o caminho. Quando a curva é para a esquerda, ela vai e eu faço o mesmo. Não quero nada além de um ritmo tranquilo. Digo a mim mesma que não há problema em ser uma iniciante na prática de exercícios físicos.

Outro dia, no mercado, comprei morangos e uma revista sobre corrida. A revista foi uma inspiração, pois dava dicas de como aumentar aos poucos a carga de exercícios para uma melhor forma física. Devorei

> *A forma física não é só um dos fatores mais importantes para um corpo saudável: é a base de uma atividade intelectual criativa e dinâmica.*
>
> JOHN F. KENNEDY

todas as matérias. Apesar de estar começando, já me considerava uma corredora. Pensei em ligar para meu amigo Dick e contar que tinha começado um programa de exercícios leves. Ele tem 72 anos e correu seis maratonas depois dos cinquenta. Costuma fazer corridas de dez quilômetros "só para desenferrujar". Houve uma época em que eu levava a corrida mais a sério. Mas então, sem nenhuma explicação, parei de correr. Talvez por morar em Manhattan. Qualquer que tenha sido o caso, eu estava pronta para recomeçar. Santa Fe é uma cidade de corredores. Eles ocupam as estradas de terra e sobem o morro — alguns inclusive se arriscam pela trilha até o alto da montanha onde ficam as estações de esqui. Sempre os observei com admiração e me senti inspirada.

Exercícios "elevam nossa vibração", como diz minha amiga Sonia Choquette. Clareiam nossos pensamentos e nos aproximam de uma fonte de apoio espiritual. Sair de casa, respirar ar fresco e acelerar os batimentos cardíacos nos enchem de otimismo e de uma sensação de realização que nos acompanham durante todo o dia. Alguns de nós, como Dick, são atletas de longa data. Outros, como eu, temos fases mais e menos ativas.

Earleen se aposentou depois de uma longa carreira como professora de música em uma universidade. "Passei anos sem me exercitar", ela contou. "Frequentei uma academia durante breves períodos — aos vinte e poucos e aos quarenta e poucos —, mas agora, com mais de sessenta, estou começando." Em uma consulta recente, seu médico informou que seu colesterol estava elevado — "quase a ponto de precisar de medicação".

"Isso me deixou assustada", explicou Earleen. "Eu tinha uma saúde relativamente boa até então, mas a ideia de que estava quase precisando de remédio para o colesterol foi um sinal de alerta. De repente, não era mais uma questão de perder alguns quilos por vaidade. Minha saúde estava em jogo, e percebi que só dispunha de um corpo para cuidar. Sei que posso mudar minha dieta, mas acho que, para mim, os exercícios são o caminho." Sabendo que precisava começar pelo princípio, Earleen passou pelas academias perto de casa para ver o que tinham a oferecer. Quando fez isso, foi recebida de braços abertos e com muitas informações.

"Eu nunca tinha conseguido fazer academia por muito tempo, já fui logo avisando", ela contou. "O pessoal me incentivou bastante. Nunca tinha permanecido por tempo o suficiente para descobrir que quem faz exercícios costuma ser mais otimista. É divertido. São todos muito legais."

> Se pudermos oferecer a todos os indivíduos a quantidade certa de nutrientes e exercícios, nem demais nem de menos, encontraremos o caminho mais seguro para a boa saúde.
>
> HIPÓCRATES

Quando analisou suas opções, Earleen decidiu se matricular na melhor academia da cidade. "A mensalidade era um pouco mais cara", ela contou, "mas assim que entrei senti que ia querer voltar lá. Tinha cheiro de eucalipto, além de uma piscina e um montão de aulas, os vestiários eram lindos, e confesso que a sauna chamou minha atenção." Earleen tomou uma decisão muito sábia: escolheu um lugar que ia *gostar* de frequentar. Quando optamos por algo que nos seja atraente — seja uma aula, uma trilha ou o ambiente de uma academia —, ficamos muito mais inclinados a voltar e adotar aquilo como um hábito.

"Estou indo há um mês", Earleen me contou. "Faço duas aulas por semana e tento caminhar — inclusive ao ar livre, quando o tempo está bom — algumas vezes na semana. Quero aumentar o ritmo com o tempo, mas já estou me exercitando mais do que nunca e me sinto muito, muito diferente. A aula de hidroginástica é puxada para mim, mas gosto mesmo assim, e prometo a mim mesma que vou fazer uma sauna quando acabar. É essa ideia que me faz seguir firme na aula. Não vejo problema nenhum nisso."

Ela está certa. Acrescentar alegria, conforto e, sim, até mesmo um pouco de luxo à nossa rotina de exercícios nos faz querer mantê-la e nos leva a tomar medidas produtivas — e proativas — em benefício de nossa saúde. Como a dra. Michelle May escreveu em seu livro *Eat What You Love, Love What You Eat* [Coma o que ama, ame o que come], os benefícios da atividade física são imensos, e incorporar um programa de exercícios à vida "é um dos melhores remédios que você pode receitar a si mesmo". Os ganhos à saúde documentados vão do âmbito físico ao emocional, com a redução do estresse, do colesterol e da pressão e o aumento do otimismo, do vigor e da longevidade. Como ela colocou: "Se fosse possível comprar tudo isso na forma de um medicamento, todo mundo ia querer". Quando nos exercitamos, nos tornamos mais resilientes em termos físicos, mentais e espirituais.

Voltando ao meu caso, gosto de sentir a empolgação do progresso. Os números na balança caem à medida que minha resistência aumenta. Minha cadela Lily continua sendo uma ótima companhia para os exercícios, sempre pronta e ansiosa para uma caminhada ou uma corrida. Marcar um encontro com um amigo para uma caminhada ou um jogo de tênis pode ajudar a manter nosso comprometimento. Quando escolhemos a atividade física que mais combina conosco, precisamos tomar cuidado para dar passos pequenos em direção ao nosso objetivo. Cinco minutos por dia para quem não fazia nada são um tremendo avanço; dez minutos em vez de cinco são um aumento de 100%. Aqueles que nunca se exercitaram não demoram a aprender que "só um pouquinho" é muito mais que nada.

> *Uma caminhada matinal é uma bênção para o dia todo.*
> HENRY DAVID THOREAU

TAREFA
EXERCITE-SE SÓ POR HOJE

A chave para um programa de atividade física de longo prazo é encarar um dia de cada vez. Em vez de criar metas grandiosas além de nosso alcance, é melhor nos comprometermos com uma única realização, mais discreta e viável. Qual é o máximo de exercícios que você conseguiria fazer hoje? Faça.

PRESENTES DA NATUREZA

Estabelecer uma ligação com a natureza pode ser um atalho para um contato mais consciente com sua força maior. Para mim, uma noite estrelada com a lua pairando sobre as montanhas me leva a exclamar: "Eu te amo". A natureza parece responder: "Também te amo". Flores silvestres na beira da estrada, girassóis aparecendo por cima de

> *Observe o nascer do sol. Nade no mar. Respire a salubridade do ar puro.*
>
> RALPH WALDO EMERSON

uma cerca de madeira, violetas surgindo entre as árvores — cada um dos detalhes da criação me inspira a criar. Um cachorro deitado ao sol, um cavalo pastando, um gatinho brincando com um novelo de lã — tudo isso me deixa admirada. Em uma rua da cidade, um cocker spaniel puxando a coleira, um sharpei e sua cara franzida, um pitbull correndo ao lado do dono, tudo isso me encanta. O brilho rosado de uma cerejeira, o verde de um salgueiro e o belíssimo dourado de um pinheiro no outono me lembram todos os dias, enquanto tento me conectar com o mundo, de que existem muitos presentes à minha espera.

Nosso mundo é lindo, e somos feitos para apreciar os muitos deleites que nos oferece.

Brendalyn, uma amiga pastora, fez recentemente uma jornada espiritual de oito dias que incluía quatro dias sozinha na natureza sem nada além de água. "Não senti nem um pouco de medo", ela me contou, toda alegre. "Experimentei uma sensação elevada de divindade."

Não precisamos passar tanto tempo sozinhos na natureza para desfrutar de suas maravilhas, mas a conclusão a que Brendalyn chegou depois de sua ousada empreitada foi bem inspiradora. "Minha consciência espiritual se elevou com esse tempo passado na natureza", afirmou ela. Quando fazemos um esforço para estabelecer um contato com o mundo natural, inevitavelmente encontramos a força que ajudou a criá-lo, qualquer que seja nossa definição dela.

Helen teve uma longa e bem-sucedida carreira como contadora, com executivos de alto calibre entre seus clientes. Quando se aposentou, viu que sentia falta dos dias estressantes e cheios de atribulações. Para passar o tempo, começou a fazer caminhadas diárias. "Minha nossa!", ela exclamou para si mesma quando viu uma garça-azul. "Que lindo", comentou, sem fôlego, quando avistou um melro de asas vermelhas. Ela havia andado um quilômetro e meio ao redor da cidade por um lugar em que costumava passar de carro. Caminhando, podia apreciar a beleza diante de seus olhos. Depois de um mês, ela decidiu comprar um binóculo para observar melhor os arredores enquanto andava. Encontrou um ninho de garça-azul e alguns patos caminhando em meio à vegetação rasteira. Em suas Páginas Matinais, Helen catalogava a beleza que observava na natureza. "Ela sempre esteve ao meu redor", disse quando me ligou para contar o que estava fazendo depois de aposentada. "Agora tenho tempo para apreciá-la."

> *Observe profundamente a natureza e vai começar a entender tudo melhor.*
>
> ALBERT EINSTEIN

Quanto mais caminhava, mais Helen queria passar seu tempo em contato com a natureza. Ela começou a fazer pequenas aventuras — um passeio às estações de esqui antes da chegada da neve, com os pinheiros ainda cobertos de folhas amarelas, uma visita a um cânion para apreciar a vista das montanhas, uma viagem por uma estrada paralela ao Rio Grande. Esses programas enchiam seu coração de alegria.

"Vi um gavião ontem", Helen me contou, maravilhada. "Estava planando em uma corrente de ar quente, e, só de vê-lo, senti meu espírito voar alto. Na semana passada fui até o encontro de dois rios. Mesmo de dentro do carro, dava para ver a força da correnteza. Isso me fez decidir escrever um blog. Minhas expedições à natureza me deram algo para compartilhar."

Quando nos aproximamos da natureza, de fato ganhamos isso. Ao nos conectar com ela, somos incentivados a fazer outras conexões, com as pessoas ao nosso redor, com nosso eu mais elevado, com nosso passado e nosso futuro. Nosso mundo se expande.

Uma atividade recompensadora na natureza é a jardinagem. Muitas vezes adotada por aposentados que de repente passam a dispor de muito tempo, ela nos proporciona beleza e satisfação. Quando Isabel deixou de dar aulas, encheu seu quintal de flores e passava horas e horas cuidando de suas plantas. O jardim da vovó, como seus netos o chamavam, era um lugar mágico, repleto de amores-perfeitos e rosas. Ela ensinou as crianças a conservar as flores e a plantar novas mudas. Até hoje, quando mostra uma flor recém-desabrochada aos netos, agora adultos, eles se sentem transportados imediatamente ao maravilhoso quintal encravado em uma ruazinha em Indiana.

Thomas Berry definiu a jardinagem como "uma participação ativa nos mistérios mais profundos do universo". Muitos jardineiros hão de concordar com isso. O contato literal e direto com a terra nos traz uma paz e uma perspectiva que de outra forma poderiam não ser alcançadas.

> Sempre há flores para quem está disposto a vê-las.
> HENRI MATISSE

Frank sabia que queria se dedicar à jardinagem, mas estava em dúvida entre começar um canteiro ou uma horta.

"Por que não as duas coisas?", sugeriu sua esposa, e foi isso que ele fez. Plantou zínias e tomates, malvas-rosas e abobrinhas, girassóis e abóboras. Suas tardes dedicadas a essa atividade eram cheias de satisfação. Ele se orgulhava de seu passatempo, e sua esposa gostava dos buquês belíssimos que produzia. Os legumes plantados eram frescos e deliciosos. Não havia comparação entre os alimentos cultivados em casa e os comprados no mercado. No primeiro ano de jardinagem, Frank teve uma colheita modesta, que mesmo assim lhe pareceu prodigiosa. No segundo, expandiu a produção tanto de flores como de legumes, com cenoura, couve-flor, alface e rabanete. No terceiro, cultivou ainda berinjela e pepino. Começou a fazer pratos vegetarianos com o que retirava da horta e descobriu que gostava de cozinhar quase tanto quanto de plantar.

O pão de abobrinha se tornou sua grande especialidade, que passou a distribuir para amigos e parentes. A sopa de legumes vinha logo a seguir, feita somente com os vegetais frescos tirados da horta.

"Antes de me aposentar, eu tinha vontade, mas não tempo, de me dedicar aos meus hobbies. A combinação de tempo e vontade veio com a aposentadoria. Ano que vem vou dobrar minha plantação de tomate."

De acordo com seu próprio estilo de vida — seja caminhando pela mata, plantando um canteiro, andando pela praia ou simplesmente visitando um parque ou uma estufa —, o contato com a natureza sempre vale a pena, assim como prestar atenção no que ele desperta em você. As respostas podem ser surpreendentes.

TAREFA
DESCOBRINDO A NATUREZA

O que seu ambiente atual tem a oferecer em termos de contato com a natureza? Quando eu morava em Nova York, recolhia pinhas secas no parque e comprava flores para pôr no apartamento. Quando vivia em Los Angeles, caminhadas à beira-mar me proporcionavam uma lufada de ar fresco. No Novo México, eu adoro explorar as estradas de terra com minha cadela Lily. Algumas pessoas gostam de colecionar folhas e pedras. Outras se sentam ao ar livre para ouvir os sons do vento e dos pássaros. Escolha uma atitude que combine com seu estilo de vida e veja como a maior proximidade com a natureza pode ajudá-lo a entrar em contato com uma força maior.

> *Mas a cada contato com a natureza recebemos muito mais do que esperamos.*
> JOHN MUIR

SINCRONICIDADE

O grande professor e especialista em mitologia Joseph Campbell, já falecido, aconselhava seus alunos a "seguir suas alegrias". Ele os ensinava a esperar pela sincronicidade, que definia como "mãos amigas". "Sigam suas alegrias", dizia, "e o universo abrirá suas portas para vocês." Como se tornou famoso já octogenário, tinha décadas de experiência nas quais basear suas teorias. Uma vez após a outra, viu as portas se abrindo. Sua vida o ensinou a acreditar firmemente no conselho oferecido por Johann Wolfgang von Goethe: "Se você pensa que sabe fazer algo, ou acredita que sabe, comece a fazer. A ação contém magia, graça e poder".

Outra citação que me vem à mente é do explorador escocês Joseph Murray: "Existe um fato elementar, cuja ignorância já fez naufragar grandes planos: quando você está comprometido, o universo também se envolve".

> *A sincronicidade é uma realidade sempre presente para aqueles que têm olhos para vê-la.*
> CARL JUNG

Ao escrever nossas Páginas Matinais, estamos em contato com o universo. Estamos dizendo a uma instância benevolente quais são nossas necessidades, nossos objetivos e nossos desejos. É como se estivéssemos à deriva em uma jangada em mar aberto. Quando escrevemos, mandamos um sinal com nossa localização exata, permitindo o resgate. Pouco tempo depois de fazer contato com o universo, ele faz contato conosco. Começamos a experimentar a sincronicidade. Passamos a nos sentir cada vez mais no lugar certo e na hora certa. Quando ensino e explico a meus alunos esse conceito, alguns resistem a princípio, dizendo que é bom demais para ser verdade. Sem querer parecer crédulos, questionam: "Julia! Você acha mesmo que o universo abre portas para nós?". Eu respondo que sim e digo que não precisam acreditar em mim, mas podem começar a anotar os exemplos de sincronicidade que encontram pelo caminho.

Para Eva, procurar pela sincronicidade se tornou uma espécie de jogo. Em suas Páginas Matinais, ela citava as instâncias da vida em que precisava de ajuda. Algumas pareciam importantes. Outras, quase banais. Havia se mudado para uma nova cidade e queria encontrar um salão de beleza de confiança. Em uma palestra sobre arte minimalista, sentou ao lado de um homem atraente, que se mostrou bem compreensivo com sua situação de recém-chegada. Sentindo-se tola, Eva confessou que sua maior preocupação era encontrar um cabeleireiro. O homem deu risada. "Sou cabeleireiro", ele contou. Ela precisava de alguém que soubesse trabalhar com cachos.

> *O universo está cheio de coisas mágicas esperando pacientemente que nossos sentidos fiquem mais apurados.*
> EDEN PHILLPOTTS

"É minha especialidade", o cabeleireiro bonitão disse a ela. Eva pegou o telefone dele e marcou um horário para o dia seguinte. Apesar de suas dúvidas — parecia tudo fácil demais —, saiu do salão com um ótimo corte.

"Fiquei muito feliz por tê-lo encontrado", ela me disse. "Sei que parece uma coisa fútil se preocupar com o cabelo, mas eu me preocupo — e é o tipo de coisa que considero um pedido não espiritual. Talvez todo pedido seja válido. Estou aprendendo que não existe certo e

> O mundo é cheio de passagens e oportunidades, de cordas retesadas esperando para ser tocadas.
>
> RALPH WALDO EMERSON

errado nas Páginas Matinais, que posso pedir ajuda para qualquer coisa. Tenho mais humildade e mais fé. Fico pensando no que pedir a seguir, e fico empolgada para ver o que vai acontecer."

ACOMPANHAMENTO SEMANAL

1. Quantas vezes você escreveu suas Páginas Matinais? Como foi a experiência?

2. Você fez seu Programa Artístico? Em que consistiu? Descobriu alguma coisa em sua Autobiografia que quisesse explorar em um Programa Artístico?

3. Fez suas Caminhadas? O que observou enquanto andava?

4. Que tipo de epifania você teve?

5. Notou alguma sincronicidade? Qual? Isso lhe trouxe uma sensação de humildade, de ter sido orientado por uma força maior?

6. O que descobriu em sua Autobiografia que gostaria de explorar mais a fundo? Como poderia fazer isso? Como sempre, se você tiver uma lembrança significativa que exija mais atenção, mas não souber que atitude adicional precisa tomar, não se preocupe. Apenas siga em frente.

SEMANA OITO
Recuperando a alegria

Nesta semana você vai explorar uma pergunta simples, porém profunda, e fazer algo a respeito: "O que lhe traz alegria?". Examinando sua Autobiografia, você pode descobrir que formar sua própria família fez isso por você. Para alguns, o momento presente proporciona uma segunda experiência desse tipo, com a chegada de netos ou sobrinhos-netos. Outros podem reviver esse período como aquele em que o trabalho estava em primeiro lugar, começando a dar frutos. Hoje, uma nova carreira — ou simplesmente novas empreitadas — pode estar começando. Ao decidir como seguir em frente, estabelecendo as bases para o futuro, é importante refletir sobre o que nos dá prazer. Qual é sua relação com a natureza? Qual é sua experiência — atual ou passada — com animais de estimação? Nesta semana, você vai investigar o que lhe dá alegria, explorando seu lado brincalhão e infantil e as experiências que mais lhe proporcionam deleite. Com o coração leve, vai descobrir muitos de seus verdadeiros valores e alcançar alegrias duradouras agindo de acordo com eles.

ALEGRIA VERDADEIRA

O que nos traz alegria de verdade? Você já descobriu suas fontes de alegria em sua Autobiografia? O que fazia quando se sentia alegre? Explorava suas paixões e seus interesses? Quais eram? Precisou abandonar suas ideias por causa do trabalho, da família ou de alguma outra

> Vou ousar fazer o que quero, ser quem eu sou e dançar quando quiser.
>
> BEVERLY WILLIAMS

coisa? Muitas pessoas deixam seus interesses de lado em nome de um raciocínio lógico. "Eu gostaria de compor músicas", podemos pensar, "mas não sou muito sensível. Como vou conseguir sustentar a mim mesmo/minha mulher/meus filhos/meu estilo de vida com um hobby?" A verdade é que compor pode nos trazer grande alegria. Para mim, sempre trouxe. Todos temos ideias que nos mobilizam, e agora é um ótimo momento para revisitar essas paixões — essas faíscas —, independente de havê-las abandonado ou não no passado. Se estivermos dispostos a ir além da superfície, elas podem se revelar fontes de alegria verdadeira para nós.

Muitas vezes, um sentimento negativo pode manchar o que já foi um sonho gerado pela alegria. Só de pensar nisso já podemos desencadear uma torrente de sentimentos: arrependimento, inveja de quem não desistiu, sensação de que a hora certa já passou, tristeza, raiva. Peço que não se assuste com sua reação imediata. Sob essa carga negativa pesada pode haver algo muito mais delicado: uma noção de simplicidade, uma inocência, um interesse. Permitindo que nosso lado infantil brinque no campo desse sonho, provavelmente descobriremos uma sensação extasiante de liberdade e empolgação. Apesar do medo do sofrimento que revisitar os sonhos perdidos pode trazer, eles talvez contenham aquilo que vai nos curar.

É importante nos lembrarmos de estabelecer objetivos modestos para nós mesmos. Precisamos nos aventurar de forma cautelosa e delicada na cura de nossas feridas criativas, caso contrário vamos acabar criando outras. É igualmente útil ter em mente que deixar os sonhos para trás é muito comum. Abandonar um sonho não significa um grande erro ou uma perda irreparável. Muito pelo contrário: quando exploramos esses sonhos sem maiores pressões, a alegria nos aguarda. Às vezes precisamos fazer escolhas na vida e somos obrigados a abandonar um sonho criativo. Os caminhos podem divergir, como escreveu Robert Frost, mas agora voltamos a ter escolha. A grande vantagem da aposentadoria é nos oferecer a chance de voltar ao passado e explorar os caminhos que não percorremos. O pintor que foi deixado para trás pela necessidade de sustentar a família pode voltar a se animar limpando os pincéis e se colocando diante de uma tela em branco. A contadora de histórias que encantava os coleguinhas na escola pode ter tentado soltar sua voz, mas se sentido sufocada pela necessidade de ter uma vida estável ou ser uma boa esposa. Mas ela ainda está viva e, com um pequeno empurrão, adoraria soltar a voz. A Autobiografia nos revela nossos sonhos perdidos. Mostra quando vieram à tona em nossa consciência e quando decidimos não dar atenção a eles. Mas os sonhos não morrem.

Jake é músico. Seus primeiros anos de carreira foram muito bem-sucedidos, mas agora, aos sessenta anos, ele se viu estacionado. "Acho que perdi o jeito", ele me falou. "Quando tinha trinta e poucos anos, era muito mais confiante. Compunha porque estava a fim, porque era divertido. Minhas melhores músicas são dessa época. Algumas delas ainda pagam minhas contas até hoje." Jake estava se pressionando para recriar seus sucessos, quando na verdade precisava justamente experimentar à vontade — nem que fosse só por alguns minutos.

> A curiosidade é uma felicidade; o sonho é uma felicidade.
>
> EDGAR ALLAN POE

"Tente usar as ferramentas", incentivei. Com ceticismo, ele fez o que sugeri. Escreveu as Páginas Matinais, planejou Programas Artísticos, fez Caminhadas e trabalhou em sua Autobiografia, apesar do medo de que fosse um processo doloroso demais. Em questão de semanas, sua criatividade começou a reaparecer. Novas músicas surgiram em sua mente. "Eu estava morrendo de medo de analisar o que considerava ser 'meu auge'", ele explicou, "porque pensei que era um momento que estava perdido para sempre. Pensei que fosse me afundar na tristeza. Mas a verdade é que sempre soube o que me traz alegria. Compor. Só que estava tão afastado disso que parecia uma coisa fora do meu alcance."

Jake precisou admitir a si mesmo que sabia qual era sua paixão e que ela ainda estava dentro dele, esperando para ser reacendida. "Fiquei com medo de fazer a Autobiografia porque pensei que ia me perder no passado. Em vez disso, me senti inspirado. Minha postura na juventude me lembrou de que bastava começar a compor. O resto vinha naturalmente. E aqui estou eu, compondo de novo, eufórico."

Um ano depois, cercando-se de amigos músicos, muitos dos quais encarando um bloqueio similar, Jake voltou ao estúdio e gravou seu primeiro álbum em quinze anos.

"Hoje acredito nas ferramentas", ele me falou, um tanto envergonhado. "Tive que ver para crer. Mas meu novo álbum é a prova. O que eu diria para as pessoas é o seguinte: é mais fácil criar do que não criar." Vendo-o hoje, mergulhado em sua música, percebo que não só está cheio de alegria como voltou a ser o que sempre foi.

Nas páginas de Clarence, aparecia uma pergunta recorrente: "O que vai me fazer feliz?". A princípio, a resposta parecia simples: "Finalmente tenho tempo para ler!". Mas, à medida que continuava explorando suas páginas, Clarence encontrou uma resposta mais profunda. "Posso ler para aqueles que não podem." Ele entrou em contato com um programa de alfabetização de adultos e ofereceu seus serviços. Ao longo da semana, leu para todo tipo de pessoa e descobriu que seus interesses eram dos mais variados. Um homem adorava a obra de Dick Francis. Outro preferia romances históricos. Uma mulher cega, que passava quase todo o tempo em casa, descobriu um grande prazer nos livros de viagem. Clarence ficava satisfeitíssimo com todas as leituras. Um pastor aposentado pediu para ele ler as escrituras. Ao fazer isso, Clarence viu sua inquietação se transformar em tranquilidade.

> Encontre um lugar dentro de você onde existe alegria, e ela vai cauterizar a dor.
>
> JOSEPH CAMPBELL

"Ler para os outros se tornou a coisa mais importante da minha vida", contou. "Isso me faz feliz."

TAREFA
PLANEJE UM PROGRAMA ARTÍSTICO DE LONGA DURAÇÃO

Reserve um tempo adicional para seu Programa Artístico — permita que ocupe metade de um dia, ou mesmo um dia inteiro, para seu encanto e deleite. Talvez você queira planejar atividades variadas, revisitar lembranças de diversas épocas, ou simplesmente fazer um passeio mais longo e extravagante do que o normal. Preste atenção na sincronicidade: um Programa Artístico de longa duração é uma boa maneira de deparar com ela!

NETOS

Os netos — ou sobrinhos-netos — podem ser uma importante fonte de alegria para os aposentados. Eles gostam de brincar e, para nosso deleite, podem libertar nosso lado mais brincalhão. Muitas vezes nos pegamos rindo do jeitinho deles. Podemos comprar para eles roupinhas desnecessárias, mas divertidas, ou bichinhos de pelúcia.

Stephen muitas vezes se sente até culpado com a tranquilidade que demonstra em relação aos netos. "Meu filho me pergunta se eu tinha essa mesma paciência com ele, e eu tentava ter. Mas vivia outro momento da vida. Estava preocupado demais em ganhar dinheiro, tudo era novidade para mim. Sou mais relaxado hoje do que naquela época, e minha relação com meus netos é mais alegre do que a que tive com meu próprio filho."

Muitos de nós, como Stephen, descobrimos alguns arrependimentos na aposentadoria. Como de repente temos tempo para a introspecção, nos pegamos criticando nossas escolhas. Ela nos proporciona o tempo para revisar nossas decisões em um novo contexto. Muitos de nós agora somos avós e damos mais atenção aos netos do que dávamos aos filhos. É como se tivéssemos uma segunda chance para ser os pais que sonhamos ser.

Frida revisitou seus trinta e quarenta anos em sua Autobiografia a partir da perspectiva de seus sessenta. "Nessa época, eu estava muito concentrada no meu trabalho de estilista", ela se lembrou. "Foi também um período doloroso, em que procurava aceitar que talvez nunca tivesse filhos. Sentia que era minha última chance, mas não tinha encontrado a pessoa certa e não me sentia à vontade com a ideia de fazer isso sozinha. No fim, acabei não tendo filhos, mas, olhando para trás, vejo que tive uma vida maravilhosa. Segui minhas paixões, relacionadas ao trabalho. Tenho muitas criações para mostrar — só que nenhuma delas é humana." Frida pensou também nas amigas de sua idade, cujos netos começavam a nascer. "Naquela época, eu não sabia se, hoje, me sentiria da mesma forma, mas agora consigo olhar para minhas escolhas e admirar sua sabedoria. Tenho compaixão pela versão mais jovem de mim mesma, que não conseguia se sentir à vontade com sua decisão. Eu queria poder voltar no tempo e falar: 'Vai dar tudo certo'. Adorava minha carreira. Pude ajudar as pessoas desse modo. Posso ter um sobrinho-neto algum dia, e muitas crianças fizeram parte da minha vida. Meu sobrinho frequentava meu ateliê, e acho que isso o influenciou a virar estilista. A jornada dele — e minha chance de ajudá-lo — foi muito recompensadora, e uma alegria enorme para mim."

Quando expressamos nosso amor e nossa consideração pelos outros, isso se estende para nós mesmos também. Precisamos aprender a perdoar nossas falhas. Afinal, muitos de nós fomos pais ou mães solteiros, e, por mais que amássemos nossos filhos, éramos obrigados a nos concentrar nas questões financeiras para conseguir sobreviver. Hoje, podemos nos arrepender de não ter demonstrado nosso amor pelos filhos de formas mais concretas. Porém, o que é mais concreto que comida na mesa? Precisamos aprender a dar crédito ao que merece. Às vezes não havia escolha a não ser fazer horas extras em vez de ajudar a criança com a lição de casa. Depois de aposentados, podemos estar mais presentes. Incentivando os talentos de nossos netos, comparecendo a seus ensaios, suas competições e suas apresentações teatrais, ganhamos uma segunda chance. Apoiando-os, ajudamos nossos filhos também, construindo uma ponte terapêutica de generosidade. E descobrimos que isso pode ser bem divertido.

O envelhecimento tem uma coisa a mostrar, e, paradoxalmente, é a juventude. Ele reaviva nossa criança interior. A paciência dos avós costuma se encaixar bem na energia das crianças. Quando nossos netos aprendem a usar a linguagem, ficamos maravilhados com sua expressividade. De certa maneira, também estamos nos reinventando, descobrindo novas formas de expressão.

Roger se viu tentado a começar a esculpir. "É criancice", seu censor interno protestou. Mas, incentivado por suas Páginas, ele comprou argila. Como primeiro modelo, usou sua cocker spaniel. "Foi divertido", registrou em suas Páginas Matinais. Em seguida, fez uma escultura usando como base uma foto de sua neta, que transformou em uma figura tridimensional, reproduzindo até os cachinhos. "Não importa a aparência, e sim a alegria de produzir", Roger se surpreendeu pensando. E, quando a neta foi visitá-lo, mostrou a ela o que tinha feito.

"Sou eu!", ela exclamou, toda feliz.

"Sim", ele respondeu. "Estou esculpindo o que mais gosto." Roger mostrou então a estatueta do cachorro.

"É a Scruffy!", a menina exclamou. "Vovô, ficou igualzinho a ela."

Roger adorou ver a reação da neta. Ele a pegou pela mão e a levou até a cozinha, onde havia um pedaço de argila à espera.

"Está vendo?", ele falou. "Tudo começa com uma bolinha assim. Aí eu aperto aqui e estico ali até ficar bom."

"E ficou bom mesmo, vovô", ela comentou.

"Vou fazer mais coisas para você", Roger prometeu. "E, na sua próxima visita, vai poder esculpir também."

"Que legal, vovô", disse a neta.

Roger se pegou pensando: "Agora que tenho um hobby, estou mais alegre. E, agora que estou alegre, sou interessante".

Minha filha é mãe de uma menina, Serafina, que é inteligente e cheia de vontades. Com um ano e quatro meses, tinha um vocabulário restrito, porém funcional: "mamã", "papá" e "não". Segundo relatos, minha primeira frase foi: "Eu faz sozinha". Minha mãe estava doente, e uma enfermeira foi contratada para ajudar. Ela tentou pôr uma blusa em mim e demonstrei minha contrariedade com essa frase, que entrou para o anedotário oficial da família. Quando visito minha filha, fico impressionada com sua paciência. Ela lê e canta para Serafina, que reage de forma vigorosa às tentativas de ter a fralda trocada e ser colocada para dormir: "Não!".

Serafina se parece comigo em suas fotos de bebê: esperta, alerta e teimosa. Estou ansiosa para que comece a falar "de verdade". Com certeza é do tipo que vai dizer "Eu faz sozinha". Gosta de ouvir histórias, e Domenica, minha filha, lê muitos livros infantis para ela. Serafina adora passeios de pônei, e me pergunto se esse amor não pode ser genético.

"Você não adora ser avó? Não é a melhor coisa do mundo?", me perguntam. Sinto muita alegria acompanhando o crescimento da minha neta. É fascinante passar o tempo com uma pessoa com quem tenho tanto em comum antes de podermos de fato nos comunicar. Isso também faz com que eu me sinta mais próxima da minha filha. Todos os dias, mesmo à distância, Domenica me conta uma realização nova. Serafina agora canta e dança. Adora os Beatles. Eu disse à minha filha que ela adorava os Rolling Stones. Domenica fica ansiosa por mais informações. "Eu fazia tal coisa?", pergunta. "Você fazia?"

Eu me pego desejando que minha mãe tivesse vivido mais tempo, para poder me contar mais coisas. Mas ela morreu aos 59, seis anos mais nova do que sou hoje. Quero que Serafina saiba o máximo possível sobre a história de sua mãe. Ponho a caneta no papel como quem cumpre uma missão. Escrevendo, sinto a alegria de fazer a coisa certa.

TAREFA
PERDÃO

Você tem filhos, netos ou pessoas mais jovens que foram importantes em sua vida? Em que aspectos precisa se perdoar em seu relacionamento com essas pessoas? Descreva sem pensar muito três situações do passado. Qual delas é a mais dolorosa? Escreva mais sobre esse tema. Você consegue ter compaixão de sua versão mais jovem?

TAREFA
AUTOBIOGRAFIA, SEMANA OITO

IDADE: ____

1. Descreva seus principais relacionamentos nessa época.
2. Onde você morava? Passava longas temporadas em outro lugar?
3. O que lhe trazia felicidade nessa época?

4. Descreva um som que remeta a esse período.

5. Descreva um cheiro desse período.

6. Você tinha algum animal de estimação?

7. Que paixões ou interesses explorou? Quais ignorou?

8. Qual foi seu maior desafio? Isso ainda representa um desafio hoje?

9. Qual era seu estado de humor mais frequente? Qual é a relação disso com a maneira como se sente hoje?

10. Que outras lembranças dessa época lhe parecem relevantes?

O PODER DA EXTRAVAGÂNCIA

Durante décadas ensinando minhas ferramentas, muitas vezes encontrei resistência, porém nunca tanto como quando tento convencer alguém a fazer um Programa Artístico. Acredito que isso aconteça porque fomos criados em uma cultura na qual o mais importante é o trabalho, e as Páginas Matinais parecem ser um "trabalho". Fazer caminhadas, responder questionários e realizar tarefas também remetem ao trabalho. O Programa Artístico, no entanto, é diversão programada. Claramente não é "trabalho", o que deixa muitos de nós — inclusive eu — hesitantes sobre a ideia de embarcar em uma jornada divertida de forma consciente. Mas o poder da extravagância é grande — muito grande. O peso de papel extravagante em minha mesa, que reflete a luz em tons de rosa, me lembra do Programa Artístico que fiz no ateliê de uma sopradora de vidro, onde eu mesma o produzi. Sob o olhar atento da artista, o vidro foi para o fogo, derretendo e sendo moldado até sua forma atual. "Simples" extravagância, "simples" diversão — mas esse passeio me deixou otimista e encantada, e tenho um objeto para me lembrar dessa sensação de mistério, frivolidade e diversão. Meu peso de papel me intriga e me inspira enquanto escrevo. Seus muitos ângulos me deixam admirada, e observo suas entranhas enquanto penso em uma frase ou um enredo.

> A criança dentro de mim ainda existe... e às vezes não para quieta.
>
> FRED ROGERS

Podemos usar a expressão "brincar com as ideias", mas quase nunca nos damos conta de que se trata de uma frase literal — e poderosa. Quando brincamos, acionamos nossa imaginação. Ficamos livres para fazer conexões improváveis que nosso lado mais lógico e sério não consegue ver. E elas podem se tornar as sementes de uma invenção criativa.

Lucy, uma professora aposentada, sentia falta de seu trabalho. "Estou deprimida", ela me falou. "Sinto que perdi meu propósito na vida. Estou solitária e ganhando peso..."

"Tente brincar um pouco", sugeri. Ela ficou perplexa.

"Brincar? Mas estou sentindo falta do trabalho."

"Pense bem", incentivei. "Deve ter alguma coisa que você goste de fazer por diversão."

Lucy refletiu por um instante. "Bom", ela respondeu por fim, "eu gosto de dançar."

"Então dance", eu disse.

"Vou ver", Lucy falou, em dúvida. Algumas semanas depois, conversamos de novo e fiquei muito contente de ouvir que tinha feito não um, mas dois Programas Artísticos para agradar sua dançarina interior.

"Estou me divertindo demais", ela contou. "Fiz duas aulas de dança e já me inscrevi na terceira. Mal consigo acreditar no quanto isso me faz bem. E não sei se foi coincidência, mas conheci um homem muito legal que fazia as mesmas duas aulas que eu. Saímos para dançar no sábado passado. Sempre quis aprender."

Isso aconteceu seis meses atrás. O parceiro de dança de Lucy é hoje um companheiro fiel. Ela dança três vezes por semana e perdeu os quilinhos que ganhou depois de se aposentar. Sem esforço, Lucy se comprometeu a apreciar o que considerava divertido e extravagante, e fez até um cruzeiro temático.

É fácil descartar certas ideias como "extravagantes demais" antes mesmo de experimentá-las e saber no que vão dar. Meu conselho é seguir mesmo as inclinações mais extravagantes — por mais sem sentido que pareçam à primeira vista.

Dar vazão a nossas extravagâncias é uma forma de deixar de lado a razão em benefício daquilo que simplesmente nos faz feliz. Isso pode ser, em teoria, bem assustador, mas na prática é muito prazeroso.

Michael é mestre em educação em Harvard. Quando me ligou, ele disse: "Uso minha formação para ajudar as pessoas, mas não consigo ajudar a mim mesmo".

"Você está fazendo Programas Artísticos?", perguntei.

"Faço as Páginas Matinais", ele respondeu, na defensiva. "Recomendo os Programas Artísticos a meus alunos, mas não os ponho em prática."

> Às vezes o coração vê o que é invisível aos olhos.
> H. JACKSON BROWN JR.

"Michael, parece que você está se concentrando muito no dever e pouco no prazer", avisei. "Tente fazer os Programas Artísticos por algumas semanas e depois me ligue."

Com ceticismo e relutância, ele me disse que eu estava simplificando em excesso uma questão complexa, e que não acreditava que funcionaria. Mas, como sempre foi um aluno aplicado, cumpriu a tarefa. Não fiquei nem um pouco surpresa quando me ligou algumas semanas mais tarde parecendo um homem mudado.

"Eu lhe devo desculpas", começou. "Fui bastante hostil com você." Garanti que aquilo não era necessário e que eu entendia sua resistência a experimentar alguma coisa "apenas" por diversão. Para alguém tão dedicado a atividades intelectuais, a ideia de brincar parecia tolice.

"Fui a uma biblioteca histórica que não visitava fazia anos", Michael contou. "Achei que parecia uma boa forma de passar o tempo. Mas fiquei muito surpreso com a experiência. Ela me levou ao início dos meus estudos, me fez lembrar do meu pai, um acadêmico, e dos muitos professores que me inspiraram. Inclusive entrei em contato com um deles e agradeci pelos valores educacionais que instilou em mim. Tivemos uma ótima conversa. Até falei sobre o motivo de ter ido à biblioteca, expliquei que estava tentando acrescentar mais 'diversão' à minha vida sem me sentir mal com isso. Ele foi incrivelmente compreensivo. Tivemos uma longa conversa sobre o esnobismo que pode existir no mundo acadêmico. Encerrei a ligação — e meu Programa Artístico — inspirado a tentar de novo. Não sei exatamente o que imaginava, mas descobri que brincar não é bobagem — é quase um milagre! Vou ser um professor melhor se for um homem feliz. Desde então já fui ao cinema, a novos restaurantes, a galerias de arte. Acho que, no meu próximo Programa Artístico, vou visitar uma fábrica de sorvete aqui na cidade. O que pode ser mais gostoso que isso?"

> *Você nunca vai ver o arco-íris se estiver olhando para o chão.*
> CHARLES CHAPLIN

Os Programas Artísticos são um exercício do deleite. Um de seus primeiros frutos é a alegria, e era disso que Michael estava precisando. Eu disse a ele a verdade que descobri: nossa qualidade de vida é sempre proporcional à nossa capacidade de nos deleitar.

Quando nos dispomos a brincar, entramos em contato com nosso lado mais jovial. Muitas vezes, essa persona extravagante tem muitas ideias para nosso lado adulto. "Por que não experimenta isso?", sugere. "Que mal pode fazer um pouco de diversão?"

De fato, qual é o problema de se divertir um pouco?

TAREFA
O PODER DA EXTRAVAGÂNCIA

Muitos de nós temos dificuldades em fazer coisas divertidas. Levamos tudo a sério demais. Às vezes precisamos nos forçar a curtir a vida. Pegue uma caneta e escreva dez coisas divertidas que você não anda fazendo. Podem ser pequenas ou grandes.

1. Fazer a mão.

2. Fazer o pé.

3. Ler uma revista de fofoca.

4. Andar de bicicleta.

5. Tomar um banho de espuma.

6. Comprar meias estampadas.

7. Usar um casaco de imitação de pele.

8. Comer uma banana split.

9. Sair para dançar.

10. Comprar luvas vermelhas de couro.

O BÁLSAMO DO HUMOR

Minha mãe tinha um poema pendurado na parede sobre a bancada da cozinha:

Se seu nariz estiver enfiado na pia
E você o mantiver por lá noite e dia
Em pouco tempo vai começar a achar
Que não há campos verdes e pássaros no ar
Que seu mundo tem três coisas como matriz
Apenas você, sua pia e seu maldito nariz.

Minha mãe usava isso para amenizar o clima da cozinha. Com sete filhos, sempre havia uma tarefa inadiável a ser realizada. Mas, por mais importante que fosse, um pouco de humor sempre caía bem. Meus pais se valiam do riso para encarar a tarefa desafiadora de criar uma família tão grande. Eles tinham o mesmo gosto para os cartuns humorísticos de James Thurber e Chon Day. Minha mãe nos ensinou a cozinhar e compartilhava suas receitas com "uma pitada de humor". Do lado de fora da cozinha, na árvore que chamávamos de "grande carvalho", meu pai pendurou um comedouro para os pássaros, para que minha mãe pudesse receber a visita das aves. Uma vez, no inverno, ele construiu um barco leve sobre rodinhas e atravessou com ele o lago Liberty congelado. Isso nos fez dar boas risadas. Nós nos debruçávamos sobre a beirada da embarcação, a poucos centíme-

> O riso é o sol que acaba com o inverno no rosto humano.
> VICTOR HUGO

tros do gelo. "Ora, Jimmy", repreendeu a minha mãe, "eles vão ralar a cara toda desse jeito." Ainda orgulhoso de seu feito, após a repreensão, meu pai nos levou para andar de trenó no próximo sábado de neve.

Um dos meus amigos mais antigos e queridos é Gerard Hackett. Nós nos conhecemos no primeiro ano de faculdade em Georgetown e fui atraída pelo brilho em seus olhos adolescentes — brilho que permanece lá até hoje, agora que já somos dois velhotes, como ele costuma dizer, sempre rindo. "Eu sou um velhote", ele comenta, "e você, uma velhota." Gerard gosta de zombar da nossa idade, entre outras coisas. Quando eu estava no hospital, muitos anos atrás, ele foi me visitar com um buquê de flores e uma boa dose de humor. "Ei, pequena", me cumprimentou. "Este lugar não é tão ruim. Vamos dar uma animada no ambiente com as flores. E vou falar com alguém para ver como podemos tirar você daqui logo." Gerard sempre foi um amigo muito protetor — atento à minha saúde, às minhas finanças e, sem dúvida alguma, ao meu estado de espírito. É justamente essa combinação de humor e jeito protetor que me traz leveza e esperança em tempos de tristeza e medo. Tenho muita sorte de ter um amigo como ele, que não hesita em me conduzir pela mão. Gerard me enche de força e riso, e assim eu me torno mais resiliente.

Muitos aposentados têm ciência da força do humor, mas não sabem onde encontrá-lo. Tenho um amigo que gosta muito de ver apresentações de comediantes, tanto ao vivo como pela televisão. Outro conhecido assina a New Yorker — "Não pelos artigos", ele explica, "mas pelos cartuns". Saber rir de nós mesmos também é saudável, e as antologias de cartuns da New Yorker oferecem uma visão enciclopédica das pequenas fraquezas humanas. Tenho outro amigo que gosta de alugar filmes de comédia, tanto novos como clássicos. "Eu aprecio o humor", ele me contou, "e quanto mais velho fico, mais risada dou." Rir com comediantes, cartunistas e cineastas ajuda bastante a curar nossa tão comum sensação de isolamento. A maioria dos aposentados — ou velhotes, como preferem alguns — está sempre precisando de

> No auge de uma risada, o universo se torna um caleidoscópio de novas possibilidades.
>
> JEAN HOUSTON

uma boa dose de humor. Seja como leitor ou espectador, isso torna os dias mais leves.

Candice, aposentada há seis anos, tem o hábito constante de ler livros românticos. "Eles são pura fantasia", ela me falou, "e eu adoro." Tem 71 anos e acabou de se casar com um homem dez anos mais novo. "Descobrimos que gostamos de rir das mesmas coisas", ela explicou. "O humor foi nosso primeiro laço. Uma coisa levou à outra, e então..." Candice deu uma risadinha. "Achamos o mundo engraçado e gostamos de rir da nossa diferença de idade."

Encontrar pessoas que tragam humor à nossa vida — e que nos façam ser bem-humorados — vale a pena. Muitas vezes é o senso de humor que mantém nossa resiliência em tempos difíceis. Ele naturalmente nos oferece uma nova perspectiva e um bálsamo de esperança. Nem tudo na vida precisa ser levado tão a sério. Em nossa vida e em nossos escritos diários, passamos a sentir uma leveza no coração. As coisas deixam de parecer tão ruins quanto pensamos a princípio. Na verdade, podem não ser nada de mais.

> Até os deuses adoram piadas.
> PLATÃO

TAREFA
HUMOR

O que faz você rir? Tente ver uma comédia, ou ler um livro de cartuns, ou tomar um chá com alguém que considere engraçado. O que — ou quem — você acha engraçado é muito pessoal. O que importa é como se sente. Não se contenha, fique à vontade para se deleitar com o que for.

ANIMAIS DE ESTIMAÇÃO

Na placa de um consultório veterinário em Manhattan lê-se: "Seja a pessoa que seu cachorro pensa que você é". Os animais de estimação trazem amor incondicional à nossa vida. Eles nos amam de todo coração, apesar de nosso mau humor ocasional, e podem nos dar uma profunda sensação de alegria. Minha vida foi imensuravelmente enriquecida pela prolongada e variada companhia de animais.

Meu bicho preferido na infância era um pônei chamado Chico. Juntos, ganhamos muitas competições. Ele obedecia a mim, mas rejeitava todos os outros. Era um pônei de uma só dona, e eu apreciava sua fidelidade e seu talento para saltar obstáculos altos até para cavalos. Quando Chico morreu, uma parte de mim se foi com ele. Hoje é Lily, minha west terrier branca, que me segue de cômodo em cômodo com seus olhinhos castanhos e redondos cheios de amor. Toda manhã eu rezo por Lily e por Tiger Lily, minha cocker spaniel recém-falecida. Peço felicidade para ambas, e o comportamento eufórico de Lily ao longo do dia é uma garantia de que minhas preces são atendidas.

> *Eu queria saber escrever de um jeito tão misterioso quanto um gato.*
> EDGAR ALLAN POE

Nem todo mundo tem a sorte de possuir um pônei, ou mesmo um cachorro, mas a maioria dos lares tem espaço suficiente para um gato, um pássaro ou um peixe. Para quem prefere ver os animais fora de casa, uma visita ao zoológico ou até mesmo a um amigo que tenha um bicho de estimação pode trazer alegria.

Minha amiga Scotty teve um animal de estimação pela primeira vez na vida depois de se aposentar. Moxie, sua schnauzer miniatura de pouco mais de três quilos, tem um latido de cachorro grande.

"Dá para imaginar que uma cadelinha desse tamanho ocupe um espaço tão grande no meu coração?", ela comentou. Scotty passeia com a cadela três vezes por dia e interrompe mais cedo seus compromissos sociais para "ir para casa ficar com Moxie".

Eu fiz 65 anos ao mesmo tempo que minha Tiger Lily fazia quinze. Estávamos ambas envelhecendo, precisando tirar cochilos durante o dia e controlar a dieta para não ganhar peso. Eu tinha uma viagem de trabalho programada e deixei Tiger Lily, como sempre, no local que chamava de "o spa" — um canil de alto nível com brincadeiras e ossos à vontade. Tiger Lily adorava "o spa", e sempre que ia buscá-la eu a encontrava limpinha e fofinha. Dessa vez, porém, ela não voltou para casa. Recebi um telefonema durante a viagem.

"Ela está morrendo", disse a pessoa do outro lado da linha.

Tiger Lily foi levada ao veterinário, conforme orientei. Depois de uma série de exames, ele chegou à triste conclusão de que seus órgãos estavam entrando em falência.

"Se fosse minha cadela, eu a sacrificaria hoje mesmo", o veterinário falou. Eu disse que era melhor sacrificá-la do que fazê-la sofrer até minha volta para casa. Desse modo, Tiger Lily morreu de forma pacífica e tranquila no consultório. Terminei de dar minhas aulas e voltei para casa. Quando passei no spa para pagar a conta, vi que haviam tirado uma foto dela para mim e fiquei feliz por isso. Tiger Lily parecia velha, cansada e doente. Isso reforçou minha impressão de ter tomado a decisão certa, mas caí no choro quando peguei de volta sua coleira e sua guia. Minha casa estava vazia, e eu não havia tido a chance de me despedir. Mas admiti para mim mesma que fora a melhor decisão, que eu ficaria arrasada se estivesse presente. Com certeza, minha tristeza só tornaria a transição mais difícil para ela.

Durante várias semanas, eu não conseguia me adaptar à ausência de Tiger Lily. Um mês inteiro se passou antes que o veterinário ligasse para avisar que havia recebido as cinzas dela. Quando fui buscá-las, me vi mais uma vez paralisada pela tristeza. Todo mundo na clínica foi muito compreensivo, mas eu estava inconsolável. Seus restos mortais estavam em uma latinha de metal.

> Enquanto não amamos um animal, uma parte da nossa alma permanece adormecida.
>
> ANATOLE FRANCE

Sem ela, minha vida parecia vazia.

"Você vai pegar outro cachorro?", meus amigos perguntavam.

"Não tão cedo", eu respondia.

Eu me vi pensando nos cachorros que conhecia, que me traziam alegria. A west terrier branca de Emma, Charlotte, me vinha à mente o tempo todo. Quando converso com Emma ao telefone, Charlotte se acomoda no colo dela. Quando quer passear, ela lança um olhar ameaçador para Emma, que aprendeu a interpretá-lo como um: "Leve-me para passear ou aguente as consequências".

Decidi que, se fosse pegar outro cachorro, seria dessa raça.

Ao ver minha tristeza, meu amigo Robert começou a procurar na internet. Ele descobriu, no Arizona, um abrigo para cães dessa raça resgatados das ruas e preencheu uma ficha bastante detalhada.

Depois de escrever um texto explicando por que eu queria adotar um west terrier, mandei minha requisição. Uma semana se passou sem que eu recebesse notícias. Então a agência me mandou uma foto de uma west terrier disponível para adoção. Era linda, tinha três anos de idade e era adestrada — justamente o que eu precisava. Mas o destino tinha suas ironias. "Mas você não mora no Arizona. Só permitimos que nossos cães sejam adotados por residentes locais." Fiquei arrasada. Por que não me disseram logo no começo? Durante semanas, lamentei a perda. Então, um dia, na lista de criadores de west terrier que Robert me passou, para minha alegria, encontrei uma mulher no Colorado que topava entregar um cão para alguém do Novo México. A taxa de adoção era de cem dólares. Fui correndo ligar para ela.

"Quero um filhote esperto e alegre", eu disse.

"Bom, vou ver o que posso fazer", ela respondeu.

> Nossos companheiros perfeitos nunca têm menos de quatro patas.
> COLETTE

Os filhotes nasceram no dia 17 de julho. Estariam prontos para a adoção em meados de setembro. Acrescentei uma prece a minhas orações noturnas: por favor, Deus, me mande o filhote certo. Todas as noites eu rezava por isso. Quando a data se aproximou, comecei a rezar com mais fervor. Minha amiga Pamela, uma artista, se ofereceu para viajar comigo de Santa Fe até o canil. Havia acontecido uma grande inundação no Colorado na semana anterior, e adiamos a viagem em uma semana, mas enfim o dia chegou. O Colorado era um lugar seco e seguro de novo. Viajamos através das montanhas, passando por cavalos, rebanhos de gado e até mesmo uma manada de alces no caminho. Em Aurora, a apenas meia hora do canil, decidimos nos hospedar, sem pesquisar outras opções, em um Holiday Inn Express. Quando entramos, ficamos incrédulas. O carpete tinha tons berrantes de azul, dourado e verde. Nós nos olhamos, e eu comentei: "Espero que isso não seja uma prévia do que vamos encontrar". Nossos quartos eram escandalosos também, com tinta laranja metálico nas paredes e carpetes com estampas de folhas em verde e dourado.

"Querido Deus, permita que a cadelinha seja melhor que essa primeira impressão", rezei. Fomos almoçar em um restaurante chamado Sweet Tomatoes, que servia saladas e sopas. Então voltamos ao hotel, onde, para nosso alívio, descobrimos que as camas eram confortáveis e os travesseiros, bons.

Na manhã seguinte, fomos encontrar a criadora. Ela concordou em levar a filhote até metade do caminho de onde estávamos hospedadas. "Tenho uma Blazer dourada", ela avisou, e combinamos de nos encontrar em um posto de gasolina na estrada. Quando chegamos, não havia Blazer dourada nenhuma por lá. Fiquei torcendo para que não tivéssemos ido ao lugar errado. Eu estava apreensiva. Mas, quando a Blazer estacionou na vaga ao lado do nosso carro, lá estava a criadora com a cadelinha nos braços.

"Ah, olha, ela é linda!", exclamei para Pamela.

"E muito brincalhona", a criadora avisou. "É melhor ficar com ela no colo um pouco." Entreguei o cheque e Pamela assumiu o volante. "Puxa, ela parece perfeita", fiquei pensando enquanto acariciava a filhote branquinha, que imediatamente lambeu meu rosto. Eu me apaixonei na hora.

Prendi a coleira em seu pescoço, com seu nome em uma plaquinha: Lily. Eu já havia escolhido o nome, e era perfeito para ela. Enquanto atravessávamos as Montanhas Rochosas no caminho de volta, Lily ficou aninhada no meu colo. Deus havia respondido às minhas preces. Era o filhote perfeito.

Minha casa voltou a se encher de alegria com uma companhia canina. A adestradora que contratei me falou: "Você pegou uma cadela cheia de personalidade. Essa vai dar trabalho". E, de fato, Lily era ativa e alegre. Quando dei uma "festinha de apresentação", ela fez questão de conhecer todos os convidados.

A companhia dos animais nos traz alegria. Seu amor incondicional ajuda a amenizar o golpe da aposentadoria. Adestrá-los é um projeto interessante. Nas minhas orações matinais, peço que o espírito de Tiger Lily guie Lily. Lembro que, quando adotei Tiger Lily, era uma cadelinha tão bagunceira que quase desisti dela. Conforme foi ficando mais velha, seu temperamento se tornou mais dócil. Vendo Lily correndo loucamente pela casa, torço para que o mesmo aconteça com ela.

TAREFA
ANIMAIS DE ESTIMAÇÃO

Reserve um tempo para estabelecer uma ligação com um bichinho de estimação que encante você. Se já tiver um, reserve um dia para um passeio mais longo ou um programa especial. Talvez possa se oferecer para passear com o cachorro do vizinho, ou talvez sonhe em montar um aquário e hoje seja o dia em que vai começar sua pesquisa a respeito. A alegria jovial dos bichos nos ilumina. Com que animal você pode interagir hoje?

LUXOS

> Não importa para o que você olha, e sim o que vê.
> HENRY DAVID THOREAU

Muitas pessoas chegam à aposentadoria se sentindo fatigadas. Elas trabalharam muitos anos e agora deparam com um futuro que de repente parece vazio. Muitas vezes, precisam se permitir alguns luxos para conseguir recomeçar. Mas o que exatamente é um luxo? Ao contrário do que podemos imaginar, não precisam ser dispendiosos. Para mim, framboesas frescas são um verdadeiro luxo. Na mercearia orgânica onde faço compras, uma caixinha custa cinco dólares. Quando chega a época, não hesito em comprar. "Você tem um cheiro bom", as pessoas me dizem com frequência. O agradecimento vai para meu perfume, outro luxo que decidi me permitir. Assim como a lenha de junípero que queimo na lareira, mais um luxo, dessa vez para minha casa.

Minha amiga Rhonda não compra framboesas nem perfume nem lenha de junípero. Em vez disso, compra velas. A chama e o aroma proporcionam a ela uma sensação de luxo. Minha amiga Brendalyn compra ingredientes para fazer *ratatouille*. Ela faz uma quantidade suficiente para uma semana e acha um luxo toda vez que serve uma porção no prato.

Minha amiga Scotty tem como luxo diário acender um incenso de sândalo.

"Dizem que leva as orações diretamente para o céu", ela me explicou. Com o incenso aceso, Scotty se senta para meditar. Essa é outra forma de luxo, o do tempo bem gasto. De manhã, pratico minha própria forma de meditação quando escrevo minhas orações. Durante quase uma hora, faço uma lista de amigos e o que desejo para eles. A sensação de proximidade com uma força superior é um luxo poderoso.

Muitos de nós temos restrições consideráveis, ideias consolidadas há tempos que nos impedem de realizar nosso desejo de praticar a criatividade. Uma das formas mais eficientes de quebrar nossa resistência é nos permitir alguns pequenos luxos. Por mais simples que pareça, isso pode ser extremamente produtivo, e às vezes até desafiador. Para estabelecer o que vai nos fazer baixar a guarda, primeiro precisamos responder sinceramente: "O que me traz alegria de verdade?". Muitas vezes achamos que o luxo é uma questão de dinheiro, mas diz respeito à autenticidade. Um luxo é algo que lhe dá prazer por si só, e não porque tem alguma utilidade. Às vezes seu custo é mínimo. É importante notar que o conceito é absolutamente individual. Quando nos permitimos um luxo autêntico, tomamos uma atitude positiva ao nosso favor. Estamos dizendo: "Isso é importante para mim. Estou me dispondo a gastar meu dinheiro suado nisso porque gosto, e faz com que me sinta bem". Esses pequenos riscos levam a outros maiores. Quando vemos, estamos investindo não só dinheiro, mas tempo, energia e fé em nosso artista interior, o que nos permite viver nossos sonhos e ideias criativas.

Karen chegou à aposentadoria sentindo-se exausta. Sugeri que se permitisse alguns mimos.

> Beleza é aquilo que lhe dá alegria.
>
> EDNA ST. VINCENT MILLAY

"Mimos?", questionou ela. "Eu nem saberia por onde começar. Estou com um orçamento bem limitado no momento — não tenho o mesmo nível de renda."

Sugeri que ela começasse com uma lista de 25 coisas que adorava. Karen a fez com ceticismo. No topo estava uma pintura de ninfeias de Monet. Ela morava em Chicago, e o Instituto de Arte local tem um belo acervo de impressionistas, com destaque para esse pintor francês.

"Então vá até lá", eu disse a ela. Karen não punha os pés no Instituto de Arte fazia anos. Passou metade de um dia por lá e voltou se sentindo revigorada. Para ela, o luxo autêntico se concentrava na beleza. Ficou tão animada com o passeio que planejou uma segunda visita, dessa vez para ver as obras de Van Gogh. Mais uma vez, voltou para casa rejuvenescida.

"Tive uma lembrança incrível quando voltei lá", Karen me contou. "Minha mãe tinha um monte de livros de história da arte em casa, e de repente me senti transportada para uma época em que sonhava em pintar como esses mestres. A atenção aos detalhes na obra deles era inspiradora. Nunca fiz nada artístico na vida, mas achei que poderia tentar. Vou comprar um monte de cartões-postais no Instituto de Arte, reproduções das pinturas de que me lembro melhor dos livros, e qualquer outra coisa que me atrair. Vou fazer uma colagem de tudo e ver o que aprendo ou sinto. E, depois, quem sabe? Posso comprar uma aquarela e brincar um pouquinho."

Nossa definição de luxo varia. Thad, um produtor de desenhos animados, adora cozinhar. Para ele, escolher abacates maduros para fazer guacamole traz uma sensação de completude — e com frequência desperta sua criatividade. "Para mim, comida caseira é um luxo", ele contou. "Meus projetos costumam durar anos, e ter um projeto criativo que pode ser iniciado e concluído em menos de uma hora me traz muita satisfação." Quando conversei com ele da última vez, Thad havia passado do guacamole para macarrão com queijo. O preço dos ingredientes não pesava em nada em seu orçamento, e a sensação de alegria que isso produzia era inestimável.

> *Pense na beleza que ainda resta dentro de você e ao seu redor e seja feliz!*
>
> ANNE FRANK

Angela também descobriu que a comida estava no topo da lista de 25 coisas que adorava. Acostumada a cozinhar em casa, ela se deu ao luxo de ir a um novo restaurante tailandês. Para seu deleite, a comida era deliciosa, e a atmosfera, bem tranquila.

"Sou vegana", ela me explicou, "então estou acostumada a fazer minha própria comida. Perguntei se eles podiam me preparar um prato sem nenhum produto de origem animal. Foram muito compreensivos, e a comida estava maravilhosa. Para mim, jantar fora sem quebrar meus hábitos alimentares constitui um autêntico luxo."

Alice, que morava em Nova York, descobriu que suas 25 paixões giravam em torno da flora e da fauna. Para ela, um luxo era um passeio no campo. Uma viagem de trem feita uma vez por mês, mesmo que só por um dia, lhe proporcionava uma sensação de bem-estar.

Stanley, um fotógrafo, passava longas horas de pé na sala de revelação, e sofria com as dores na coluna. Para ele, uma boa massagem era um tremendo luxo. Uma sessão de uma hora de massoterapia amenizava seu desconforto e o fazia voltar ao trabalho revigorado e inspirado.

Não importa quais sejam nossos luxos, eles renovam nossa criatividade. Ideias começam a fluir. Formas inovadoras de pensar surgem. Nosso artista interior reage aos pequenos luxos. Em vez de despertá-lo à força, é melhor pensar em pequenas recompensas que possam atraí-lo na direção desejada. Lembre: quando você se trata como uma joia preciosa, só se fortalece com isso.

TAREFA
LUXO

Muitos de nós acabamos caindo em depressão quando entramos na aposentadoria. Afinal, não temos mais um emprego e com ele podemos perder a noção de nossa identidade. Não sabemos mais quem somos, e a felicidade parece distante. Mas a alegria, a fé e o otimismo estão ao alcance de todos. Só precisamos fazer as perguntas certas. Quais são elas? A primeira coisa que devemos perguntar é: "O que me traz felicidade?".

Analisando sua Autobiografia até aqui, faça uma lista de coisas que lhe trouxeram felicidade em diferentes momentos da vida. Qual delas desperta as lembranças mais vívidas? Como você pode trazê-la de volta à sua vida?

ACOMPANHAMENTO SEMANAL

1. Quantas vezes você escreveu suas Páginas Matinais? Como foi a experiência?

2. Você fez seu Programa Artístico? Em que consistiu? Descobriu alguma coisa em sua Autobiografia que quisesse explorar em um Programa Artístico?

3. Fez suas Caminhadas? O que observou enquanto andava?

4. Que tipo de epifania você teve?

5. Notou alguma sincronicidade? Qual? Isso lhe trouxe uma sensação de humildade, de ter sido orientado por uma força maior?

6. O que descobriu em sua Autobiografia que gostaria de explorar mais a fundo? Como poderia fazer isso? Como sempre, se tiver uma lembrança significativa que exija mais atenção, mas não souber que atitude adicional precisa tomar, não se preocupe. Apenas siga em frente.

SEMANA NOVE
Recuperando o dinamismo

Muitas vezes nos sentimos paralisados e sem saber o que fazer quando na verdade sabemos exatamente o que fazer — só não temos motivação para isso. Nesta semana, você vai estabelecer seus "próximos passos ideais" e tomar uma atitude nesse sentido. Analisando sua Autobiografia, vai conseguir identificar uma época especialmente ativa ou produtiva em sua vida. O que isso lhe rendeu, em termos pessoais, criativos e financeiros? Como esse período afeta sua vida hoje? Ela ainda pode ser cheia de dinamismo, sem estagnação. Você está mais consciente do que fazer, quando e como? As situações atordoantes e complexas parecem cada vez mais contornáveis? Sempre existe uma maneira de avançar na direção da produtividade.

REDEFININDO A PRODUTIVIDADE

Muitos aposentados se veem diante de um duplo problema: o que fazer para se sentir produtivos sem trabalhar. Em geral, quando temos um emprego ou uma carreira, a produtividade é definida de acordo com as expectativas dos outros: empresa, chefe ou cliente. Recebemos dinheiro por nossos esforços para cumprir uma meta determinada por

> Descanso não é ócio, e deitar às vezes na grama sob uma árvore em um dia de verão, ouvindo o murmúrio da água, vendo as nuvens no céu, nunca é uma perda de tempo.
>
> SIR J. LUBBOCK

outra pessoa. Com a aposentadoria, precisamos redefinir nosso conceito de produtividade e, em muitos casos, estabelecer nossas próprias metas. Precisamos nos perguntar "Como estou me saindo?", e responder de acordo com nossos próprios padrões.

Aos 65 anos, Bernice se aposentou depois de quatro décadas como professora. Durante esse tempo, ela se considerou "produtiva", pois todo ano conseguia cumprir seu planejamento escolar. Depois de se aposentar, ela viu seus dias se tornarem longos e vazios. Mas isso só até aprender a redefinir sua noção de produtividade.

Bernice adorava cantar, e essa foi a primeira atividade que lhe veio à mente na tentativa de ser produtiva fora da sala de aula. No Natal, Bernice entrou para o coral da igreja. Ela tinha aprendido a tocar piano quando jovem e se voltou novamente para o instrumento, fazendo uma aula por semana e praticando a fim de preencher suas longas tardes.

"O Natal já passou, mas o inverno ainda não", ela disse a si mesma, e recortou belíssimos flocos de neve de papel para colar nas janelas de casa — assim como fazia em sua sala de aula ano após ano — e distribuir para as amigas.

"São lindos, Bernice", disseram. Ela começou a passar as noites na companhia das amigas, curtindo a simples arte de fazer flocos de neve de papel enquanto tomava chocolate quente junto à lareira.

"Muitas delas não faziam aquilo havia anos, e foi muito divertido", Bernice contou com um sorriso. No Dia dos Namorados, ela se viu em meio a cartolinas vermelhas e fitas de cetim. Seus cartões feitos à mão foram recebidos com grande alegria. Na época da Páscoa, coloriu ovos e convidou as amigas para fazer cestas de enfeites. Logo depois, Bernice entrou em um clube do livro. As horas que passava lendo lhe pareciam produtivas, assim como as que dedicava ao artesanato.

Bernice era minha tia, e aprendi muito sobre produtividade com ela. O artesanato é um hobby que costumamos deixar para trás durante a carreira, e muitas vezes representa um ótimo ponto de partida quando estamos sem projetos. A satisfação de começar — e terminar — algo, por menor que seja, inevitavelmente proporciona animação e uma sensação de progresso.

Jerry se obrigou a dizer "sim" para todos os convites que recebia depois que se aposentou. Ele percebeu que se sentia produtivo — e receptivo — quando topava o que os outros propunham. Almoços,

> Não somos capazes de coisas grandiosas, apenas de pequenas coisas com um amor grandioso.
> MADRE TERESA DE CALCUTÁ

jantares, peças, concertos — ele aceitava tudo. "Fiquei mais ocupado do que quando trabalhava", contou. O problema era: como retribuir?

"Encontrei uma pista na minha Autobiografia e resolvi pôr em prática", revelou. "Minha mãe adorava fazer brownies em ocasiões especiais. Olhando para trás, percebi que era uma forma que ela tinha de se aproximar das pessoas. Essa era uma lembrança muito forte para mim, e eu sabia que queria explorá-la mais a fundo. Eu tinha a receita, então por que não fazer? Assim que comecei a fazer a massa, o cheiro me encheu de recordações. Imagens claríssimas voltaram à minha mente — a maneira como ela embrulhava os brownies para levarmos à escola, a vez em que ela fez uma fornada para agradecer aos bombeiros que resgataram nosso gato de uma árvore, as festas de fim de ano e as festinhas na escola." Jerry passou uma tarde gostosa fazendo brownies, que depois embrulhou e distribuiu para os amigos cujos convites tinha aceitado — e também para aqueles que não via fazia algum tempo. "Eu me aproximei de muita gente dessa maneira", ele contou. "É um gesto bem simples, mas muito significativo. Os brownies são uma forma de dizer 'olá', 'obrigado', 'senti sua falta' ou 'eu gosto de você'. Eu me sinto muito bem fazendo, e mais próximo da minha mãe. Repetir seu gesto me permitiu entender o que ela fazia. Passei a valorizar ainda mais seus esforços." O simples ato de "aprofundar" uma lembrança aproximou Jerry das pessoas de seu presente e de seu passado.

Antes de se aposentar, Daryl trabalhou como administrador de parques públicos por mais de trinta anos. Todos os dias, quando saía de casa, sabia que estava fazendo algo produtivo e ajudando sua comunidade. No início da aposentadoria, quando perguntavam o que andava fazendo, ele sempre respon-

> A felicidade não está na posse do dinheiro; está na alegria da realização, na emoção do esforço criativo.
> FRANKLIN D. ROOSEVELT

dia amargamente: "Nada de produtivo". À medida que o tempo passava, Daryl começou a se perguntar: "Quem sou eu sem meu emprego?".

A resposta veio primeiro em termos de relacionamentos: sou um amigo; um pai; um avô. "Quando trabalhava, estava ocupado demais para valorizar esses papéis. Depois, percebi o quanto essas relações eram importantes." Daryl sempre foi uma pessoa muito ativa, e, apesar de ocupar alguns de seus dias com visitas aos amigos ou cuidando dos netos, outros pareciam passar sem que "tivesse feito nada", ele constatava, horrorizado. Com o tempo, Daryl começou a refletir mais sobre sua produtividade diária. "Eu me sentia culpado pelos dias e pelas horas em que não 'fazia' nada, mas enfim me dei conta de que na verdade estava 'cuidando de mim'. Agora vejo isso apenas como 'dias de descompressão'. O que ajuda muito!"

Daryl conversou sobre seu conceito de dias de descompressão com seus amigos aposentados, e eles o incentivaram e ainda disseram: "Não se pressione a fazer muita coisa por pelo menos um ano". Daryl acatou o conselho e passou a curtir seus dias de descompressão. "Sei que não vai durar para sempre. Eu me conheço, esse relaxamento vai de alguma forma me conduzir à minha próxima atividade. Acho que existe um período de adaptação, e posso ter paciência e esperar."

Aliviando a pressão sobre si mesmo e trabalhando em sua Autobiografia, Daryl não demorou a se dar conta de que poderia gostar de fazer aulas de marcenaria. Ele sempre foi um apreciador das artes visuais, e fazia caricaturas de amigos e familiares quando era garoto. Também se destacava nas aulas de arte, e inclusive foi repreendido por fazer desenhos engraçados dos professores nos livros de matemática e ciências. Era uma fonte de diversão e humor naquela época, mas ele abandonara a arte por vários anos — desde que se tornou um "adulto responsável". Pai orgulhoso de filhos artísticos, Daryl suprimiu sua própria criatividade. Com a aposentadoria, era a chegada a hora de retomar esse espírito. A marcenaria sempre o havia interessado, e ele passara os anos usando sua criatividade para incentivar os dons dos filhos.

"Acho ótimo que meu pai faça essas aulas", disse Piper, sua filha do meio. "Quando eu disse que queria ser atriz, ele me incentivou o quanto pôde." Ela sentiu que era o momento de retribuir o gesto. Sempre incentiva as empreitadas criativas do pai. "Quando ele diz que não fez nada produtivo nos últimos três meses, acho que está exagerando. Espero que considere as aulas de marcenaria produtivas, porque eu as considero."

A paciência de Daryl e o apoio de sua família foram recompensados com sua nova escolha. Logo no início das aulas de marcenaria, ele já começou a sentir uma empolgação tremenda com sua nova empreitada e um senso de produtividade renovado. "Gosto de me manter ocupado, mas não só para passar o tempo. Isso é importante para mim", ele explicou. É preciso ter coragem para descobrir a atividade que vai nos nutrir, e não "fazer alguma coisa só para sentir que tem uma ocupação".

A produtividade tem significados diferentes em momentos diversos da vida. As metas estabelecidas na aposentadoria podem ser muito distintas daquelas que tínhamos no trabalho. Podem parecer "modestas demais" ou "ambiciosas demais". A liberdade de poder escolher qualquer coisa pode ser atordoante a ponto de nos deixar paralisados. Descobri que existem pequenos truques para ativar a produtividade. Quando um projeto começa, a tendência é que ele ganhe vida própria.

Liza queria organizar álbuns para todas as fotos de família que tirou e herdou. "Senti uma necessidade grande de me aproximar do meu passado trabalhando na Autobiografia", ela contou, "e era assim que eu queria fazer isso — criando volumes de história visual. Mas não conseguia começar." Dia após dia, semana após semana, ela se repreendia pela procrastinação. Como muitos de nós que embarcamos em uma tarefa de grande porte, ela se viu atarantada com essa dimensão. Ao se repreender por não começar, passou a se sentir culpada e desmotivada, aprofundando o ciclo de imobilidade. Sugeri a Liza que tentasse subornar a si mesma. Ela protestou: "Isso parece bobagem".

"E é bobagem", respondi. "Mas funciona."

Então, contrariando a si mesma — ainda acreditando que a abordagem "tudo ou nada" era a única possível —, Liza tentou se subornar a dar pequenos passos. "Se me ajudar a começar", ela disse à sua artista interior, "vou comprar uma calça nova." Ela estava usando a mesma calça, quase todos os dias, fazia um ano. Para sua surpresa, Liza deu início ao trabalho, que exigiu menos tempo e esforço do que imaginava. "Eu só precisava começar, então abri espaço em uma mesa grande no escritório e escolhi aquele canto para trabalhar. Passei um tempo recolhendo as fotos espalhadas pela casa e juntando sobre a mesa. Foi só isso — mas pelo menos já tinha começado." Ela manteve a promessa e comprou a calça nova. Em seguida, por minha sugestão, ofereceu mais um suborno à sua artista interior. "Se me ajudar a separar as fotos por duas horas", ela disse, "vou comprar um casaco novo." Liza separou as fotos e comprou o casaco.

"Não tenho condições financeiras de continuar me subornando", ela reclamou, apesar de se sentir aliviada por começar seu projeto tão sonhado.

"Tente um suborno pequeno", pedi a ela. "Não precisa ser nada muito caro."

Dessa vez, Liza disse à sua artista interior: "Se me ajudar a juntar todas as fotos da casa e a fazer contato com pessoas que possam ter outras, vou tomar um chocolate quente bem gostoso." Mais uma vez ela se lançou ao trabalho, revirando caixas, subindo no sótão, remexendo gavetas e mandando e-mails para familiares, sempre com o chocolate em mente. "Fiquei empolgada com isso. Estava ansiosa para tomar o chocolate, e ao mesmo tempo meu projeto ia ganhando corpo. Eu finalmente estava me sentindo produtiva. Sou obrigada a admitir que funcionou bem comigo." Ela estabeleceu um padrão: oferecer o suborno e então trabalhar. "Se me ajudar vou ver o novo filme do Woody Allen." De passo em passo, ela encheu uma prateleira inteira de álbuns, separados por datas e etiquetados com precisão.

"Foi uma tremenda sensação de realização. Estou pensando no meu próximo projeto, e agora já sei como começar. Os subornos me fizeram mais feliz. E, assim, consegui ser produtiva."

Lembre: nosso artista interior — nosso lado criativo — é nossa criança interior. Os subornos que oferecemos precisam ser divertidos. A calça e o casaco podiam ser úteis, mas também eram um agrado. Um chocolate quente teve o mesmo apelo para a criança interior de Liza.

Tentei a mesma técnica de suborno com Kaden, que estava igualmente bloqueado, querendo pintar, mas sem conseguir começar. Ele conseguiu uma boa reação sem muito esforço. "Se me ajudar a pintar", ele disse a seu artista interior, "vou à exposição do Vermeer." "Se me ajuda a pintar, vou fazer um passeio turístico de barco para ver Manhattan." Para sua alegria, ele começou a pintar com frequência. E, quando se sentia bloqueado, sabia como propor um suborno.

Seja material ou psicológico, o suborno é importante para que o artista interior se sinta notado. Em geral, esse expediente o ajuda a sair da toca e a se mostrar mais curioso — e, consequentemente, mais disposto a começar uma empreitada.

TAREFA
PRODUTIVIDADE

Complete as seguintes frases:

1. Eu costumava sentir minha produtividade em alta quando...

2. Hoje sinto minha produtividade em alta quando...

3. Acho que poderia sentir minha produtividade em alta se...

4. Secretamente, eu gostaria de...

5. Um pequeno suborno que me incentivaria a começar seria...

TAREFA
AUTOBIOGRAFIA, SEMANA NOVE

IDADE: ____

1. Descreva seus principais relacionamentos nessa época.

2. Onde você morava? Passava longas temporadas em outro lugar?

3. O que fazia você sentir sua produtividade em alta?

4. Descreva um cheiro que remeta a esse período.

5. Descreva um sabor desse período.

6. Descreva um aspecto em que estava progredindo nesse período.

7. Em que aspecto se sentia paralisado ou bloqueado? Isso tem alguma semelhança com a sensação de paralisia que você sente hoje?

8. Do que, ou de quem, você sente saudade dessa época? Existe alguma forma de se reaproximar dessa sensação ou dessa pessoa hoje?

9. Como era sua relação com o dinheiro? Como isso se compara com sua relação atual com ele?

10. Que outras lembranças dessa época lhe parecem relevantes?

TOMANDO UMA ATITUDE

Muitos de nós passamos anos sonhando com aquilo que desejamos criar, mas sonhar e fazer são duas coisas bem diferentes. Quando sonhamos com o que queremos criar, mas não tomamos uma atitude, acabamos nos torturando por nos considerar preguiçosos. Mas na verdade não é a preguiça que nos atrapalha. Precisamos dar os nomes certos às coisas. O que nos atrapalha é o medo. A incapacidade de começar não é um defeito de caráter que nos torna imprestáveis. É uma característica da condição humana, que precisa ser encarada com carinho e cuidado.

Podemos pedir orientação para dar um pequeno passo inicial a fim de combater o sofrimento ou a paralisia. Eu gosto de pedir por escrito: "O que preciso fazer?". Sempre fico surpresa, mas a resposta nunca falha, e é sempre uma sugestão modesta e viável. Dar esse pequeno passo me tira da inércia e me põe em ação. A verdade é que, quando damos um passo, nos sentimos estimulados a dar outro, e depois outro. Quando tomamos uma atitude, nossa autoestima cresce. Sentimos a dimensão de nossa força. Nos sentimos orientados e protegidos. Quando avançamos na direção dos nossos sonhos, ganhamos força e coragem. A primeira pincelada leva à segunda. A primeira palavra puxa outra. Nossa capacidade de criar está vinculada à capacidade de ter fé e otimismo para começar. Nossa fé e nosso otimismo crescem a cada atitude positiva, por menor que seja.

Bonnie fez carreira como redatora publicitária. Sua paixão secreta eram os livros românticos. Elas os devorava no trem nos trajetos de ida e volta do trabalho. Sonhava em escrever seu próprio livro e sabia por onde começar, só que nunca o fazia. A aposentadoria chegou, e com isso muito tempo livre. Não havia mais desculpa para não escrever. Ela começou fazendo as Páginas Matinais, e, depois de algumas semanas, uma personagem surgiu em sua mente.

> Nada diminui mais rápido a ansiedade do que partir para a ação.
> WALTER ANDERSON

"O que eu faço?", ela me ligou para perguntar.

"Você precisa escrever", respondi. "Continue fazendo as Páginas Matinais e escreva seu livro." Já vi muitas ideias surgirem nas Páginas Matinais. O segredo é lembrar que elas são uma ferramenta para ajudá-las a se concretizar. Por mais que seja tentador abandoná-las, imaginando que já serviram a seu propósito, não faça isso. As Páginas Matinais vão continuar a fornecer apoio e orientação enquanto você exercita sua criatividade.

Bonnie começou a escrever, desconfiando — e depois concluindo — que aquele seria seu tão aguardado romance.

Só recebi notícias dela quando me ligou para perguntar: "O que eu faço agora? Já terminei".

"Eu adoraria ler", respondi. "Enquanto isso, você pode começar seu segundo livro."

Tomar uma atitude — e depois continuar em ação — é a chave para o progresso. É fácil perder de vista o simples fato de que, quando estamos trabalhando em nosso projeto, ele passa a ser uma obra em andamento. Torna-se uma coisa viva. Só cabe a nós nutri-lo e sustentá-lo.

Judith se aposentou depois de uma longa carreira como contadora. Quando seus dias estavam ocupados com os problemas de seus clientes, ela ansiava pela aposentadoria e pelo tempo livre que isso lhe

> *A forma mais garantida de ser bem-sucedido é sempre estar disposto a tentar mais uma vez.*
>
> THOMAS A. EDISON

traria para trabalhar em seus próprios projetos. Mas isso não lhe proporcionou o que esperava. Em vez de se ocupar produtivamente com os projetos que pretendia pôr em prática, ela não conseguia começá-los. A aposentadoria virou uma licença para procrastinar. Judith pretendia reformar a cozinha, um projeto que estava pela metade desde a época em que trabalhava, mas não conseguia motivação para seguir em frente.

A procrastinação a deixou com raiva de si mesma. "Por que não consigo começar?", ela se perguntava, e passava os dias tentando descobrir as causas, em vez de dedicar seus pensamentos ao projeto em si.

"Como está indo a cozinha?" era uma pergunta que os amigos de Judith tiveram que aprender a evitar. Ela continuava intocada, e a autoimagem de Judith seguia ladeira abaixo quando comia em meio a paredes pintadas pela metade e peças soltas de granito e cerâmica.

"Não consigo tomar nem a mais banal das decisões para minha cozinha idiota", ela me falou. "Acho que, como não sei bem o que fazer com meu tempo livre, estou deixando isso pela metade para ter sempre 'alguma coisa' para fazer. Mas é lamentável. Principalmente agora, que passo mais tempo em casa e fico vendo essa bagunça todos os dias."

"Se você quer que alguma coisa seja feita, entregue na mão de alguém ocupado" era uma frase que Judith usava com frequência quando trabalhava, orgulhosa de sua capacidade de dar conta de sua lista de afazeres e muito mais. Depois de aposentada, ela descobriu que seu ditado favorito era uma amarga verdade. Sentia falta dos dias de correria e da satisfação que experimentava ao resolver os problemas dos clientes. Por fim, desesperada, ela começou a atender alguns clientes como freelance. Imediatamente, seu estado de espírito melhorou, e Judith começou a retomar seu projeto sempre adiado. Em três meses, estava ocupada como nunca, e sua cozinha estava pronta e revestida com azulejos de cores vivas.

"Talvez algumas pessoas não sirvam para a aposentadoria", afirmou Judith. Ocupada e feliz, ela percebeu que sua hora de parar não tinha chegado. "Não havia outra maneira de descobrir isso", ela falou. No momento, Judith planeja redecorar o quarto em seu tempo livre enquanto continua trabalhando meio período por conta própria como contadora.

A história de Judith não tem nada de incomum. Muitos aposentados sentem dificuldade para motivar a si mesmos. Nem todos podem retomar a carreira, no entanto. Para aqueles que têm dificuldade para encontrar motivação, as Páginas Matinais são o lugar certo onde começar. Representam uma atitude produtiva, constante e diária. Ao fazê-las em conjunto com as outras ferramentas, mudamos nossa trajetória e entramos em movimento.

> *As atitudes expressam as prioridades.*
> CHARLES A. GARFIELD

Os recém-aposentados podem se sentir impacientes com seu novo estilo de vida. As ferramentas levantam questões e fornecem respostas. Nas palavras de Rainer Maria Rilke: "Tenha paciência com o que não está resolvido em seu coração. E tente amar seus próprios questionamentos". Para muitos, as perguntas que surgem nas Páginas envolvem uma maior profundidade.

Janice se viu paralisada. Apesar de morar em Santa Fe, uma cidade animada, com muitas opções de programas, quase não se aventurava fora de casa. Estava deprimida por não ser mais requisitada e se sentia isolada. Com o incentivo de uma amiga, relutantemente, começou a ler o guia de lazer do jornal de sexta-feira. Com ainda mais relutância, arriscou-se a sair da rotina que definia como "tediosa" para uma aventura semanal, inscrevendo-se em uma série de palestras sobre arte moderna. No início, se sentiu intimidada, pois pensava que todos da plateia sabiam mais que ela. "Todo mundo parece tão cheio de si", ela reclamou com a amiga. "Gostam de se apresentar como se fossem obras de arte ambulantes — óculos redondinhos, roupas sociais monocromáticas, cabelos tingidos e espetados. Não tem ninguém que pareça 'normal'." Na terceira palestra, sua vizinha de assento puxou assunto.

"Você está vindo em todas as palestras", ela comentou.

"Pois é", respondeu Janice. "Ainda tenho muito o que aprender."

"Eu também", disse a mulher. "E se déssemos um passeio pelas galerias?"

"Eu topo!", respondeu Janice.

"Tem uma exposição maravilhosa de um artista chamado Chris Richter na Chiaroscuro. Podemos começar por lá."

Janice concordou e, para sua surpresa, se viu inesperadamente animada.

"Eu me senti muito chique", comentou. Aos 63 anos, estava mais ativa que nunca.

A aposentadoria é a época ideal para elevar o nível de atividade. É um período de livres escolhas, de oportunidades. Quando as possibilidades parecem infinitas, é empolgante ir atrás de coisas que nos inspiram e nos atraem.

Dave e Joan são casados e trabalhavam juntos — ele como dentista, ela como especialista em higiene bucal. Ambos estavam acostumados a longas horas de expediente. Quando se aposentaram, o tempo disponível cresceu, e eram necessárias muitas atividades para preenchê-lo. Eles começaram a buscar seus interesses juntos, entalhando e pintando chamarizes de madeira para caçadores de patos. Seus chamarizes eram tão bons que venceram um campeonato nacional. Eles inclusive me deram um de Natal.

Porém, logo descobriram que os patos de madeira não bastavam e se ofereceram para prestar serviço odontológico voluntário em uma cadeia local. Assim se viram mais ocupados, mas ainda não bastava. Joan se matriculou em uma academia. Em pouco tempo, estava em melhor forma que muitas jovens de trinta e poucos anos. Para não ficar para trás, Dave foi atrás de outro hobby e começou a fazer pães. Quando a família se tornou pequena demais para consumir todas as suas receitas, ele começou a distribuir a parentes e amigos.

"Como você consegue fazer coisas tão gostosas?", perguntou uma vizinha. O questionamento gerou uma aula sobre pães. Dave descobriu que adorava cozinhar e que suas receitas eram apreciadas por todos que as experimentavam. "Quanto mais eu faço, mais quero fazer", explicou. "E, quanto menos eu faço, menos quero fazer. Ficar sem fazer nada é difícil demais para mim."

De fato, é muito mais complicado e doloroso ser um artista bloqueado do que arregaçar as mangas e partir para a ação.

Quando estamos em crise, temos sonhos grandiosos, porém impossíveis. Quando tomamos atitudes — por menores que sejam —, tudo parece mais fácil.

O kit de ferramentas apresentado neste livro nos tira da inércia e nos põe em ação. Elas são ativas por si sós e nos dizem o que queremos, o que não queremos, o que queremos mais e o que queremos menos. As ferramentas nos trazem clareza e põem fim à procrastinação. Quando nos lembramos de nossos sonhos e objetivos em nossa Autobiografia, os motivos pelos quais não os perseguimos se tornam mais evidentes. Nós nos conduzimos por nossos próprios esforços para um mundo com o qual sonhamos. Como não encontramos satisfação em deitar nos louros de nossas conquistas, começamos a tomar atitudes — quase sem perceber — na direção de nossos sonhos.

TAREFA
TOMANDO UMA ATITUDE

Faça uma lista com cinco feitos que sempre sonhou realizar, por exemplo:

1. Escrever um livro.

2. Viajar o mundo.

3. Fazer uma reforma em casa.

4. Pintar um autorretrato.

5. Aprender a tocar bateria.

Agora faça uma lista de pequenas atitudes que pode tomar para se aproximar desses grandes feitos. Por exemplo:

1. Fazer uma lista de interesses.

2. Ir a uma agência de turismo.

3. Ler revistas de decoração e arquitetura.

4. Esboçar um desenho rápido de seu rosto.

5. Começar por um bongô.

Quanto menor a atitude, melhor; os pequenos passos também representam uma ação!

A IMPORTÂNCIA DO DINHEIRO

A questão financeira é algo que todos nós precisamos levar em conta na hora de decidir parar de trabalhar. Essa nova fase, em termos de dinheiro, exige certa adaptação. "Tenho dinheiro suficiente", nós pensamos, "mas e se eu viver até os 110 anos? E se a inflação subir absurdamente?" Experimentamos uma sensação compreensível de instabilidade, mesmo se nossas finanças estão em ordem.

> *As verdadeiras riquezas são as que temos dentro de nós.*
> B. C. FORBES

Ao entrar na aposentadoria, é bom planejar como queremos gastar nosso dinheiro. Usando o que ganhamos de acordo com nossos verdadeiros valores, nos sentimos mais prósperos. Agindo de acordo com nossos interesses, muitas vezes descobrimos fontes inesperadas de prosperidade. O que temos passa a ser suficiente. Podemos florescer e prosperar com uma sensação de abundância. Como a prosperidade é uma condição espiritual, quanto mais verdadeiros formos, mais prosperaremos. Poucas coisas são mais desconfortáveis que a ambiguidade — quando encaramos com clareza nossas finanças, ficamos empoderados.

Alguns de nós trabalham duro a vida inteira sem obter a menor satisfação com a vida profissional além do salário. Depois da aposentadoria, podemos trabalhar "por diversão", explorando nossa criatividade. E às vezes esse trabalho feito "por diversão" pode até se tornar uma fonte de renda. É preciso aceitar isso com gratidão — e com grande prazer.

Jill adora animais. É o tipo de pessoa que para no meio da rua para fazer carinho em cachorros. Conhece todos os bichos de seu quarteirão pelo nome. Depois de uma carreira como secretária em um escritório de advocacia, ela resolveu doar seu tempo extra a um abrigo de animais resgatados das ruas. Três vezes por semana, passa suas tardes cuidando de cães e gatos sem dono.

"Preciso lutar contra meus instintos para não levar todos para casa", ela me disse, aos risos. "Moro em um apartamento de um quarto, onde só cabem eu, um cachorrinho e uma gatinha à qual não consegui resistir. O nome do cachorro é Harry. Acho que é um mestiço de spitz — tem um pelo bem comprido. A gatinha é um pouco mais exótica. É metade persa, metade siamesa. Seu nome é Miau, porque gosta bastante de se expressar, sempre do mesmo jeito: miando. Meus amigos dizem que queriam ser meus bichinhos de estimação — eu os trato muito bem. Passo as noites feliz na companhia dos dois. Harry aprendeu a fazer alguns truques. Miau não quer saber de ser treinada ou adestrada. Minha vida é muito rica por causa desses bichinhos."

Quando Jill ainda trabalhava, passava diante de uma loja de pássaros exóticos todos os dias a caminho do escritório.

"Entrei na loja um dia desses e me apaixonei por um papagaio africano. Eu adoraria ter um em casa, mas acho que seria o caos. Então preciso me contentar com essas visitas, e tenho medo do dia em que outra pessoa se apaixonar por esse papagaio. Dei a ele o nome Spalding, em homenagem ao grande ator Spalding Gray."

> *Riqueza é a capacidade de desfrutar plenamente da vida.*
> HENRY DAVID THOREAU

Jill frequentava tanto a loja que o dono a convidou para trabalhar lá. "A princípio, o que pensei foi: não, claro que não. Estou aposentada. Mas, depois de pensar bastante a respeito, concluí que poderia me oferecer para trabalhar lá dois dias por semana. Quando ele falou que era justamente disso que precisava, percebi que era um sinal."

Jill está curtindo o dinheiro extra que ganha pela "diversão" na loja, como ela define, e ainda mais o tempo que passa com as aves. "Às vezes eu me surpreendo por ter me tornado funcionária de uma loja de pássaros. Ao longo de vários anos trabalhando num escritório de advocacia, nunca parei para perguntar qual era minha paixão. Depois de aposentada, estou fazendo o que gosto e ainda ganho por isso. Por que não pensei nisso antes? Cada salário recebido parece um bônus. E Spalding Gray vai muito bem, obrigada."

Às vezes, profissionais aposentados podem achar que, se determinado trabalho é "fácil demais", seu potencial não está sendo aproveitado, ou que, de certa maneira, estão "regredindo". Mas considerar se um trabalho é "fácil demais" é fazer a pergunta errada. Artistas de todos os calibres tendem a supervalorizar as dificuldades e a minimizar as qualidades. Essa fórmula precisa ser invertida: quando seguimos novas ideias, precisamos aprender a lidar com defeitos e qualidades da mesma forma.

Hank se aposentou depois de fazer carreira como corretor de imóveis. Então ele se voltou para aquilo que até então era "só" um hobby: o trabalho com vidro. Usou suas férias e folgas para refinar sua arte. Agora trabalhando em tempo integral com isso, se recusa a cobrar por aquilo que produz, embora tenha clientes dispostos a pagar.

Ele se defende dizendo que não precisa do dinheiro. "Por que vou cobrar? Tenho condições de bancar meu hobby, sabe?"

> Dinheiro é só uma ferramenta. Pode levá-lo a muitos lugares, mas quem está no comando ainda é você.
>
> AYN RAND

No fim, cabe a Hank decidir se quer pôr suas peças de vidro no mercado para concorrer com outras, mas para isso ele teria que analisar com mais sinceridade seus esforços. Ao subestimar nosso trabalho, corremos o risco de subestimar a nós mesmos. Isso não significa que não podemos oferecer nossos talentos de graça, mas é importante procurar um equilíbrio entre o que damos e o que recebemos em troca. Só porque alguma coisa é divertida — ou fácil — não significa que não tenha valor.

Os aposentados muitas vezes têm um orçamento mais apertado do que aquele de que dispunham quando trabalhavam, então os gastos devem ser monitorados com mais cuidado. O que é realmente importante para nós? Como decidimos o que é supérfluo e pode ser cortado? Existe um equilíbrio entre gastar por diversão e gastar com prudência, e é muito simples encontrá-lo: basta usar uma ferramenta que chamo de "contagem".

Usei a contagem muitas vezes antes. É exatamente o que parece: contar tudo o que entra e tudo o que sai. É uma ferramenta informativa, não avaliativa. Assim percebemos que podemos ser econômicos no supermercado, mas, para sustentar nosso hábito de tomar café, gastamos mais do que deveríamos todos os dias, comprando bebidas com excesso de açúcar e um preço salgado demais. Podemos gastar demais com os outros e pouco com nós mesmos, enchendo os amigos de presentes e usando sempre os mesmos sapatos gastos. Talvez achemos que ir ao teatro "custa caro demais", mas por outro lado investimos em corridas de táxi desnecessárias. Quando contamos, descobrimos para onde vai nosso dinheiro. Vendo tudo preto no branco, entendemos o que valorizamos mais. E vemos o que queremos mudar.

Quando entramos em contato com nossos verdadeiros valores e passamos a gastar — e ganhar — de acordo, nosso dinheiro se torna menos misterioso. Com mais clareza de pensamento, ganhamos mais dignidade em nossa vida.

TAREFA
CONTAGEM

Tente fazer a contagem por uma semana. Você pode descobrir que quer continuar. É bem simples: anote cada centavo que entra e cada centavo que sai. Isso inclui gastos grandes e pequenos: prestações do carro, um jornal comprado na banca, uma herança inesperada, uma moeda achada no chão. Qualquer coisa conta. Anote tudo. No fim da semana, examine seus gastos. Seus padrões financeiros vão se revelar com clareza.

CUIDADORES PROFISSIONAIS

Em muitos casos, meus alunos aposentados que trabalhavam diretamente com o público são os que têm mais dificuldades de concentrar o foco em si mesmos. Enfermeiros, médicos, professores, chefs

— todos aqueles cujo "trabalho nunca terminava" — muitas vezes têm problemas para se adaptar a uma vida sem trabalho. Mesmo quando a pessoa está pronta para se aposentar — e mesmo quando está exausta —, o choque de não se sentir "necessária" pode ser grande. Quando o propósito da vida da pessoa era cuidar de outras pessoas, a transição para a aposentadoria e para cuidar apenas de si pode ser especialmente difícil. Sem serem requisitados com a mesma frequência, alguns podem se sentir desvalorizados e até ressentidos. Isso se aplica a pessoas cuja função era servir seu público, mas também a pais cujos filhos saíram de casa, a quem cuidava de parentes idosos ou a qualquer um que fosse arrimo para alguém.

Dennis foi chef executivo em um bom restaurante durante muitos anos. "Fui subindo pouco a pouco", ele contou. "Quando comecei, era incansável, cheio de motivação e ambição. Nada era capaz de me parar." A correria da vida de chef não era problema para ele. De acordo com Dennis, "nunca havia moleza, mas estava sempre cheio de adrenalina". Como sua carreira não era do tipo que permitia "parar para respirar", sua lista de afazeres era sempre extensa, e sua presença era sempre necessária. A aposentadoria foi como "pular de uma esteira ligada", ele contou. "Eu basicamente entrei em colapso, não tinha ideia do que fazer a seguir."

> Autocompaixão significa simplesmente dedicar a nós mesmos a gentileza que dedicamos aos outros.
> CHRISTOPHER GERMER

Dennis estava exausto quando se aposentou, mas também habituado à adrenalina de um trabalho que nunca tinha fim e de uma equipe que dependia dele — isso sem falar de um salão cheio de pessoas esperando para comer. "Eu estava acostumado a cuidar de gente. Isso me dava um propósito e uma missão todos os dias. Agora não tenho ideia do que fazer com meu tempo."

Quando sugeri que tentasse pensar em alguma forma de cuidar de si mesmo, ele admitiu que se tratava de um território desconhecido em sua vida. "Tenho uma boa casa e um bom carro, mas há coisas que nunca tive, como férias de verdade ou o hábito de fazer massagem." Trabalhando em sua Autobiografia, Dennis lembrou que, aos quarenta e poucos anos, quando assumiu a cozinha do restaurante em que trabalharia pelo resto da carreira, sentiu uma espécie de pânico. "Parecia que precisava 'emplacar' na nova função, e depressa. Quando era mais jovem, estava disposto a abrir mão de qualquer coisa pela carreira. Não foi à toa que, quando me aposentei, foi como se tivesse perdido um pedaço de mim." Como muitos outros, Dennis passou a sentir mais compaixão por si mesmo ao examinar sua vida na Autobiografia.

"Se está difícil pensar em cuidar melhor de si mesmo, pense que está cuidando de seu antigo eu", sugeri. "O que aquele homem de 46 anos precisava ter e não tinha?"

Dennis pensou a respeito e percebeu que nunca teve um mentor. "Eu me sentia bem solitário", explicou. "Tinha que abrir caminho com minhas próprias mãos em um ambiente difícil. Não podia contar com mais ninguém. Agora que estou falando isso, percebo o quanto é triste. Queria poder voltar e dar alguns conselhos a mim mesmo."

A boa notícia é que, de certa forma, ele conseguiu fazer isso. Pouco a pouco, Dennis foi trabalhando para se reaproximar de seu antigo eu. "No começo, achei que poderia passar um mês em alguma praia. Mas agora percebo que não é isso que quero fazer. Pretendo conversar com outras pessoas. Conhecer mais chefs, pessoas que se aposentaram e conseguiram se ocupar com outras coisas." Cuidar de si mesmo é uma arte bastante específica, e precisamos ser muito sinceros para descobrir o que precisamos *de verdade*. Se é de conselhos, um pote de sorvete não vai ajudar. Se é de descanso, uma agenda lotada só vai trazer aborrecimento. Se passamos muitos anos ajudando outras pessoas, o processo de descobrir do que precisamos pode demorar algum tempo. Seja paciente, porque vale a pena.

> *Tenha amor-próprio e tudo entra nos eixos. Você precisa se amar para conseguir fazer qualquer coisa neste mundo.*
> LUCILLE BALL

Fred se afastou do trabalho por um bom tempo quando a esposa adoeceu. Ele passava todo o tempo ao lado dela, fazendo o papel de cuidador. "Eu faria tudo de novo da mesma maneira, mas foi muito doloroso, em vários aspectos." O estresse causado pelo declínio físico dela foi pesado para ele. "Estou exausto física e espiritualmente. Quase não tive tempo de lidar com a tristeza." Para Fred, até mesmo marcar uma massagem parecia um ato radical. "Não acredito que vá resolver, mas vou tentar", ele me disse. Durante a massagem, notou que sentia profundamente a perda da esposa. Tinha saudade do toque. Recordou momentos de felicidade e de sofrimento. Sentiu compaixão por si mesmo e percebeu que fazia anos que não levava em conta suas próprias necessidades. Quando a massagem terminou, ele marcou outra. Para Fred, era como uma terapia. Ele decidiu que faria massagem uma vez por semana.

Para muitos aposentados, cuidar de si pode ser difícil, mas a recompensa vale o tempo e o dinheiro investidos. Quando não sabemos qual deve ser nosso próximo passo, devemos analisar nosso antigo eu no processo da Autobiografia em busca de pistas daquilo que sempre quisemos. Se estamos exaustos depois de servir tanto tempo outras pessoas, ajudar a nós mesmos pode ser a melhor opção. Estender-nos a mão é algo tão pouco comum que os resultados podem ser chocantes — e não é preciso fazer muito para obter uma ótima reação. Quando nos perguntamos do que realmente precisamos, podemos nos surpreender ao descobrir que já temos a resposta — e que pode ser muito mais simples do que esperávamos.

TAREFA
CUIDANDO DE SI

Você já serviu de arrimo para outra pessoa? Descreva três ocasiões em que pôs mais esforço em um relacionamento do que era capaz de extrair como recompensa. Se alguma lembrança for dolorosa, experimente escrever por mais cinco minutos sobre essa relação em especial.

Agora, faça uma lista de dez coisas que poderia fazer para si — coisas que não se importaria de fazer para os outros, mas raramente (ou nunca) faz para si. Escolha uma para fazer.

> O que deixamos para trás e o que temos pela frente são coisas minúsculas em comparação com o que temos dentro de nós.
>
> RALPH WALDO EMERSON

EM ATIVIDADE: A COISA CERTA PARA O MOMENTO

Muitas pessoas se veem confusas diante da aposentadoria. Ao longo da carreira, sempre souberam o que tinham pela frente. A próxima tarefa era ditada pelo chefe, ou pela empresa, ou pelo cliente. Depois da aposentadoria, sem ninguém para desempenhar esse papel, podemos ficar perdidos, sem saber o que fazer. De repente, estamos em casa no meio da tarde em um dia de semana, parados diante da geladeira ou sentados com um jornal sem ler nada, só tentando descobrir o que fazer.

Esses momentos de confusão são comuns. Quando isso acontece, eu digo às pessoas: "Faça a coisa certa para o momento". Em vez de se concentrar nas grandes questões, se dedique às pequenas coisas. Para a maioria de nós não é muito difícil estabelecer um pequeno passo. A coisa certa para o momento pode ser bem simples: arrumar a cama, lavar a louça, pôr o lixo para fora. Cada pequeno passo determina o pequeno passo seguinte. Por exemplo, arrumar a cama pode levar a guardar as roupas ou, se preferir, guardar as roupas pode levar a arrumar a cama.

Embora essas atitudes pareçam minúsculas e simples demais, um corpo em movimento tende a permanecer assim, e até mesmo a menor das ações — pôr o lixo para fora ou tomar banho — inevitavelmente leva a outra. Se pensarmos em Deus como uma energia direcionada para o bem, fica fácil ver que fazer a coisa certa para o momento é um ato de limpeza espiritual. A coisa certa para o momento pode ser física, como dar uma volta no quarteirão e clarear a cabeça, empilhar a lenha no quintal ou brincar com o cachorro. Pode ser emocional, como ligar para um amigo ou familiar, escrever sobre uma memória relevante para a Autobiografia, dar um grito cobrindo a boca com o travesseiro. Pode ser espiritual, como ouvir uma música ou ler uma obra inspiradora. O segredo é sair da estagnação e partir para a ação de qualquer maneira que formos capazes de imaginar.

> *A coragem nem sempre é um rugido. Às vezes é uma voz silenciosa no fim do dia, dizendo: "Vou tentar de novo amanhã".*
>
> MARY ANNE RADMACHER

Muitas vezes descubro que limpar ou arrumar alguma coisa pode oferecer grandes recompensas em termos de se manter em atividade. Se acreditamos na frase "a limpeza nos aproxima do divino", então estamos no caminho certo quando fazemos a manutenção de nosso ambiente. Muitos alunos comentam que, durante a faxina, têm ideias sobre "a coisa certa para o momento" em diversas áreas. Diversas vezes, lavar louça me ajudou com o enredo das minhas peças.

Outra "coisa certa para o momento" que quase sempre vem a calhar é um Programa Artístico. Com frequência evitados, mas sempre recompensadores, eles são uma ótima escolha para nos pôr em atividade. Quando estou me sentindo paralisada ou sem saber o que fazer, um rápido trajeto até o museu Georgia O'Keeffe, no centro da cidade, me traz alinhamento espiritual e clareza. Volto para casa me sentindo energizada para fazer outra coisa.

Joseph, um aluno meu, estava frustrado com o processo das Páginas Matinais por se sentir "dominado pelo pânico" quando escrevia. "Não tem nenhuma razão para isso, mas fico muito ansioso", ele relatou. "Acho que tem a ver com o fato de não saber que direção tomar. Não quero escrever porque sei que vai trazer pensamentos dolorosos."

Perguntei se ele conseguia pensar em alguma coisa para fazer — por menor que fosse.

"Bom, posso ir ao mercado", Joseph falou.

"Perfeito", respondi, toda animada.

"Por que você está tão empolgada com a ideia de eu ir ao supermercado?", ele perguntou, desconfiado.

"Porque é uma boa ideia e vai levar a alguma outra", expliquei. "Me ligue mais tarde e conte como foi."

> *Faça o que puder, onde estiver, e com o que tiver disponível.*
> BILL WIDENER

Quando Joseph ligou, sua voz estava claramente mais leve. Ele tinha ido ao mercado e comprado coisas além das que precisava, só porque "achou interessante". Quando saiu, percebeu que estava perto do banco e parou para resolver uma questão. Ao voltar para casa, encontrou motivação para abrir a correspondência, o que vinha adiando. Entre os papéis, encontrou uma carta de um amigo com quem não falava fazia tempo.

Joseph notou uma sensação de realização, mas sua casa parecia vazia, e ele não sabia por onde começar a combater a solidão. O espaço parecia grande demais para preencher. Lotar a geladeira era simples. Mas...

"Faça a melhor coisa para o momento", ele lembrou a si mesmo, e logo concluiu que poderia responder à carta do amigo. Não precisava ser muita coisa, apenas: "Olá, acabei de me aposentar e estou tentando descobrir o que fazer a seguir. Pensei em escrever para você. Gostei muito de receber sua carta".

Depois, ele foi ao correio. Comprou uma cartela de selos e usou o primeiro para mandar a carta ao amigo. Ao voltar para casa, parou em um posto de gasolina onde o combustível era trinta centavos mais barato do que no que costumava frequentar. Limpando o para-brisa enquanto punha gasolina, ele percebeu que o carro precisava de uma lavagem. Foi até o lava-rápido. Dentro do carro, ficou admirando a chuva de água com sabão cair sobre ele. A lavagem demorou menos de dez minutos, e a aspiração do interior, outros dez. Joseph voltou para casa com uma sensação de bem-estar. Fazer a coisa certa para o momento havia se mostrado uma decisão feliz e produtiva.

Quando ele me contou tudo isso, dei risada. "Parece que você teve um dia muito produtivo, Joseph", comentei.

"Sim. Sou obrigado a admitir que me deu o que pensar também. Quando quebrei meu estado de imobilidade, foi bem fácil fazer 'só uma coisinha' — e uma levou a outra. Para ser bem sincero, saber que precisava ligar para você e contar como tinham sido as compras foi o que me tirou de casa."

O "telefonema sanduíche" — ligar para um amigo, se comprometer com uma coisa e ligar de novo quando essa coisa for feita — é um truque que não deve ser subestimado. Por mais que pareça ridículo mobilizar um amigo para nos ajudar a sair da imobilidade, acredito que seja mais doloroso permanecer em um estado de

> O progresso não é aprimorar o que existe, e sim avançar na direção do que ainda vai existir.
>
> KHALIL GIBRAN

paralisia do que fazer uma ligação. E quem nunca esteve nessa situação? Se escolhermos sabiamente os amigos a quem procurar, podemos ficar tranquilos de que vamos ser entendidos — e talvez eles até retribuam o contato quando precisarem de apoio em suas tarefas do dia a dia.

Seja para ajudar a nós mesmos a encontrar a coisa certa a fazer no momento ou para auxiliar um amigo, é sempre útil fazer a pergunta: "Que pequenas coisas você anda adiando?". Para Paco, a resposta era fazer a carteirinha da biblioteca. "Mas não deve ser isso que você está procurando, né?", ele me questionou. "Não é uma coisa pequena demais?"

De jeito nenhum. Não existe nada pequeno demais.

"Vá fazer", incentivei.

"Ah, tudo bem", disse Paco.

Quando nos falamos de novo, ele estava orgulhoso: "Fiz a carteirinha, e a biblioteca é muito boa".

"E agora?", perguntei.

"Tem uma exposição de fotos em um café..."

"Então vá", incentivei.

Quando voltamos a nos falar, ele estava todo feliz: "Conheci pessoalmente o fotógrafo. Amanhã vou ao estúdio dele ver outros trabalhos. Estou pensando em comprar uma foto". Paco estava descobrindo a arte de fazer pequenas expedições. Estava descobrindo que podia preencher os dias sem dificuldade depois de superar a inércia.

Fazer a "coisa certa para o momento" pode parecer algo quase mágico quando um ciclo de movimento é iniciado. Não pense demais em qual pode ser a coisa certa para o momento. Pode ser um gesto pequeno e fácil, alguma coisa que seja atraente para a imaginação.

TAREFA
A COISA CERTA PARA O MOMENTO

DICA: a coisa certa para o momento é um gesto pequeno, nada intimidador e facilmente ao seu alcance. Faça isso.

ACOMPANHAMENTO SEMANAL

1. Quantas vezes você escreveu suas Páginas Matinais? Como foi a experiência?

2. Você fez seu Programa Artístico? Em que consistiu? Descobriu alguma coisa em sua Autobiografia que quisesse explorar em um Programa Artístico?

3. Fez suas Caminhadas? O que observou enquanto andava?

4. Que tipo de epifania você teve?

5. Notou alguma sincronicidade? Qual? Isso lhe trouxe uma sensação de humildade, de ter sido orientado por uma força maior?

6. O que descobriu em sua Autobiografia que gostaria de explorar mais a fundo? Como poderia fazer isso? Como sempre, se você tiver uma lembrança significativa que exija mais atenção, mas não souber que atitude adicional precisa tomar, não se preocupe. Apenas siga em frente.

SEMANA DEZ
Recuperando a vitalidade

Nesta semana você vai se concentrar no desenvolvimento de uma sensação saudável de autoproteção, capaz de proporcionar a força e a clareza necessárias em situações desafiadoras. Examinando o passado em sua Autobiografia, recorde como gastava sua energia — a sós e com outras pessoas. Hoje, você pode voltar a escolher com o que gastar seus valiosos talentos pessoais e, quando tomar a decisão correta em relação aos seus valores, ser recompensado com mais energia e força. Caminhando, você se conecta com uma fonte ilimitada de riqueza espiritual e, quando se compromete em mantê-la, obtém a força de que precisa. Revisitando sua Autobiografia, você pode reencontrar seu antigo eu e aprender com seu passado. Muitas vezes, os sonhos abandonados são a chave da verdadeira identidade. Quando a honramos, a recompensa é a vitalidade.

O POÇO INTERIOR

Quando fazemos algo criativo, buscamos suprimentos em nosso poço interior. O que eu quero dizer com isso? Que todos nós temos um estoque de imagens que usamos para criar. Um exercício útil é nos encararmos como um ecossistema. Quando escrevemos, pintamos, costuramos ou atuamos, retiramos imagens de nosso poço interior.

> *Não importa o comprimento da vida, e sim sua profundidade.*
> RALPH WALDO EMERSON

Se aprendermos a repor nosso estoque de imagens, conseguiremos retomar nosso trabalho com mais facilidade. Da mesma forma, quando retiramos imagens do poço e não o reabastecemos, nosso trabalho se torna um fardo, e ficamos nos perguntando o que foi que "de repente" deu tão errado.

O que deu errado foi que esgotamos nosso poço sem repor nosso estoque de imagens. A melhor maneira de impedir isso é com um Programa Artístico. Quando reabastecemos o poço de forma consciente, retomamos nossa tranquilidade. Um Programa Artístico semanal já basta. No entanto, quando estamos trabalhando intensamente, pode haver necessidade de mais um.

O Programa Artístico parece frívolo: um passeio para fazer algo por pura diversão. Muitos alunos, porém, relatam que, com ele, sentiram pela primeira vez um contato consciente com uma força maior. De fato, os Programas Artísticos nos aproximam da noção de um universo benevolente. Eles podem ser extravagantes ou modestos — até uma simples visita a uma floricultura é capaz de repor nosso estoque.

Trabalhar na Autobiografia sempre traz novos tópicos a ser explorados em Programas Artísticos. Usar uma recordação específica em um deles pode ser uma ferramenta poderosíssima tanto para nos aproximar do passado como para nos energizar no presente. Algumas pessoas visitam a rua onde moravam, ou repetem o trajeto que faziam na infância da escola até a casa. Outras reproduzem receitas, reveem um filme favorito, releem um livro de que gostavam quando criança. Existem muitos detalhes — o formato de um móvel, o brinquedinho de um gato, o perfume da avó, uma música que ouvíamos sem parar na adolescência — capazes de servir como gatilho para lembranças marcantes. Essas imagens e sensações no reaproximam de nós mesmos — ainda são parte de nós, e nos fortalecem para nos reconectar àquilo que representam.

Lembre que um Programa Artístico pode ser qualquer coisa — só precisa parecer divertido. Ele reabastece nosso poço, pois nos aproxima de novas imagens, que não precisam ser relacionadas com o que estamos fazendo no momento. Qualquer uma serve.

> *A dívida que temos com a imaginação é incalculável.*
> CARL JUNG

Genevieve é uma professora de inglês que virou romancista depois dos cinquenta e está trabalhando em seu segundo livro.

"Julia", ela reclamou comigo, "a escrita estava fluindo como uma avalanche, e então parou do nada."

"Não se preocupe", eu a tranquilizei. "Isso aconteceu porque seu poço secou. Faça alguns Programas Artísticos e logo vai voltar a escrever. E não esqueça que não precisa ter nada a ver com a história que você está contando."

Genevieve fez seu Programa Artístico conforme o planejado. "Sempre sinto resistência para sair de casa", ela confessou. "De repente parece que está ventando demais, ou tem louça para lavar, ou qualquer outra desculpa maluca. Minha resistência não é racional. Um Programa Artístico só leva uma hora, e me traz tanta inspiração — fico de bom humor durante vários dias. Só que acho muito difícil encontrar motivação."

Em seu primeiro Programa Artístico, Genevieve foi a uma doceria especializada em donuts em uma cidade vizinha. "Ouvi dizer que esse lugar tinha donuts diferentes e deliciosos. Fiquei imediatamente interessada: donuts de geleia de caqui? De ambrosia? Mas eu nunca passava por lá, e não pensava em me deslocar tanto só para comer um doce."

Mas, quando resolveu pegar a estrada "só" para comer um doce, Genevieve experimentou uma sensação mágica de ousadia. "Parecia tão fútil! Mas os donuts eram deliciosos — e, sim, eu comi dois", ela confessou. "Me senti uma criança ganhando um presente."

Sentir-se assim é um ato criativo poderoso. E, quando escolhemos coisas de que gostávamos quando crianças, a recompensa é ainda maior. Pode ser o gatilho para um mar de lembranças e ideias.

Em seu Programa Artístico seguinte, Genevieve fez algo bem distante de sua zona de conforto: saiu para comprar um vestido.

"Nunca fui uma mulher de fazer compras por hobby", ela explicou. "Sair de casa para comprar só por comprar era uma sensação desconhecida para mim. E experimentar vestidos, isso era mais do que incomum! Acho que não fazia isso desde os tempos da escola!"

Genevieve encontrou — e comprou — um vestido bem simples em seu Programa Artístico. Um mês depois, teve uma oportunidade inesperada de usá-lo.

"Recebi uma ligação da minha agente literária dizendo que uma nova editora talvez se interessasse pelo meu livro", ela contou. "Fiquei muito feliz por ter o que usar na reunião. Me senti confortá-

> *Só viver não basta... é preciso ter o nascer do sol, a liberdade e um botão de flor.*
> HANS CHRISTIAN ANDERSEN

vel no meu novo vestido, mas havia um segredinho: ele representava minha atenção à minha artista interior. Fiquei me sentindo mais confiante com ele. A reunião foi muito boa, e acho que um dos motivos foi porque eu estava me sentindo criativamente desbloqueada por causa dos Programas Artísticos. Minhas metas pareciam bem claras, e consegui falar sem dificuldade sobre meu trabalho. Esses programas realmente me põem em contato com aquilo que mais importa para mim."

Genevieve contou que seu novo livro estava fluindo com tranquilidade. "Não consigo acreditar que é tão simples", ela me falou, empolgada por voltar a escrever. Mas eu não fiquei surpresa. Sempre vi os Programas Artísticos como uma forma eficiente de reaproximar as pessoas de si mesmas e, consequentemente, do mundo.

Ao planejar um Programa Artístico, devemos buscar o encantamento. Em outras palavras, devemos ir atrás de um mistério, algo que capture nossa imaginação. Um Programa Artístico não precisa ser — e talvez nem deva — algo relacionado às formas mais elevadas de arte. Uma visita à seção infantil de uma livraria para reler nosso livro favorito de quando éramos crianças pode gerar uma boa dose de emoção e energia. Preparar uma receita predileta da infância ou rever um filme de outra época pode aproximar nosso presente de nosso passado. Os Programas Artísticos são experiências que nos elevam — inclusive no sentido literal da palavra. Nós nos sentimos mais leves no final do passeio do que quando saímos de casa.

Um dos meus Programas Artísticos preferidos continua sendo o que me rendeu o peso de papel da minha mesa, quando visitei o ateliê de arte em vidro. Fascinada, e um tanto temerosa, fiquei observando a artista moldar um pedaço disforme de vidro quente na forma de um peso de papel. Em todos os sentidos, uma experiência muito diferente do meu dia a dia.

"Você gostaria de tentar?", ela ofereceu. Respondi imediatamente que sim, e estendi as mãos para segurar o bastão comprido com o vidro derretido na ponta.

"Mergulhe em uma cor", a artista orientou, apontando para as tintas. Escolhi o vermelho e girei o bastão ali dentro.

"Agora escolha uma segunda cor", ela falou. Dessa vez optei pelo fúcsia, e girei o bastão em meio à cor vibrante. Continuei seguindo as instruções da artista, passo a passo.

"Pronto, pode baixar", ela disse. "Agora gire." Fiz como ela falou e descobri que tinha produzido um peso de papel bem razoável. Em seguida, observei com fascinação enquanto a artista produzia uma carpa adornada com fios de ouro. Ela fazia o trabalho parecer fácil, contorcendo a cauda do peixe para transmitir uma sensação de movimento. A carpa foi feita com muita delicadeza e capricho. Era um item bem caro, e dava para entender por quê.

Adoro vidro colorido, eu me vi pensando. Adoro vê-lo assumir formas reconhecíveis. Adoro a magia e a maestria envolvidas em criar algo do nada. Para mim, isso é a essência de uma aventura frutífera.

Por mais simples que possa parecer, é revelador celebrar aquilo que amamos e o fato de sabermos apreciá-lo.

Cadee, uma dramaturga, tinha de mergulhar profundamente em seu poço interior quando precisava cumprir um prazo. Ciente da necessidade de repor o que estava tirando em uma ocasião em que tinha um prazo apertado, ela foi até uma loja de pássaros.

"Escolhi esse lugar porque, trabalhando na minha Autobiografia, lembrei que minha avó adorava pássaros", contou. "Queria me reaproximar dela e não sabia exatamente como fazer isso, mas achei que visitar a loja por alguns minutos seria um passo na direção certa."

"Tem alguns gaios-azuis e passarinhos menores que frequentam meu quintal", Cadee contou ao vendedor.

"Bom, então você vai precisar de dois tipos de comida", disse ele. "Gaios-azuis adoram amendoim, e passarinhos em geral comem sementes." Cadee não tinha ido à loja pensando naquilo, mas comprou os dois tipos de comida e colocou nos comedouros pendurados do lado de fora da casa. Como o vendedor havia dito, assim que pôs os amendoins, os gaios-azuis vieram em peso — às vezes até cinco por vez. Os outros passarinhos foram mais tímidos. Apareciam sozinhos ou em duplas, beliscando a comida aos poucos. Os comedouros ficavam pendurados bem ao lado da janela da sala de estar. Sentada no sofá, ela conseguia ver tudo. Cadee tinha um livro sobre pássaros, e começou a pesquisar sobre as espécies que apareciam, de várias cores e formatos — eram todos adoráveis, incluindo os ousados e lindos gaios-azuis. Observando as aves, ela se sentiu mais próxima da avó. Ao pensar nela, mais recordações vieram à tona. Cadee lembrou que, quando menina, ficava sentada na varanda da casa da avó, em cujas paredes havia gravuras de pássaros de John Audubon penduradas. Ela tinha um livro de colorir na varanda com várias imagens de aves, que deixava ali para os netos se divertirem quando a visitavam.

Enquanto escrevia sua peça, Cadee pesquisou sobre as gravuras de Audubon na internet, encontrou um site que vendia pôsteres com reproduções e encomendou uma dúzia. Quando chegaram, ela mandou enquadrar todos. Cadee descobriu também que havia um refúgio da National Audubon Society em sua cidade. No primeiro dia de calor da primavera, foi conhecer o santuário dos pássaros, onde diversas espécies desfrutavam da segurança oferecida pelo local. Na biblioteca do santuário, ela comprou um livro de colorir — bastante parecido com o que havia na varanda da avó. Ao chegar em casa, foi com grande prazer que coloriu cada uma das espécies que frequentavam seu quintal.

"Percebi que adoro pássaros", disse Cadee. "Moro perto das montanhas, bem longe das garças que via na infância, mas agora tenho dois pôsteres, um de uma grande garça-branca e outro de uma garça-azul. Cercar-me de pássaros me aproxima da minha avó e de uma versão mais jovem de mim mesma. Observar as aves me traz alegria e me inspira como escritora."

Os efeitos de revisitar memórias antigas nunca devem ser subestimados. Recordar é uma coisa, mas buscar uma aproximação mais concreta da lembrança — ou uma manifestação física dela — é outra bem diferente. Quando nos movemos na direção do passado, nosso antigo eu ressurge, cheio de ideias para o futuro.

TAREFA
ENCHA SEU POÇO

Nesta semana, faça dois Programas Artísticos — um, como de hábito, divertido, e o outro, "recordatório", a fim de perseguir uma lembrança de seu passado. Se quiser fazer mais um programa, ótimo! Abastecer seu poço vai impulsionar seu projeto atual e prepará-lo para o próximo.

TAREFA
AUTOBIOGRAFIA, SEMANA DEZ

IDADE: ____

1. Descreva seus principais relacionamentos nessa época.

2. Onde você morava? Passava longas temporadas em outro lugar?

3. Onde você gastava a maior parte da sua energia?

4. Descreva um som que remeta a esse período.

5. Descreva um sabor desse período.

6. Com quem você gastava sua energia nessa época? Você colocava suas necessidades de lado em benefício de alguém?

7. Descreva uma fonte de alegria nesse período. Isso continua sendo uma fonte de alegria hoje, ou poderia voltar a ser?

8. Você enfrentou algum problema de saúde, seu ou de uma pessoa próxima, nesse período?

9. Descreva uma fonte de sofrimento nessa época. Olhando para trás, o que aprendeu com isso?

10. Que outras lembranças dessa época lhe parecem relevantes?

EGOÍSMO SAUDÁVEL

Na aposentadoria, muitos de nós precisamos aprender a praticar o que pode ser chamado de "egoísmo saudável". Como não estamos mais vinculados a um emprego, temos liberdade, mas precisamos saber usar parte disso em nosso favor. Para muitos, é surpreendentemente difícil. Parecemos dispostos demais a fazer sacrifícios em nome da família, da manutenção da casa, das promessas de ajudar nossa igreja ou de obrigações há muito adiadas. Enfim, às vezes sacrificamos nossos próprios desejos para satisfazer demandas externas.

> *É preciso coragem para amadurecer e se tornar quem você realmente é.*
> E. E. CUMMINGS

Quando Geraldine se aposentou de seu emprego de professora do jardim de infância, uma das coisas que mais queria era passar um tempo com os netos. Ela se ofereceu para ajudar a nora a olhar as crianças, e acabou se tornando uma espécie de babá em tempo integral. Apesar de adorar crianças e de se sentir útil, ela não gostou do fato de estarem abusando de sua boa vontade. "Corro o risco de soar amargurada, mas parece que estão me vendo como o estereótipo da vovozinha santa, com estoque infinito de paciência e energia. Eu amo meus netos, mas estou cansada!"

Analisando mais a fundo a reclamação de Geraldine, descobri que seu desconforto era genuíno. Sua nora queria voltar a trabalhar e abraçou sem demora a oferta de ajuda. Uma coisa levou a outra, e em pouco tempo Geraldine estava trabalhando oito horas por dia, cinco dias por semana. Seus netos, um menino de quatro anos e uma menina de dois, eram ativos, saudáveis e barulhentos. Cuidar deles esgotava todas as energias dela. Geraldine acabou ressentida de seu papel na dinâmica familiar. "Você cuida tão bem deles", a nora sempre comentava, e era *verdade*, mas ela foi ficando cada vez mais chateada e exaurida. Embora seus netos fossem uma graça, ela não imaginava o quanto conviver com outros adultos lhe faria falta.

"Eu fiz uma bobagem", ela me falou. "Ofereci — e cedi — demais. Agora, se disser que não posso mais, vou me sentir culpada, mas não quero que continuem pensando que estou sempre disponível. Tenho medo de prejudicar minha relação com meu filho, minha nora e meus netos."

Quando conheci Geraldine, meu diagnóstico foi bem simples: ela era prestativa demais. Sugeri que escrevesse as Páginas Matinais, e ela ficou impressionada com o tanto de raiva que tinha acumulado. Garanti que não havia problema algum em expressar sua raiva nas Páginas Matinais — é para isso que elas servem e é por isso que não devem ser lidas por ninguém.

> A pessoa que diz que algo não pode ser feito não tem o direito de interromper quem o está de fato fazendo.
>
> PROVÉRBIO CHINÊS

"O que você precisa é de um pouco de egoísmo saudável", eu disse. "Explique à sua nora que pode ficar com as crianças às vezes, mas não todos os dias." Geraldine ficou aliviada com meu diagnóstico, mas não se sentia segura para fazer o que prescrevi. Ficou se perguntando se não seria egoísmo demais. Afinal, ela não tinha "nada" para fazer.

"O problema é justamente esse", eu falei. "Você precisa ir atrás de hobbies e interesses que sejam só seus." Geraldine relutou em estabelecer novos limites. Tinha certa vocação para santa, ao que parecia, apesar de se tratar de um conceito perigosamente próximo do martírio. Suas Páginas Matinais continuavam sugerindo que ela precisava cuidar da própria vida. Por fim, depois de uma longa semana servindo de babá, teve uma difícil conversa com a nora.

"Você sabe que eu te amo", ela falou. "E sabe que amo as crianças. Mas não dou conta de ficar com elas todos os dias, é demais para mim."

A nora soltou uma risadinha sem graça. "Eu sabia que era bom demais para ser verdade", ela confessou.

"Posso ficar com elas três vezes por semana", ofereceu Geraldine, "mas você vai precisar encontrar alguém para os outros dois dias."

"Tudo bem", a nora concordou.

Geraldine se viu aliviada. "Acho que eles podiam ir para uma creche", ela sugeriu. "Conviver com outras crianças vai fazer bem."

"Talvez você tenha razão", disse a nora.

E, assim, Geraldine voltou a ter dois dias da semana para si. "O que eu faço com esse tempo livre?", ela se perguntou. E logo em seguida descobriu a resposta: "Posso fazer passeios em museus e galerias, ir ao teatro. Posso me matricular em um curso. Posso fazer uma porção de coisas. Não sei o que vou fazer, mas vou fazer *alguma coisa* — e depois outra." Geraldine se viu praticando o egoísmo saudável pela primeira vez na vida. "Tive que encarar a situação e me posicionar, e essa foi a parte mais difícil. Eu não conseguia admitir que não queria cuidar de crianças o dia todo a esta altura da vida. Mas, quando decidi que era um pedido razoável, resolvi buscar uma vida mais equilibrada — sem sentir raiva ou, pior ainda, me tornar amargurada e ressentida por esconder meus sentimentos. Percebi que estou mais paciente com todo mundo agora — inclusive comigo mesma."

> *Quando me apresentar diante de Deus no fim da vida, espero não ter mais nenhum talento restante e poder dizer: usei tudo aquilo que me destes.*
>
> ERMA BOMBECK

Descobrir o egoísmo saudável pode exigir um delicado equilíbrio entre sinceridade em relação a nossos sentimentos e compaixão por nós mesmos, mas o resultado final é sempre a felicidade.

Quando empreendemos uma retomada criativa, precisamos estabelecer limites ao nosso redor. Precisamos proteger nossas novas atividades. Por exemplo, nossos Programas Artísticos precisam ser feitos a sós, longe dos olhares curiosos dos amigos.

Clarice descobriu que tinha muitos amigos céticos em relação à sua tentativa de retomar a criatividade. Mesmo assim, ela seguiu em frente com as ferramentas básicas — Páginas Matinais, Programas Artísticos e Caminhadas. Trabalhando em sua Autobiografia, ficou surpresa com as lembranças vívidas de sua mãe bordando depois que se aposentou. Comovida e inspirada, ela procurou uma exposição de bordados para ver. No entanto, quando contou a uma amiga que faria isso, ela imediatamente se convidou para ir também.

"Eu gostaria de ir sozinha", avisou Clarice, com cautela, mas convicta. "Quero estar acompanhada apenas das lembranças da minha mãe, se é que você me entende."

"Ora, Clarice", insistiu a amiga. "Por que está sendo tão egoísta?"

Embora magoada, Clarice se manteve firme, sugerindo um almoço com a amiga naquele dia. Com relutância, ela aceitou.

Na exposição, sozinha, Clarice se viu invadida pelas lembranças. A coleção de dedais de sua mãe lhe veio à mente, com a mesma clareza de décadas antes, quando a vira aprender a bordar. Uma estampa de girafa em uma colcha de retalhos a fez recordar a colcha que usava na infância, feita pela avó. Observando tudo em silêncio, ela sentiu a presença da mãe e da avó. Sabia o que precisava fazer.

Ao sair da exposição, foi conversar com a senhora que cuidava da entrada.

"Você pode me ajudar a começar?", ela perguntou, timidamente. Clarice jamais pensara em bordar, mas, depois de um Programa Artístico especialmente marcante, sentiu uma vontade incontornável.

"Claro que sim", a mulher respondeu, toda simpática, entregando um cartão de visita e alguns folhetos. "Aqui tem informações que você pode achar interessantes, o endereço de uma boa loja de aviamentos e meu telefone. Não esqueça, querida: a primeira colcha pode ser bem pequena, se você achar melhor."

Clarice voltou para o carro sentindo que havia feito uma visita ao passado e ao mesmo tempo vislumbrado um futuro que lhe traria alegria e significado. "Foi importante demais fazer isso sozinha", ela pensou consigo mesma. Caso estivesse acompanhada — em especial de sua amiga tagarela —, a experiência não seria tão íntima.

À medida que continuava com os Programas Artísticos, os amigos começaram a respeitar sua vontade de fazer certas aventuras sozinha. Eles se tornaram espelhos positivos de Clarice — pessoas que admiravam sua capacidade e seu potencial, com as quais ela podia compartilhar seu tempo e suas ideias. Trata-se de uma escolha que precisa ser feita com cuidado, já que assim estamos compartilhando uma parte de nós mesmos.

No nível mais elementar, a arte é um depoimento pessoal que expõe tanto nossa história como a de nossa família. Por isso, fazer arte pode produzir a sensação de revelar um segredo. "Como você pôde fazer isso?", nossa obra pode perguntar. É preciso ter ousadia para fazer arte, e isso pode não ser muito bem recebido. É como se o artista abrisse a porta do sótão, do porão ou do armário, expondo os tabus familiares.

Eliza era uma pintora especializada em paisagens. Trabalhando em suas Páginas Matinais, descobriu um desejo de fazer retratos. Começou pelos de sua família e de si mesma. Seus familiares ficaram horrorizados com suas novas obras. "Eu não sou assim tão gorda!", exclamou uma irmã. "Você precisava pintar o papai com um copo de bebida na mão?", questionou outra. "E a mamãe parece tão irritada."

O trabalho de Eliza estava mexendo com tabus.

"Nosso irmão parece chapado", comentou outra irmã.

"Ele está sempre chapado", rebateu Eliza. Sua galerista, porém, recebeu seus novos trabalhos de braços abertos. "Sempre pensei que havia algo mais em suas belas paisagens", ela comentou enquanto acertava os detalhes da exposição dos retratos. A obra principal era um autorretrato de Eliza, que a mostrava pintando. No quadro, ela parecia implacável, mas também feliz.

Quando nos dispomos a admitir o que desejamos — e fazer a arte que desejamos—, tomamos uma atitude corajosa. Enquanto empreendemos nossa retomada criativa, descobrimos que precisamos ser mais egoístas, em maior ou menor medida. Explorando nossos desejos nas Páginas Matinais, entramos em contato com nosso eu interior e somos orientados na direção do que queremos. Respeitando nossos próprios desejos, somos recompensados com uma autoestima que só é possível obter com a autenticidade. Quando nos valorizamos mais, nos relacionamos de forma mais plena.

TAREFA
EGOÍSMO SAUDÁVEL

Complete as frases a seguir:

1. Se não fosse muito egoísmo, eu...

2. Se não fosse muito egoísmo, eu...

3. Se não fosse muito egoísmo, eu...

4. Se não fosse muito egoísmo, eu...

5. Se não fosse muito egoísmo, eu...

NA DOENÇA

Durante nossa carreira, muitos de nós aprendemos a apreciar nossa própria competência e força. Embarcando em um projeto após o outro, nos sentíamos vigorosos e cheios de autoestima. Quando paramos de trabalhar, começamos a afundar. A noção de nossa própria força diminui. Deixamos de nos sentir saudáveis e aptos a fazer o que for. Sentimos falta do sentimento de realização proporcionado pelo trabalho. Atordoados por nossa sensação de fraqueza, temos medo de nunca recuperar nossa antiga força. Mas esse sentimento não passa de uma ilusão. O que precisamos fazer é bem simples: estabelecer novas metas. Quando as atingirmos, sentiremos um vigor renovado. Não é preciso mais que pegar caneta e papel e fazer uma lista de categorias nas quais podemos estabelecer nossos objetivos. As categorias podem ser bem simples: espiritualidade, amizade, criatividade e forma física.

Quando faço esse exercício, estabeleço uma meta despretensiosa e viável em cada categoria. Para a espiritualidade, posso escolher uma breve leitura diária. Para a amizade, posso planejar um jantar. Para a criatividade, continuo comprometida com as Páginas Matinais, além de três páginas de escrita no meu projeto atual. Estabeleço metas que posso cumprir, e, quando isso acontece, me sinto capaz e quero mais. Atingir nossas metas nos dá satisfação. Quando as cumprimos, sentimos que estamos nos fortalecendo.

Eu me tornei vegana dois anos atrás, quando alguns amigos começaram uma dieta vegetariana e percebi o quanto estavam melhores, tanto física como psicologicamente. Hoje, vinte quilos mais magra, com mais energia e clareza de pensamento, me sinto grata por ter tomado essa decisão. Precisei comprar roupas de número menor várias vezes, e minha resistência melhorou muito. Meu colesterol está mais baixo, e eu durmo melhor. Além disso, sinto que os benefícios da nova alimentação são muito mais profundos do que aquilo que pode ser medido. Tomar mais cuidado com nossa saúde é uma meta viável, que pode nos ajudar muito nessa nova fase da vida.

> *No meio do inverno enfim descobri que havia dentro de mim um verão invencível.*
> ALBERT CAMUS

Vincent se aposentou e passou o inverno fazendo caminhadas pelos shoppings de Indianapolis. "É bem prático", ele contou, "porque pelo mapa do lugar posso ver o quanto andei. E assim evito a neve também. Indianapolis não tem muitos lugares bons para caminhar, principalmente quando o tempo está feio. Descobri que existe um monte de gente que faz caminhadas em shoppings. Acabamos nos conhecendo, é divertido cruzar com as mesmas pessoas todos os dias." Vincent descobriu não só um hábito saudável, mas também uma forma de obter incentivo e proximidade. "Às vezes caminho com a minha filha, o que é divertido, porque assim fazemos alguma coisa juntos, e seguro também, porque de manhã as lojas ainda estão fechadas e ela não me para no meio do caminho para fazer compras", brincou ele. No fim do inverno, Vincent estava dez quilos mais magro, e hoje caminha mais de quinze quilômetros por dia. Seu médico ficou impressionado com os resultados do exame de sangue. De pré-diabético, Vincent passou a ser "um exemplo de boa saúde".

Meu amigo Kevin apresenta uma postura bem diferente. Resignado, ele costuma dizer: "Envelhecer é se acostumar com os problemas de saúde — tanto os seus como os dos outros". Embora as dores crônicas da artrite, a necessidade de um marca-passo ou uma articulação desgastada que exige a colocação de uma prótese possam surgir naturalmente com a idade, até mesmo o mais leve trabalho para combater os efeitos do envelhecimento pode ser produtivo, ou mesmo essencial. Mary Elizabeth, de 84 anos, sofre desses três problemas. "Fisicamente, sou bastante limitada hoje", ela me disse, "mas ainda posso tomar atitudes positivas diariamente." Mary Elizabeth leva muito a sério a fisioterapia, e usa a poesia como uma forma de elevar seu espírito. Minha amiga Elberta, de 86 anos, administra um haras e uma empresa de pavimentação. Sua saúde não é tão boa quanto costumava ser, mas ela se cuida com uma alimentação balanceada, mantém o bom humor, se exercita na medida do possível e usa o trabalho para ocupar a mente.

Edmund, recém-aposentado aos 65 anos, de repente se viu sofrendo com dores frequentes e uma sensação incômoda de constante mal-estar.

> *Não chore porque terminou; sorria porque aconteceu.*
> DR. SEUSS

"Acho que preciso fazer alguma coisa para me ocupar", disse ele. "Quando eu trabalhava, minha saúde estava boa." Animado, Edmund decidiu se matricular em um curso introdutório de marcenaria. "Estou voltando à ativa", ele falou, contando que costumava fazer mesinhas e prateleiras na garagem do pai quarenta anos antes.

Quando as aulas começaram, Edmund se viu mais energizado e suas dores desapareceram. Como muitos aposentados, ele descobriu que se comprometer com um projeto era a cura para o mal que o afligia. Seu problema era mais espiritual, embora se manifestasse fisicamente. Com o espírito revigorado pelo trabalho — e o incentivo dos colegas de classe —, ele notou que sua saúde melhorou naturalmente. "A marcenaria era o que eu precisava. Parece ser um caminho tortuoso — ou no mínimo surpreendente — para recuperar a saúde, mas é nele que vou seguir. Estou me sentindo bem e me divertindo bastante." Motivado e revigorado, ele mergulhou de cabeça — e sem precisar fazer nenhum esforço — nas aulas.

Aos 78 anos, Kaida, uma psicóloga escolar, sofreu com um quadro de câncer de mama. A cirurgia de extração do tumor foi bem-sucedida, e ela decidiu se aposentar. "Minha saúde deu o alerta. Como eu queria passar meus últimos anos de vida?" Kaida tinha interesse em muitas coisas e precisava escolher suas prioridades. Depois de passar anos escutando os outros, era hora de ouvir a si mesma.

Kaida adorava cavalos e decidiu comprar um lugar em um camarote para uma exibição de puros-sangues árabes em Denver. Os animais eram belíssimos, e ela sentiu seu otimismo voltar. Comprou um bloco de papel com tema de cavalos árabes e o usou para retomar antigas amizades. "O segredo está nas pequenas coisas", ela falou, "como entrar em contato com as pessoas hoje, em vez de deixar para amanhã. Tenho mais clareza a respeito do que quero, e, depois do susto, passei a levar uma vida mais consciente. Já ouvi histórias a respeito disso antes, mas, ao viver na pele, vejo como cada pequena escolha é importante, e o quanto significa para mim."

Às vezes, quando envelhecemos, assumimos o papel de cuidadores. Nossos amigos e familiares estão envelhecendo também, e suas enfermidades podem se tornar nossa responsabilidade.

Angie cuida do marido, que sofre de doença de Parkinson. Ele tem dias bons e ruins, mas em termos gerais as coisas só estão piorando. Todos os dias, ela é obrigada a encarar a decadência do companheiro.

> *Tudo o que precisamos fazer é decidir como vamos usar o tempo que temos.*
>
> J. R. R. TOLKIEN

O homem dinâmico com quem se casou não tem mais nada disso. Angie ainda o ama muito e prefere cuidar dele pessoalmente, mas seu problema de saúde tem efeitos sobre ela também, que anda mal-humorada, inquieta e irritadiça. Quando sugeri que fizesse um Programa Artístico, deixando o marido aos cuidados de outra pessoa por algumas horas, seus olhos se encheram de lágrimas.

"Não quero sair de perto dele", ela confessou.

"São só algumas horas", argumentei. "Vai fazer bem para vocês dois."

Angie não se convenceu. Ela comentou a ideia com o marido doente, e, para sua surpresa, ele ficou feliz.

"Tire uma folguinha", disse. "Vai lhe fazer bem."

A contragosto, Angie contratou uma pessoa para ajudá-la uma vez por semana, para poder sair de casa.

Sentindo-se culpada, fez seu primeiro Programa Artístico: uma visita a um aquário. Observando os peixes, começou a relaxar. À meia-luz do ambiente do aquário, se pegou chorando baixinho. Ela deixou seus sentimentos virem à tona — um luxo a que não se dava fazia meses. Uma hora depois, ao sair de novo à luz do dia, sentiu pela primeira vez em muito tempo que estava voltando a ser quem era.

Ao chegar em casa, seu marido também estava melhor. Tinha jogado baralho com o cuidador e quis saber tudo a respeito de seu Programa Artístico. Ela contou sobre o aquário, as enguias e os tubarões. "Que bom que você foi", ele disse, e Angie decidiu que sairia uma vez por semana — com todo o apoio do marido.

Cuidar de nós mesmos é sempre de grande ajuda para as pessoas ao nosso redor. O fato de eu estar saudável melhora a vida da minha cadela, que pode fazer passeios mais longos e agitados. Tenho mais energia para gastar com meus amigos, minha filha e minha neta. Tenho mais clareza como professora e escritora. Quando somos generosos com relação a nós mesmos, os outros se beneficiam — e podem até se sentir inspirados a melhorar algo em sua vida também.

TAREFA
À SUA SAÚDE

Faça uma lista de cinco coisas simples que podem melhorar sua saúde física, emocional ou espiritual. Por exemplo:

1. Ir a pé, e não de carro, até a biblioteca.

2. Reservar um tempo para visitar aquela capela que adoro quando for ao centro.

3. Ligar para Laura — colocar a conversa em dia sempre eleva meu astral.

4. Voltar a tomar vitaminas todas as manhãs.

5. Etc.

É possível acrescentar uma coisinha ou outra à sua lista de afazeres diários?

PARCERIA EQUILIBRADA

Como me disseram certa vez: "Um marido aposentado é como um piano na cozinha". Dei risada, mas percebi que não era exagero. Quando um dos cônjuges se aposenta, passa a ficar por perto o tempo todo. Isso exige uma adaptação pesada da outra parte. Uma dona de casa cujo marido se aposenta pode perder de uma hora para a outra todo o seu tempo livre, além de passar a ficar sob escrutínio e sujeita a críticas 24 horas por dia. "Eu sempre me virei bem sem a 'ajuda' do meu marido", comentou uma esposa. "Parece que tenho uma criança no meu pé o tempo todo", disse outra. "Meu marido quer que eu faça companhia para ele o tempo todo", afirmou uma terceira. "Pelo menos é isso que parece."

Da mesma forma, um ajuste se torna necessário quando quem se aposenta é a esposa. "Minha mulher estava acostumada a ter dinheiro. A aposentadoria representou menos renda e menos autonomia. Nasci em outra época, minha mãe nunca trabalhou. Acho que, inconscientemente, esperava que minha mulher fosse começar a se comportar como minha mãe, e ela ficou ofendidíssima com isso. E não à toa. Entendo que meu raciocínio estava equivocado, mas também acho que a aposentadoria representou um abalo emocional para nós dois."

> Não pode haver decepção profunda se não há amor profundo.
>
> MARTIN LUTHER KING JR.

Quando pensamos em uma família como um móbile, percebemos que a aposentadoria causa um impacto no todo. Cada peça é afetada pelo movimento de uma.

"Eu me aposentei", contou Jim, "mas minha mulher continua trabalhando. Fui ficando cada vez mais inquieto e descontente. Resumindo, estava me sentindo muito sozinho. Os colegas de trabalho faziam falta, e eu inconscientemente esperava que minha mulher fosse preencher esse buraco. Mas ela ainda trabalhava e tinha suas coisas para cuidar. Em certo sentido, sendo bem sincero, fiquei com inveja dela."

"Foi uma dificuldade tremenda", lembrou a esposa de Jim. "Eu me sentia dividida entre meu trabalho — que era uma coisa que me agradava — e meu marido. Parecia que ele passava o dia todo inventando coisas para fazer. Eu chegava em casa depois de um dia inteiro no escritório e dava de cara com uma lista de tarefas de Jim: compras no mercado, papéis a guardar, consertos pela casa. Ele estava acostumado a mandar, mas não gostei de ser tratada como uma empregada, e não como uma esposa."

"Minha pobre mulher", comentou Jim. "Eu inventava um monte de coisas para ela fazer. Estava acostumado a ter pessoas em quem mandar. Quando vi que ela não atendia às minhas expectativas — que agora entendo que eram irreais —, cheguei até a pensar em divórcio."

"Eu estava até sonhando com o divórcio", revelou a esposa de Jim. "Tivemos um relacionamento sólido durante mais de trinta anos, mas a aposentadoria bagunçou tudo."

Jim me contou o que se revelou a solução definitiva para seu recém-adquirido problema de relacionamento. "Minha mulher sugeriu que fizéssemos terapia. Fiquei todo ofendido — se ela entrasse na linha, ficaria tudo bem. Mas minha mulher insistiu, e eu acabei cedendo. A terapia nos ajudou a ver que estávamos subestimando o desequilíbrio de poder que veio com a aposentadoria. Minha mulher percebeu que eu precisava de sua compreensão, e eu entendi que ela não era minha empregada. Em vez de enchê-la de tarefas, precisava ir atrás dos meus próprios projetos. Quando voltei o foco para mim mesmo, o casamento voltou aos eixos. Percebi que estava dando uma de 'reizinho mandão'."

> Amar a si mesmo é o início de um romance para a vida toda.
> OSCAR WILDE

O equilíbrio na parceria é inevitavelmente afetado quando uma das partes — ou ambas — se aposenta. Admitir que a mudança é natural só ajuda os parceiros a encontrar uma nova harmonia.

Quando Beatrice, uma psicanalista junguiana, fez setenta anos, seu companheiro começou a pressioná-la a se aposentar. "Ainda não quero", protestou Beatrice. "Finalmente tenho idade e experiência suficientes para ajudar as pessoas como gostaria." Sob os protestos dele, ela continuou atendendo todos os pacientes e ainda pegou novos casos.

"Você vai ficar estafada", seu companheiro reclamava. Estava satisfeitíssimo com a aposentadoria e queria que Beatrice se juntasse a ele. Ela argumentou com os ensinamentos de Jung sobre o valor das pessoas mais velhas.

"Gosto de me sentir útil", disse ao companheiro. "Tenho energia demais para me aposentar."

"Vamos viajar", rebateu o companheiro. "Quero ir ao Egito e a Machu Picchu."

"Eu também gostaria", respondeu Beatrice. "E acho que posso abrir espaço na minha agenda para isso."

Mas não era o bastante para satisfazer seu parceiro. Ele queria toda a atenção de Beatrice para si. Ao perceber isso, ela tomou a difícil decisão de encerrar a relação. Continuou trabalhando por mais dez anos e teve sua década mais produtiva. Quando completou oitenta anos, elegantemente — e de bom grado —, se aposentou.

Quando a dinâmica da casa é afetada pela aposentadoria de uma ou ambas as partes, é sempre bom lembrar que as Páginas Matinais não devem ser lidas por ninguém além de quem as escreve. À

> *Que o casamento seja pleno de risos e que cada dia seja como um dia no paraíso.*
>
> RUMI

medida que nos adaptamos à mudança, é preciso manter pelo menos isso como uma atividade solitária. Não precisamos expressar tudo verbalmente para a outra parte. Podemos escrever "Não gostaria que Jim dormisse até tão tarde" em nossas Páginas Matinais, e em seguida: "Na verdade, qual é o problema se ele fizer isso? Acordou cedo por quarenta anos. Não é nada de mais".

As Páginas Matinais nos ajudam a processar nossos sentimentos. Se tivermos que parar para explicar cada frase que escrevemos antes de refletir a respeito, teremos problemas. É por isso que é tão importante mantê-las em segredo. Eu me sinto contente por nunca ter vivido com alguém que quisesse ler as minhas. Muitos dos meus alunos, porém, sentem que precisam queimar, trancafiar, rasgar as suas. Tudo bem. Muitas vezes, ambos os parceiros fazem suas Páginas Matinais — um começa a escrever e o outro decide fazer o mesmo, como "autodefesa". No entanto, isso vai fazer bem para ambos, ajudando a amenizar as mudanças e produzindo o benefício de um relacionamento mais aberto e sincero.

Quando nos concentramos em limpar "nosso lado da rua", ficamos mais felizes e empoderados. Naturalmente, vamos nos tornando mais disponíveis — e agradáveis — para as pessoas ao nosso redor.

TAREFA
EQUILÍBRIO

Faça uma rápida autoanálise: como a aposentadoria afetou o equilíbrio da sua casa? Seu humor mudou? Caso a resposta seja positiva, examine a questão mais a fundo: qual é sua parcela de culpa nisso? Quando assumimos nossas responsabilidades, nossos parceiros e familiares tendem a fazer o mesmo.

SOFRIMENTO COMO ENERGIA

Nosso planeta não é plano, como acreditavam nossos antepassados. Foi necessária a viagem de Fernão de Magalhães para provar que a Terra era redonda. Muitas pessoas acreditam em algo tão falso quanto a afirmação de que o planeta é plano, ou de que não são criativas. Somente içando velas e navegando na direção de seus sonhos é que vão conseguir provar a si mesmas que a Terra é redonda.

> Um dia, ao relembrar os anos de sofrimento, vai considerá-los os mais belos.
>
> SIGMUND FREUD

É doloroso acreditar que não somos criativos, principalmente porque isso não é verdade. Nunca em toda a minha carreira conheci alguém que não fosse. A coisa mais difícil no sofrimento é que ele é doloroso. Mas a boa notícia é que se trata de uma energia, e com um pouco de esforço consciente podemos redirecioná-la para nosso bem.

Aos 55 anos, Jesse se aposentou acreditando que não tinha uma gota de criatividade correndo em suas veias. Depois de muitos anos no ramo administrativo, ele estava convencido de que era "tedioso como a vida que levava". Mas, olhando de perto, Jesse não tinha nada disso — nem sua vida. Ele mudou de cidade, viajou, esquiou, escalou, tinha um grupo de amigos bem unidos, lia pilhas e pilhas de livros e construiu uma família. Mesmo assim, se via como um sujeito desinteressante — apesar de ser carismático e charmoso, muitas vezes o centro das atenções de seu círculo mais próximo de convívio. Quando trabalhava em sua Autobiografia, redescobriu um sonho abandonado de ser ator. "Pensei que pelo menos podia ler peças de teatro e mergulhei de cabeça em Shakespeare", ele contou. "Foi como um sonho se realizando, poder interagir com essas peças no papel. Eu pensava que não era capaz de atuar, mas tinha essa vontade. No fim, resolvi tentar. Fui fazer um curso de monólogos em uma faculdade local. Foi muito divertido, e me estimulou a ir em frente. Agora estou dividido entre dois sentimentos. Por um lado, tenho orgulho de ter me arriscado no palco. Por outro, estou arrependido por não ter feito isso muitos anos atrás." Jesse agora precisa usar a dor do arrependimento como combustível para seguir em frente. Embora saiba que se trata de um primeiro passo gigantesco, ele provavelmente vai ser bem-sucedido.

Podemos chegar à maturidade experimentando algum sofrimento físico ou psicológico. Ao longo dos anos, podemos acumular muitas feridas que preferimos esconder. As Páginas Matinais e a Autobiografia talvez tragam à tona esse sofrimento. Ao escrever sobre nossa dor, transformamos a ferida em energia. E podemos usá-la para nos curar e nos afastar do sofrimento, indo na direção de nossos sonhos de longa data.

Jonah era um acadêmico respeitado, especialista em literatura medieval. Escreveu diversos livros teóricos, mas sonhava em produzir ficção. Quando fez sessenta anos, disse a si mesmo: "Estou cansado de dizer que não posso fazer isso. É agora ou nunca". Então o fez. Seu livro foi publicado por uma pequena editora. Por um tempo, Jonah

> Nada é predestinado: os obstáculos do passado se tornam as portas de entrada para recomeços.
>
> RALPH BLUM

não se incomodou com isso, pois estava contente apenas em ser publicado. Foi então que um escritor veterano leu o romance e comentou com ele: "Isso precisa chegar a mais gente. É um livro maravilhoso". Envergonhado, Jonah confessou que não recebera um tostão de direitos autorais. O escritor ficou indignado. Mandou o livro para seu agente literário, que chegou à mesma conclusão.

"Contrate um advogado", aconselhou o agente. "Se conseguir quebrar seu contrato com a editora, eu represento seu livro."

Jonah criou coragem para agir e contratou um. Ele conseguiu anular o contrato, usando a falta de pagamento como prova de quebra de acordo. John assinou com o agente e apostou no próprio talento.

"Eu tive que me frustrar para conseguir tomar uma atitude", ele contou. "Mas foi isso mesmo. Aquilo se revelou produtivo. Sinto orgulho de ter seguido em frente em vez de continuar empacado. Ficar me lamentando não adiantaria de nada, ainda que tivesse tempo para aquilo."

Muitos de nós descobrimos que temos tempo de sobra na aposentadoria. E muitos de nós gastamos tempo demais com um sofrimento autoinfligido. Pessoas criativas costumam ser dramáticas, e usamos isso negativamente, para nos afastar da criatividade. É importante ficar alerta. Podemos acabar arrumando briga com amigos e familiares, fantasiando cenários tenebrosos em um futuro sombrio ou cultivando frustrações e ressentimentos. A aposentadoria não é fácil, e podemos ser pegos de surpresa por suas adversidades. "Era para ser uma época gostosa", nós reclamamos. Mas nos vemos em dificuldades. Isso nos irrita, e muitas vezes ficamos incomodados. Isso é porque não conseguimos ver que a raiva na verdade é um combustível. Se temos um sonho, ela nos ajuda a realizá-lo. A raiva nos desafia, e só cabe a nós superá-la.

> Vou provar com minha vida que meus críticos mentem.
>
> PLATÃO

Cari foi assessora jurídica por quarenta anos e, mesmo depois de se aposentar, continuou psicologicamente apegada à rotina do escritório em que trabalhava. Ela se pegava lamentando o fato de nunca ter conseguido agradar um dos chefes. Ele sempre a intimidava com as críticas severas que fazia ao seu trabalho.

"Eu conseguia agradar todo mundo", Cari disse, "mas não esse homem. Deveria ter falado sobre isso com ele. Deveria ter mostrado que era competente e confiável. Em vez disso, eu travava." Cari repassou diversas vezes em sua mente o que deveria ter feito e falado. "Ainda guardo muita mágoa dele", admitiu a si mesma. "Nem trabalho mais para esse homem, e mesmo assim suas críticas doem." Depois de aposentada, ela estava gastando a mesma energia mental — ou até mais — que costumava despender com seu emprego em um lamentável desperdício de sua criatividade.

Sugeri que escrevesse uma carta — que não deveria ser enviada. Falei que ela deveria pôr tudo o que gostaria de ter falado no papel, até mesmo as menores coisas. Ela começou a escrever, na esperança de que no fim do processo teria sua liberdade.

"Você nunca gostou de mim", ela escreveu. "Nunca me elogiou, por mais que eu me esforçasse. Você me magoou." Ela percebeu que seu ressentimento soava infantil. "Acho que você é egoísta. Maldoso. Por melhor que me saísse, você sempre me ignorava. Eu trabalhava direito. Nunca pisei na bola. Era confiável. Fui bem-sucedida no que me propus a fazer — e ajudei você a ser também."

Quando terminou a carta, pedi a ela que lesse para mim.

"Parece uma criancice", ela protestou.

"Sim", respondi. "Os ressentimentos muitas vezes são infantis. Não tem problema."

Cari leu a carta para mim. À medida que falava, sua voz foi ficando mais forte. Ela disse em voz alta que era uma boa profissional. Quando fez isso, o ressentimento começou a se desfazer. Reconhecer seu próprio sofrimento a libertou.

Ao colocá-lo no papel, Cari sentiu que um peso fora tirado de seus ombros. Livre da raiva de repassar mentalmente a mesma situação, ela se sentiu eufórica. "Estou pronta para meu próximo desafio", Cari me falou. "Escrever a carta foi difícil, mas guardar o ressentimento era pior. O que quer que seja que eu escolha fazer, não vai ser tão complicado quanto isso." Da última vez que nos falamos, ela estava fazendo aulas de improvisação — uma amostra de ousadia, mas nem de longe a coisa mais difícil que já havia feito.

Às vezes as pessoas mais velhas precisam ser alvo de compaixão. Em vez de atrair atenção positiva por suas realizações, preferem pedir um tipo de atenção negativa. A princípio, isso parece inofensivo — afinal de contas, todo tipo atenção é bom, certo? Errado. Esse é um vício ligado à demonstração de fraqueza.

Jude se aposentou depois de uma carreira agitada no ramo da publicidade e se viu ansioso pela manutenção da atenção que costumava receber. Em vez de tomar atitudes positivas em seu próprio benefício, ele se fechou em si mesmo, acreditando que assim conseguiria o desejado. Porém, sua esposa e seus filhos continuaram tocando a própria vida. Jude se sentia vazio. Seis meses depois de se aposentar, entrou em depressão. Trinta anos depois de abandonar o cigarro, voltou a fumar. Sabia que seu comportamento era autodestrutivo, mas continuou mesmo assim. Uma vez por semana, recebia os amigos para jogar pôquer, e todos perceberam o quanto parecia letárgico. Em uma noite de carteado, um amigo ficou até mais tarde depois de encerrado o jogo. Jude contou que sua vida parecia vazia e que o cigarro era uma forma de distração.

"Minha mulher insiste que eu pare", ele confessou, "mas pelo menos assim ela me dá bola."

O amigo de Jude não mediu as palavras. "Acho que você só quer atenção, mesmo que negativa", ele disse sem pensar duas vezes. "Você quer nossa compaixão, não nossa amizade." Jude contestou, mas no fundo sabia que o amigo estava certo. Ele tinha um interesse de longa data em web design. Com o incentivo do amigo, foi atrás de uma pós-graduação e encontrou um curso à distância. Jude ficou empolgado ao ler a descrição. "Estou um pouco velho para isso", ele disse à esposa, "mas acho que vou tentar." Fez a inscrição, foi aceito e viu suas noites vazias serem preenchidas por um novo desafio. Como não estava mais buscando compaixão, começou a atrair sentimentos de admiração da família e dos amigos.

"Estou recuperando um propósito na vida", ele relatou, "e isso é empolgante. Vou aprender um ofício jovem, mas minha experiência na publicidade é uma ótima base. Também parei de fumar — preciso ter pique para acompanhar a garotada!"

A verdade é que a capacidade de transformar o sofrimento em energia positiva pode ser uma das maiores vantagens da maturidade. Com um pouco de força de vontade, podemos nos valer de nossa experiência para curar feridas e criar a vida que desejamos.

TAREFA
SOFRIMENTO COMO ENERGIA

O sofrimento mobiliza nossa energia, mas podemos canalizá-la de forma produtiva e positiva se estivermos dispostos a encarar nossas opções com outros olhos. Sem pensar muito, e sem se censurar, complete as frases:

1. A verdade é que sinto frustração por...

2. A verdade é que sinto frustração por...

3. A verdade é que sinto frustração por...

4. A verdade é que sinto frustração por...

5. A verdade é que sinto frustração por...

Agora pegue essa energia recém-descoberta e a utilize em um gesto criativo.

ACOMPANHAMENTO SEMANAL

1. Quantas vezes você escreveu suas Páginas Matinais? Como foi a experiência?

2. Você fez seu Programa Artístico? Em que consistiu? Descobriu alguma coisa em sua Autobiografia que quisesse explorar em um Programa Artístico?

3. Fez suas Caminhadas? O que observou enquanto andava?

4. Que tipo de epifania você teve?

5. Notou alguma sincronicidade? Qual? Isso lhe trouxe uma sensação de humildade, de ter sido orientado por uma força maior?

6. O que descobriu em sua Autobiografia que gostaria de explorar mais a fundo? Como poderia fazer isso? Como sempre, se você tiver uma lembrança significativa que exija mais atenção, mas não souber que atitude adicional precisa tomar, não se preocupe. Apenas siga em frente.

SEMANA ONZE
Recuperando a ousadia

Nesta semana você vai sonhar um pouco: o que seria divertido fazer caso decidisse expandir um pouquinho seus limites? Examine sua Autobiografia e analise os riscos que correu — e aqueles que preferiu evitar. O que o anima e intriga? Mesmo na maturidade, ainda existe um potencial ilimitado para o crescimento. Nunca é tarde demais para assumir riscos criativos pela primeira vez, para formar novos vínculos e novas formas de se relacionar, para conhecer novos lugares ou para estabelecer — e cumprir — novas metas. Estes são seus anos de liberdade, uma época de aventuras.

RISCO PELO RISCO

No filme *Touro indomável*, o irmão e empresário do pugilista Jake LaMotta tenta convencê-lo a aceitar uma luta que ele não tem muitas chances de vencer. "Vale a pena correr o risco", seu irmão explica. "Se ganhar, ganhou. E, se perder, ganhou também."

Quando nos lançamos em empreitadas criativas, sempre saímos ganhando — é melhor tentar do que não tentar, sejam quais forem os resultados. Quando nos arriscamos, descobrimos novos pontos fortes e interesses, nos expandimos na direção de um melhor aproveitamento do nosso potencial. Se compomos uma música, aconteça o que acontecer, nada vai mudar o fato de que fizemos isso. A próxima música vai surgir com mais facilidade. Passamos a ter algo em comum com todos os compositores do mundo. Inevitavelmente, nos valorizamos mais por ter tentado. Como em *Touro indomável*, a questão não é vencer ou perder, é ganhar experiência e sair do ringue como uma pessoa melhor do que entrou, só pela coragem de lutar.

> *Você vai ter uma margem de 100% de erro se não tentar.*
> WAYNE GRETZKY

O momento mais importante é aquele em que decidimos subir no ringue. É aí que nossos medos, nossas dúvidas, nossos amigos incrédulos e uma série de coisas diferentes podem nos atrapalhar. Precisamos estar dispostos a começar apesar de tudo. Os riscos criativos podem sempre assumir formas e tamanhos diferentes. Talvez o desafio do momento seja pôr a caneta no papel. Talvez seja sair de casa e fazer um Programa Artístico totalmente diferente do habitual. Talvez seja compartilhar uma lembrança com um parente. Talvez seja pegar o telefone e ligar para uma amiga da irmã, ou um galerista, ou alguém capaz de oferecer um bom conselho. Os riscos criativos, sejam grandes ou pequenos, são capazes de expandir nosso mundo, e nós crescemos sempre que os encaramos.

A arte é um ato de fé que se concretiza com a prática. Qualquer que seja a forma assumida por nossa criatividade, no fundo tudo se resume em fazer surgir alguma coisa onde antes não havia nada, o que é sempre um risco. Nós nos expomos. Dizemos: "É isso que eu vejo. É isso que eu penso. É isso que sou capaz de imaginar...". Assumir um risco sempre exige coragem. Diante da página ou da tela em branco, em cima do palco ou do palanque, é preciso ter fé e disposição para se arriscar. No meu ofício de escritora, a página em branco representa para mim um desafio diário. Rezo para receber orientação, e então escuto e anoto o que ouço. Tento deixar o grande Criador criar através de mim, e muitas vezes fico surpresa com a sabedoria das coisas que escrevo — como se fosse uma ideia gerada do lado de fora.

Minha filha costuma me dizer que também considera a escrita um passo rumo ao desconhecido. Em um ano em que as ofertas de trabalho como atriz estavam escassas, ela aceitou o desafio de escrever e produziu 69 poemas. Meu amigo Robert Stivers, que é fotógrafo, co-

> Todos os nossos sonhos podem se tornar realidade — se tivermos coragem para persegui-los.
>
> WALT DISNEY

meçou como bailarino. Quando uma lesão na coluna o impediu de continuar, partiu para um novo começo, usando a fotografia como uma forma de capturar os movimentos fluidos que não era mais capaz de executar. Foi um grande risco recomeçar do zero em outra forma de arte, mas a segunda parte de sua carreira foi toda dedicada à fotografia, que hoje determina grande parte de sua identidade. Robert é um fotógrafo mais forte e profundo por ter sido bailarino.

A idade pode trazer uma coragem renovada. Os riscos que temíamos assumir podem se tornar aconselháveis. Ao examinar sua Autobiografia, você pode ver o que evitou, uma vontade constante de exercer alguma forma de arte ou de cumprir um objetivo repetidamente adiado. Às vezes, o sonho que temos quando fechamos os olhos pode estar distante, mas não morreu. Podemos deixar de tentar realizá-lo, mas as brasas do desejo continuam acesas dentro de nós. Alguns podem usar o medo do fracasso como justificativa para não perseguir seu sonho. Quando jovens, costumamos nos preocupar com o que os outros vão pensar de nós, ou com as consequências que assumir um risco pode ter sobre nossa vida pessoal ou profissional. Mais tarde na vida, essas preocupações talvez não sejam tão importantes, mas o medo de ser julgado pode nos afetar. No fim, as razões pelas quais ignoramos nosso sonho não importam. Ele está à espera.

Doreen quis durante anos se tornar atriz. No entanto, nunca foi fazer um teste para um papel. Era assustador demais. Mesmo depois de anos e anos de frustração, esse sonho ainda estava vivo dentro dela. Ao completar 65 anos, Doreen começou a trabalhar em sua Autobiografia e viu que sempre havia um pretexto para não atender à vocação de atuar.

"Eu sabia que tinha esse pensamento, mas foi só quando olhei para trás que percebi o quanto era constante", ela contou. "Fiquei arrasada ao me dar conta disso, mas também estranhamente empolgada. Agora sei o que preciso fazer. A questão não é virar uma estrela de cinema e ganhar um Oscar, como eu imaginava quando era criança. É perceber, e admitir, que *eu quero atuar*. Só isso. Tem alguma coisa dentro de mim que me impele a fazer isso, e quero pôr essa força em ação."

> *A imaginação é mais importante que o conhecimento.*
> ALBERT EINSTEIN

Quando o grupo de teatro comunitário de sua cidade anunciou planos para uma montagem da peça *Arsênico e Alfazema*, Doreen sentiu que era chegada a hora. Estava ciente do que queria, e a oportunidade se apresentava. "Tenho a idade certa para a peça e adoro a história. Posso tentar." Esforçando-se para criar coragem, ela marcou um teste.

"Dar o telefonema foi difícil", ela relatou, "mas a mulher que me atendeu foi muito simpática e pareceu achar a coisa mais normal do mundo que eu quisesse fazer um teste. Ela perguntou meu nome e marcou um horário. De alguma forma, só de falar com outra pessoa, a coisa toda pareceu um simples passo adiante em vez de um precipício."

No dia do teste, Doreen acordou bem cedo e ficou contando os segundos para sua leitura de dez minutos. "Prometi a mim mesma que iria de qualquer jeito. Não importava se conseguiria ou não o papel. O importante era dar as caras. Eu precisava ter orgulho de mim mesma por tentar — e até comemorar esse fato." O risco pelo prazer do risco. Ao estabelecer uma meta que era capaz de cumprir (fazer o teste) em vez de impor a si mesma um objetivo que não dependia dela (conseguir o papel), Doreen assumiu o único risco que precisava de fato.

"Fui até o teatro e li minhas falas. Estava nervosa. Recebi as orientações do diretor. Li uma cena com outro ator e fui embora. Quando me dei conta, já tinha acabado. Mas eu tinha conseguido. Tinha conseguido!"

O deleite de Doreen apenas cresceu quando ela recebeu a ligação avisando que estava escalada para a peça.

"Quase explodi de felicidade", ela contou. "Só de imaginar que por pouco não tinha desistido do teste. Eu não me candidatava a um papel no teatro desde que era criança. Fazia quase sessenta anos. Foi preciso que me perguntasse: vou fazer o quê, esperar mais sessenta anos? E quer saber? Um teste não é tão ruim assim. É só pensar em uma coisa de cada vez." Doreen continuou assumindo pequenos riscos: chegar mais cedo para o primeiro ensaio mesmo estando nervosa, fazer perguntas ao diretor quando não entendia uma cena, pedir ao marido que lesse as falas com ela em casa para ajudá-la a decorar o texto. "Seguindo passo a passo, ficou mais fácil. Quando eu conseguia fazer alguma coisa que me dava medo, me sentia pronta para fazer a seguinte. Estava dando tudo certo. Na verdade, cada dia para mim era cheio de emoções e sentimentos. Acho que é essa a sensação para quem corre riscos."

Muitos de nós levamos vidas que, pelo menos em determinados aspectos, são marcadas pela aversão ao risco, e podemos ter cultivado esses hábitos por pensar que assim evitaríamos o estresse. Mas, se por um lado o estresse de situações negativas pode ser prejudicial, por outro o estresse causado por enfrentar desafios e assumir riscos saudáveis pode ser revigorante e motivador. Quando nossa vida parece sem brilho, pode ser interessante perguntar se temos algum desejo criativo que não nos arriscamos a assumir. Algum risco saudável pode ser recompensador para fazer com que nos sintamos mais vivos.

Vale lembrar que os riscos se apresentam de diversas formas. As possibilidades são ilimitadas, mas as respostas sobre quais riscos aceitamos correr estão apenas dentro de nós mesmos. Cabe a nós definir. Fazer arte sempre envolve riscos, e a recompensa de um esforço artístico é a experiência e uma obra concreta. Os artistas, nas célebres palavras de Agnes de Mille, "dão saltos e mais saltos no escuro". A primeira vez que tive vontade de compor me pareceu um grande risco. Mas, ao aceitar meu próprio desafio e me sentar diante do piano — sem me importar se o resultado seria "bom" ou não —, provei algo a mim mesma. Dei "saltos e mais saltos no escuro", e no fim constituí uma obra volumosa. Muitas das músicas que compus foram tocadas, e agora estou em processo de gravação de um álbum. Se não tivesse ousado compor aquela primeira música, estaria em uma situação bem diferente hoje.

Quando eu era pequena, meu pônei Chico saltava mais do que muitos cavalos. Era sempre um risco levá-lo às minhas aulas de equitação. Mas era um risco que aprendi a assumir e apreciar. Com frequência, Chico vencia o desafio. E, quando não conseguia, ficávamos com a satisfação de termos tentado. Eu me orgulhava da coragem que demonstrava todas as semanas naquelas aulas. Saltar com um cavalo é um risco que funciona como qualquer outro — quando você prepara o salto, não há como voltar atrás. Tomar uma decisão e fazer algo a respeito nos dá uma sensação de dinamismo e satisfação. Eu ainda me refiro aos riscos que assumo na minha vida hoje como "saltos". Um dia pode conter muitos "saltos" — uma entrevista ao vivo em que vou ter que me mostrar afiada, um telefonema difícil, uma viagem longa. Mas aprendi a dar esses "saltos", e descobri que quase sempre consigo cair de pé.

TAREFA
RISCO

Complete as frases:

1. Um risco que eu poderia correr seria...

2. Um risco que eu poderia correr seria...

3. Um risco que eu poderia correr seria...

4. Um risco que eu poderia correr seria...

5. Um risco que eu poderia correr seria...

TAREFA
AUTOBIOGRAFIA, SEMANA ONZE

IDADE: ____

1. Descreva seus principais relacionamentos nessa época.

2. Onde você morava? Passava longas temporadas em outro lugar?

3. Onde você gastava a maior parte da sua energia?

4. Que tipo de risco você queria correr, mas não conseguiu, durante essa época?

5. Descreva um som desse período.

6. Você viajou nessa época? Para onde? Por quê? Com quem?

7. Que metas tinha? Conseguiu cumpri-las?

8. Essas metas tinham alguma coisa em comum com seus objetivos atuais?

9. Descreva uma fonte de aventura naquele tempo. Como se compara com sua noção de aventura hoje?

10. Que outras lembranças dessa época lhe parecem relevantes?

NOVOS RELACIONAMENTOS

É paradoxal que, ao iniciar a rotina aparentemente monótona das Páginas Matinais, comecemos a viver mais aventuras. Quando garimpamos nossa psique em busca de ideias, encontramos um mundo interior de interesses profundos — que mais tarde se projeta para o exterior. Quando exploramos nossos verdadeiros sentimentos, encontramos aventuras em novas conexões, mais autênticas.

Perry dizia que sua vida era tediosa, mas, quando começou a escrever suas Páginas Matinais, descobriu exatamente o oposto. Escrevendo sobre seu dia a dia, ele foi desenvolvendo um interesse cada vez mais profundo por pessoas, lugares e coisas que cruzavam seu caminho. Em pouco tempo, seu encanto pela arte moderna se transformou em uma paixão. Em seus Programas Artísticos, ele visitava galerias e museus. Observando as obras de outros artistas, sentia uma identificação inexplicável com muitos deles. Parecia que algumas peças de arte expressavam seus próprios sentimentos. Uma exposição em particular se revelou especialmente interessante, e Perry teve a sorte de conhecer o artista.

Os dois ficaram amigos. A obra do artista se baseava em abstrações de árvores. Perry admirava seu talento. O artista gostava de ser apreciado. Ambos estavam na casa dos sessenta. O artista só começara a se dedicar para valer à pintura depois de se aposentar. Foi mais ou menos na época que Perry se aposentou e passou a se dedicar à apreciação da arte em tempo integral. E agora os dois podiam ter uma amizade intensa e inspiradora.

"Ainda bem que fiz aquele Programa Artístico", disse Perry. "Você nunca sabe o que pode lhe render um novo amigo." Já vi muitos relacionamentos surgirem "por acaso", com as pessoas começando a usar as ferramentas. Quando nos conhecemos melhor e partimos para as aventuras que nos atraem, com frequência encontramos gente como nós.

> *Ter fé é dar o primeiro passo, mesmo que não veja a escada inteira.*
> MARTIN LUTHER KING JR.

Ser notado por outra pessoa é de fato uma sensação maravilhosa. Sentir-se invisível é doloroso e infelizmente comum para aqueles que passam a se cercar de menos gente em sua rotina diária. Sem a identidade "profissional", muita gente começa a ter essa sensação de invisibilidade. Se antes havia o contato diário com os colegas, agora há muito tempo a sós. Cabe a cada um criar uma nova identidade depois da aposentadoria. Ela não é determinada pela maneira como os outros nos veem, e sim pela maneira como nos vemos. As Páginas Matinais revelam nosso estado emocional diário à medida que refletimos sobre o passado e planejamos o futuro. Os Programas Artísticos nos põem em contato com partes de nós que não envelhecem. Quando nos deixamos desabrochar e exploramos o mundo dessa forma, ficamos mais seguros de quem somos — e em condições de estabelecer uma proximidade mais autêntica com outras pessoas.

À medida que envelhecemos, podemos nos ver diante de uma perda de identidade também do ponto de vista sexual. Vivemos em uma cultura orientada para a juventude, e, quando deixamos essa época para trás, somos vistos de forma diferente — ou então completamente ignorados. Isso vale tanto para homens como para mulheres.

"Ninguém olha para mim", queixou-se Randolph. "Parece que estou definhando, e, quando aprecio a beleza de uma mulher mais jovem, fico me sentindo um tarado." Um homem atraente de sessenta e poucos anos, Randolph se desespera a cada nova ruga que encontra no rosto. O que ele chamava de linhas de expressão agora chama de linhas de inexpressão. Como é viúvo, tenta se resignar a um futuro sem a presença feminina. Recentemente, renovou a carteira de habilitação e teve que tirar uma nova foto. "É assim mesmo que eu sou?", ele se perguntou, desolado. "Ainda me sinto jovem, mas minha aparência não é mais a mesma." No aeroporto antes de uma viagem à Europa, perguntaram a Randolph se ele já tinha chegado aos setenta anos. Se fosse o caso, não precisaria tirar os sapatos na inspeção de segurança. "Não, e não estou com pressa para chegar!", ele respondeu, tirando os sapatos de bom grado e afirmando que ainda faltavam cinco anos para isso.

> *Se você tem conhecimento, permita que os outros se iluminem com ele.*
> MARGARET FULLER

Quando pedi que falasse mais sobre sua dor, ele admitiu: "Acho que estou me sentindo descartável". Esse é o ponto central de muitos dos sofrimentos de aposentados com relação à idade, mas ignora uma questão primordial: ninguém é descartável. Nas palavras do grande guia espiritual Ernest Holmes: "É certo e necessário que sejamos indivíduos. [...] O Espírito Divino nunca fez duas coisas idênticas — não existem duas roseiras iguais, nem flocos de neve, nem grãos de areia, nem pessoas. Todos nós temos algo de único, pois cada um tem um rosto, mas atrás de cada um há apenas a Presença Total — Deus. [...] Nada tem semelhança total".

Minha amiga Andrea, divorciada duas vezes, está namorando um homem dez anos mais jovem, mas se vê constantemente preocupada com a diferença de idade. "Você é linda", ele diz a ela, que se vê pensando: "Se tivesse me conhecido dez anos atrás...". Andrea admira e inveja as mulheres mais jovens. Embora sinta que a idade lhe trouxe sabedoria, tem medo de que essa qualidade não se reflita em apelo sexual. No entanto, sua preocupação de ser descartada e trocada por outra a qualquer momento não tem nenhum fundamento na realidade de sua situação. Ela "se recusa a 'se envolver demais' porque tem medo de ser trocada por alguém mais jovem". Porém, quando nos concentramos no que não temos, nos impedimos de apreciar e compartilhar o que de fato somos — e de formar vínculos autênticos com pessoas que valorizam o que temos de melhor. Quando nos concentramos em quem somos, vivemos no presente, nos aceitamos e damos aos outros a chance de nos aceitar também.

Pessoas que se consideram jovens por dentro na maturidade com frequência encontram companhias que pensam da mesma forma. Agraciadas com a sabedoria que vem com a idade, sabem apreciar e valorizar um novo romance.

"Nunca pensei que isso fosse acontecer. Estou muito feliz!", exclamou Elizabeth. Recém-casada pela segunda vez, mal conseguia acreditar na "sorte" que teve. Seu marido é um engenheiro aposentado "cheio de projetos". Depois do final catastrófico de seu primeiro casamento, ela começou a trabalhar como retratista para se sustentar e manter sua fazenda e seus cavalos. Foi bem-sucedida, mas o dinheiro era sempre curto, e às vezes não sabia se conseguiria pagar a prestação da hipoteca do mês seguinte. "Era um tremendo aperto. Não dava nem para desfrutar do meu trabalho. Precisava sempre fazer tudo com pressa." Quando conheceu Kjell, ele tinha acabado de perder a esposa depois de uma batalha de sete anos contra um câncer de mama. "Então apareceu esse homem maravilhoso, mas eu não queria uma relação em que sentisse que estava servindo de consolo para alguém." De sua parte, Kjell percebeu imediatamente que Elizabeth era uma milagrosa segunda chance de ser feliz. O processo de envolvimento incluiu a admiração pela criatividade demonstrada por ambas as partes. Kjell ficou impressionado com os retratos produzidos por Elizabeth, que por sua vez ficou impressionada com os "projetos" dele. Como era aposentado, Kjell tinha tempo e energia para dedicar a um relacionamento, e usava sua considerável criatividade para atrair Elizabeth cada vez mais. Ela, por sua vez, precisava equilibrar o relacionamento com a carreira.

Kjell era divertido, e Elizabeth não se divertia fazia tempo. Ela teve que se esforçar para relaxar e para não entrar em pânico por estar cada vez mais apaixonada. Quando ele a pediu em casamento, começou a trabalhar na fazenda também. Construiu novas cercas e porteiras e acrescentou o toque extravagante de uma arena de montaria coberta. A festa foi em grande estilo, como se ele quisesse anunciar para todos que conhecia: "Essa é a mulher que eu amo, e tudo o que fizer por ela ainda é pouco". Pela primeira vez em muitos

> *Sem mudar nada, nada muda.*
> TONY ROBBINS

anos, Elizabeth pôde pintar por puro prazer. Quando sua alegria de viver se igualou à do marido, ela declarou: "Estamos sempre ocupadíssimos. Adoramos trabalhar. A aposentadoria de Kjell proporciona oportunidade de sobra para nós dois".

É possível iniciar novos relacionamentos com gente que nos traz mais amizades, aventuras e amor. Trabalhar em nossa Autobiografia pode ajudar nesse sentido. Quando revisitamos, entendemos e curamos feridas do passado, fundimos nosso eu do passado com o que somos no presente. Ao fazer isso, nos fortalecemos. Assim, temos mais a oferecer ao mundo — e às pessoas com quem o compartilhamos.

TAREFA
VISIBILIDADE

O primeiro passo para se tornar visível para pessoas novas é olhar com clareza para si. Analisando sua Autobiografia, escolha uma época da vida em que se sentiu invisível ou em que pareceu que aquilo que fazia não estava sendo reconhecido e escreva a respeito. Escave fundo em busca de detalhes: você se matava de trabalhar sem ver nenhum resultado concreto? Estava frio ou ventando? Seu cachecol xadrez tinha um rasgo que você escondia? Descreva tudo o que for capaz de se lembrar. Pode ser útil tentar escrever na terceira pessoa: *Ele acordou às três e meia da manhã e pôs a água para ferver na panela enferrujada enquanto vestia as mesmas roupas de sempre...* Quando terminar, você pode ter uma nova visão sobre o que foi capaz de suportar, ou talvez queira compartilhar a experiência com outra pessoa. Você pode se surpreender — assim como a pessoa que ler — com a emoção profunda despertada por uma lembrança que à primeira vista não tinha nada de inesquecível.

VIAGENS: AMPLIANDO HORIZONTES

Aposentadoria pode significar liberdade. Sem emprego e rotina, estamos livres para viajar. Durante a vida profissional, muitos de nós o fazíamos apenas a negócios. Íamos a conferências em lugares exóticos, mas estávamos tão ocupados que não conseguíamos desfrutar das belezas ao nosso redor.

Quando Fred se aposentou e começou a pensar em algo divertido para fazer, viajar era uma coisa que sempre lhe vinha à mente. "Mas eu já viajei muito", ele protestava mentalmente. Depois de pensar melhor, porém, Fred se deu conta de que tinha ido a vários lugares maravilhosos sem explorá-los — ou apreciá-los — de verdade. Enquanto trabalhava em sua Autobiografia, recordou uma viagem ao Havaí aos cinquenta e poucos anos e se viu desejando passar mais tempo lá. A cultura e a paisagem local o encantavam, e ele passava os dias em longas reuniões olhando pela janela, lamentando o que estava perdendo. "Eu gostaria de voltar", ele pensou consigo mesmo, mas descartou a ideia por ser "cara demais".

"Fred, explore suas opções", eu disse a ele.

> Quando aceitamos nossos limites, vamos além deles.
> ALBERT EINSTEIN

"Sou como um menino olhando a vitrine de uma doceria sem poder entrar", ele resmungou teimosamente. "Estou frustrado, porque não há nada que me impeça além de mim mesmo."

No dia seguinte, em suas Páginas Matinais, ele lembrou que entre seus conhecidos havia uma agente de viagens chamada Parker.

"Ligue para ela", incentivei.

Fred protestou, resistindo à ideia de tomar a atitude que tanto desejava. "Mas e se eu não puder pagar? Vou dar um trabalhão para ela e não fechar negócio por causa do preço?"

"Fred, você não sabe se pode ou não pagar, e o trabalho dela é descobrir isso." Estava na cara que, por maior que fosse seu bloqueio, Fred realmente desejava fazer essa viagem.

"Não posso gastar um centavo a mais do que recebo de aposentadoria", concedeu Fred.

"Isso é bom", garanti. "Você sabe qual é seu limite. Vai facilitar o trabalho dela."

Relutante, ele ligou para Parker e perguntou sobre pacotes econômicos para o Havaí.

"Você está com sorte", ela falou. "Tenho a oferta perfeita para você." Então passou um preço quatrocentos dólares abaixo do orçamento de Fred.

"Pode reservar", disse ele, satisfeitíssimo. E, assim, seu sonho de viajar se tornou realidade. Fred só precisava se reconectar com seu desejo e pesquisar um pouco. Não foi necessário nada além de boa vontade — e um leve empurrãozinho — para explorar suas opções, e agora ele estava prestes a embarcar em uma grande aventura.

"O mais difícil foi pegar o telefone e ligar para Parker", Fred admitiu, envergonhado.

Claro que foi. Existe um motivo para dizermos que, quando precisamos de ajuda, mas não queremos pedir, "o telefone pesa uma tonelada". Isso não significa que temos algum tipo de transtorno emocional. Só que às vezes é difícil pedir alguma coisa.

> O destino de uma viagem nunca é um lugar, e sim uma nova maneira de olhar para as coisas.
> HENRY MILLER

Mas é bom pegar o telefone e ligar mesmo assim.

Como Fred, George tinha o desejo de viajar, mas não ligou para uma agência. Em vez disso, entrou em contato com o Automóvel Clube para montar um roteiro de carro pelos parques nacionais.

"Moro no sudoeste há vinte anos, mas nunca fui ao Grand Canyon, ao Deserto Pintado, ao Monument Valley. Adoro dirigir e aproveitei a viagem, seguindo no meu próprio ritmo, parando onde queria. Foi o melhor passeio da minha vida. Resolvi que ia fazer uma viagem por ano, e que a próxima seria para a costa noroeste. Nunca tinha acampado, mas me interessei pelos campings de beira de estrada. Descobri que podia comprar uma boa barraca com o dinheiro que economizaria com hotéis."

Alguns anos depois de se aposentar, George começou a namorar uma viúva. Ele pensou que ela fosse achar suas viagens uma loucura, mas sua reação foi: "Que romântico!". Na viagem seguinte, ele teve companhia.

Viagens inspiram aventuras, sejam longas ou curtas. Mudar de ambiente, nem que seja para uma breve visita a uma cidade vizinha, reabastece nosso poço de imagens e nos faz lembrar a vastidão do mundo ao nosso redor. Alguns abraçam a vida na estrada com uma casa sobre rodas, como meus amigos Arnold e Dusty, que foram de Santa Fe até os confins do Alasca e em seguida viajaram para o sul, até a fronteira com o México. O conforto do trailer lhes proporcionava uma sensação de segurança e flexibilidade. Existem muitas maneiras de viajar, muitas formas de expandir horizontes e explorar os mistérios de lugares desconhecidos.

Crista encerrou um sufocante casamento de trinta anos e entrou na aposentadoria com a determinação de visitar uma dezena de países que queria conhecer fazia tempo. Seu marido costumava viajar bastante a trabalho e preferia ficar em casa durante as férias. Agora que estava sozinha, ela estava pronta para realizar seus desejos. E, quando fez isso, teve grandes recompensas.

> Não é possível descobrir novas terras sem perder a terra firme de vista por um bom tempo.
>
> ANDRÉ GIDE

"Quanto à viagem em si, eu me senti intimidada com o planejamento, principalmente porque estava fazendo tudo sozinha. Havia muito o que pesquisar, uma infinidade de decisões e possibilidades. Fora o processo de arrumar as malas e o deslocamento — parecia trabalho demais. Obviamente, depois de começar, valeu a pena."

Crista descobriu que, no fim das contas, por mais que o planejamento fosse motivo de estresse, as recompensas de viajar superavam em muito o incômodo. "Estou descobrindo meu caminho e estou fazendo isso sozinha", ela me falou.

No caso de Allison, o interesse pelas viagens se revelou aos poucos. Trabalhando em sua Autobiografia, ela procurou pistas de interesses artísticos que pudessem ter sido renegados enquanto se concentrava no trabalho ou no casamento. Estava convencida de que "deveria ter" o sonho de escrever ou pintar. Mas as viagens viviam aparecendo no caminho — lugar após lugar. Havia países que a atraíam fazia anos. Um dia, em suas Páginas Matinais, ela escreveu a seguinte frase: "Viajar é minha vocação artística". Foi um momento revelador, acompanhado da conclusão de que ela podia usar seu amor pela fotografia para documentar suas viagens.

"Agora que entendo isso, vejo todo esse esforço como o equivalente de converter o esboço de 'querer ir para...' em uma experiência digna do tempo e do dinheiro que exige", explicou Allison. "Se eu imaginar minha viagem como uma sinfonia, o planejamento é a fase de revisão e ensaio, e de repente se torna maravilhoso fazer parte dessa criação. Não quero criar a viagem perfeita, e sim uma cheia de experiências, para adquirir novas perspectivas e acrescentar riqueza à vida."

Hoje, Allison já visitou mais da metade dos lugares que sonhava conhecer, e o próximo está entrando na fase de "ensaio". Ela tem uma parede no escritório de casa dedicada às fotografias que tira durante as viagens. "Essa parede me traz alegria todos os dias", Allison disse com um sorriso.

Chester se aposentou depois de uma longa e bem-sucedida carreira como consultor empresarial. Em seu trabalho, obtinha satisfação ajudando outras pessoas a atingir seus objetivos. Depois de aposentado, sem ter que se concentrar nas metas dos clientes, sentiu a necessidade de se concentrar em si mesmo e em seus próprios objetivos. Chester sempre sonhara em fazer uma viagem pela Europa, e descobriu que tinha dinheiro suficiente para isso. Planejar o deixou ansioso e desejoso de aventuras. Quando comprou as passagens, sua empolgação era palpável.

"Percebi que, durante minha carreira, meu senso de aventura aparecia quando eu ajudava outras pessoas. Agora estava programando uma aventura para mim mesmo. Foi uma sensação maravilhosa."

Amanda, que foi pastora por mais de vinte anos, descobriu que poderia satisfazer seu desejo de aventura indo a conferências sobre temas de seu interesse e ouvindo os palestrantes transmitirem sua visão sobre o cristianismo. Ela levava essas teorias em consideração quando proferia seus sermões, e descobriu que conhecer novas ideias expandia sua vida pessoal e sua atividade profissional, mantendo seus pensamentos em foco e sua empolgação em alta, como no início da carreira.

Para alguns de nós, viajar envolve muito tempo e planejamento prévio. Para outros, um fim de semana em uma cidadezinha próxima é o suficiente para matar a vontade, além de proporcionar muito material bruto para a produção criativa. A ideia da viagem perfeita varia de pessoa para pessoa. Mas as recompensas de uma mudança de cenário sempre vão produzir impacto na nossa criatividade, proporcionando novas imagens e ideias.

TAREFA
VIAGEM EXPLORATÓRIA

Complete as seguintes frases:

1. Uma grande viagem que parece divertida é...
2. Uma pequena viagem que parece divertida é...
3. Sempre quis conhecer...
4. Um lugar em que eu gostaria de passar mais tempo é...
5. Perto de casa, eu adoraria conhecer melhor...
6. Seria divertido viajar com...
7. Eu preferiria não viajar com...
8. Uma coisa que me preocupa sobre viajar é...
9. Uma coisa que me anima sobre viajar é...
10. Talvez eu devesse programar uma viagem para...

ESTABELECENDO NOVAS METAS

Quando nos aposentamos, nos tornamos nosso próprio chefe. Acostumados a ter metas a cumprir estabelecidas por outros, ou pelo menos com a participação de outros, muitas vezes estranhamos metas estabelecidas apenas por nós. Quando começamos a escrever as Páginas Matinais, estabelecemos naturalmente objetivos para nós mesmos.

Tenho uma sacola de compras com citações inspiradoras estampada. Uma me incentiva a colocar metas no papel quatro vezes por ano. Estabelecer metas aciona nosso "computador interno", explica a citação. Uso minhas Páginas Matinais para isso. Elas surgem nas páginas como desejos. "Eu gostaria de escrever uma peça, mas sobre o quê?", minhas Páginas podem perguntar. E, então, um ou dois dias depois: "Eu gostaria de escrever uma peça sobre suicídio". Esse desejo sombrio se torna um plano. O "vou começar amanhã" vira "vou começar hoje". Quando a meta se torna concreta, começo a dar pequenos passos em sua direção.

"Eu gostaria de ser mais espiritualizada" se concretiza na forma da meta "gostaria de ler mais textos de Ernest Holmes". Isso por sua vez se transforma na meta "vou ler três textos por noite". Começando como desejos, minhas metas se tornam planos. "Gostaria de estar mais em forma" vira "acho que vou começar a correr". Essa meta vai se aprimorando até se tornar "é melhor começar devagar — correr dez passos, andar dez passos, correr dez passos, andar dez passos". Não existe nenhum aspecto da minha vida que não se beneficie com o estabelecimento de pequenas metas.

> Nunca se é velho demais para estabelecer uma nova meta ou ter um novo sonho.
> ARISTÓTELES

Posso criar metas na área que eu quiser. Criatividade, espiritualidade, forma física e muitas outras. Quando traço objetivos, transformo coisas vagas e inviáveis em concretas e viáveis. "Gostaria de uma foto nova para pôr nos livros" vira "vou conversar com Robert para fazer uma". "Perca peso" se torna "Talvez seja bom conversar com Dick sobre alimentação vegana. Ele perdeu 25 quilos desse jeito". As metas podem começar como sugestões, desejos ou pensamentos, e, quando tomam forma, os planos surgem naturalmente.

Estabelecer metas e registrar nosso progresso na direção delas é revigorante. Ao iniciar nossas Páginas Matinais, exploramos nossos desejos livremente. Com a prática no dia a dia, as ideias vêm à tona. A partir da Página, surgem os planos concretos. Vamos nos conhecendo pouco a pouco — uma palavra por vez —, e assim nos empoderamos.

Gosto de escrever à mão. Cada frase que se desenrola leva a um novo pensamento. Recentemente, uma amiga me mostrou um artigo afirmando que a escrita à mão era "mais criativa" que a feita em algum dispositivo. Portanto, posso continuar alegremente com meus manuscritos, sabendo que é um fato cientificamente comprovado que assim se abrem mais vias neurais. Mas e depois? Quando passo meus pensamentos para o papel, chega a hora de usar o computador. Na parte em que começa o processo de edição para publicação, preciso entrar na era digital. Há pouco tempo, escrevi nas minhas Páginas Matinais: "Seria bom saber usar melhor o computador". Isso virou: "Eu deveria procurar alguém para me ensinar. Poderia pedir ajuda".

Agora tenho uma assistente, Kelly, que está me ensinando a arte da informática. Para mim, o pequeno progresso na direção do meu simples objetivo de saber usar melhor meus dispositivos eletrônicos é libertador e animador.

Também podemos estabelecer grandes objetivos na aposentadoria, e não é incomum que, a esta altura da Autobiografia, metas mais ousadas apareçam. Às vezes, temos plena ciência delas. Em outras ocasiões, chegam sem percebermos. Podemos sentir inveja de outras pessoas que estão realizando algo que gostaríamos de fazer, e a intervenção de um olhar externo talvez seja necessária para nos ajudar a ver que aquele é nosso desejo.

Andrew teve uma longa e destacada carreira como crítico de cinema. Depois de se aposentar, passou a sentir inveja daqueles que, em suas palavras, "ainda estavam no jogo".

"Os roteiristas é que têm sorte", Andrew me falou. "Não precisam se aposentar."

Quando sugeri que ele tentasse escrever seu próprio filme, ficou horrorizado.

"Sou crítico, não escritor", protestou.

"Você pode tentar", incentivei. A contragosto, Andrew aceitou a sugestão. Seu ego estava se colocando no caminho da escrita. Em sua profissão, ele estava acostumado a criticar o trabalho dos roteiristas. Agora, colocava seu próprio pescoço à mostra.

> A brisa da alvorada tem segredos a contar. Não volte a dormir.
>
> RUMI

"Encontre alguma coisa que seja do seu interesse e escreva sobre isso", incentivei.

"Eu poderia escrever sobre minhas experiências no cinema", ele enfim concordou. "A verdade é que sempre adorei cinema, por mais que pegasse pesado quando escrevia a respeito. Todas as minhas experiências formativas fundamentais aconteceram no cinema." Quando Andrew começou a escrever, as ideias fluíram com naturalidade. Ele descobriu que estava gostando do processo e que sentia uma proximidade maior que nunca em relação aos roteiristas que conhecera ao longo da carreira.

"Minha inveja era uma pista da meta que eu vinha evitando", Andrew me contou. "Por enquanto, estou adorando escrever. Mas, quando terminar a primeira versão, acho que já sei para qual roteirista vou pedir opinião. Escrevi sobre os trabalhos dele muitas vezes. É meio irônico, mas agora parece engraçado. Vou receber de bom grado o que tiver para me falar, isto é, se ele topar. Finalmente estou me sentindo parte da turma, e não o intruso." Andrew tinha um plano. Um dos grandes frutos de ter metas é que elas acabam criando outras metas.

Escrever as Páginas Matinais mantém nossos objetivos em vista. É quase impossível escrever, dia após dia, e não obter indícios do que queremos fazer a seguir. E esses indícios, se ignorados, vão se encorpar cada vez mais. Trabalhar em nossa Autobiografia costuma nos pôr em contato com nossos sonhos mais autênticos. Ao nomear nosso objetivo, podemos trabalhar de trás para a frente, uma técnica que minha professora de piano chama de "desmembramento". Vemos nosso sonho distante no horizonte, mas entre nós e o horizonte existem muitos pequenos passos. Tendo em mente que cada passo é, por si só, realizável, somos capazes de seguir adiante. Não existe maneira de dar um salto que alcance o horizonte — ou ser capaz de tocar uma peça de Bach sem nunca ter se sentado diante de um piano antes. Mas podemos aprender. Um passo — ou uma nota — por vez, começamos a progredir. Avançar é sempre uma opção possível. Assim, nós nos inspiramos a ir ainda mais longe. Com a determina-

> *A medida do homem não está naquilo que ele alcança, mas naquilo que almeja alcançar.*
>
> KHALIL GIBRAN

ção de nomear nosso sonho e então reconhecer — e dar — o primeiro passo em sua direção, passamos a ter uma vida que até então era possível só nos sonhos.

TAREFA
ESTABELEÇA UMA PEQUENA META

Estamos sempre a uma meta de distância de alguma realização. Algumas de nossas metas são grandes, outras são pequenas. Alcançar as pequenas nos inspira a buscar outras. Escolha uma pequena meta que você consiga alcançar hoje. Nomeie o que vai fazer e faça. Perceba sua satisfação. Uma meta um pouco maior se insinuou mais à frente? Você aceita a provocação para cumprir essa também?

ACOMPANHAMENTO SEMANAL

1. Quantas vezes você escreveu suas Páginas Matinais? Como foi a experiência?

2. Você fez seu Programa Artístico? Em que consistiu? Descobriu alguma coisa em sua Autobiografia que quisesse explorar em um Programa Artístico?

3. Fez suas Caminhadas? O que observou enquanto andava?

4. Que tipo de epifania você teve?

5. Notou alguma sincronicidade? Qual? Isso lhe trouxe uma sensação de humildade, de ter sido orientado por uma força maior?

6. O que descobriu em sua Autobiografia que gostaria de explorar mais a fundo? Como poderia fazer isso? Como sempre, se você tiver uma lembrança significativa que exija mais atenção, mas não souber que atitude adicional precisa tomar, não se preocupe. Apenas siga em frente.

SEMANA DOZE
Recuperando a fé

Nesta semana você vai se concentrar em celebrar o presente. No momento, está em segurança. No momento, está em boas mãos. Você vai terminar sua Autobiografia e ficar "atualizado" com seu eu atual. Depois de revisitar sua vida, pode se voltar para o dia de hoje. Vai ver o caminho que seguiu sob uma nova perspectiva. Olhando em retrospecto, sente que foi conduzido? Tem ideia do que quer fazer a seguir? Indícios daquilo que lhe traz felicidade? Descobriu que tinha uma admiração maior do que imaginava por sua vida e sua jornada única? Experimentou um sentimento de propósito renovado? Desconfia de que esteve mais consciente do que pensava de seu propósito ao longo da vida? O "você" do passado e o do presente estão juntos agora, lhe proporcionando mais força e completude.

A ARTE COMO ALQUIMIA

Aos 65 anos, podemos ser oficialmente considerados "idosos", mas nosso artista interior nunca cresce. Assumimos o papel que nos cabe pela experiência e desejamos ser uma fonte de sabedoria e discernimento para nossos parentes e amigos. Muitas vezes cumprimos bem esse papel, mas nos sentimos melhor quando continuamos próximos de nossa criança interior. Nos Programas Artísticos, damos ao nosso artista interior a chance de brincar. Em pouco tempo somos recompensados com um fluxo renovado de criatividade.

Descobrimos um recurso que tem ótima serventia para nós — e para os outros também. Quando paramos de nos limitar, encontramos novas fontes de energia e fé.

> *O estudo, e a busca pela verdade e a beleza em geral, é uma esfera de atividade em que podemos permanecer crianças a vida toda.*
> ALBERT EINSTEIN

Para muitos de nós, o termo "idoso" é extremamente incômodo. "Fico parecendo uma velha", eu costumava reclamar, à medida que meu aniversário se aproximava. Aos 65, podemos nos sentir décadas mais jovens. Escrevendo este livro, superei meu próprio processo de negação. Querendo ou não, aos 65 anos, passei a ser oficialmente uma idosa, assim como muitos outros da minha geração que trabalharam com o livro O caminho do artista.

"Mas, Julia", muita gente me dizia, "não me sinto velho e muito menos mais sábio." Para alguns, porém, nós somos velhos, e, para alguns, somos sábios. Nossa experiência nos tornou sábios — ou pelo menos mais próximos da sabedoria. Aceitando isso, nós nos empoderamos, e podemos usar nossa experiência para ajudar os outros. O paradoxo é que, quando compartilhamos a "sabedoria da idade" com as pessoas ao nosso redor, nos aproximamos de uma parte mais jovem e vibrante de nós mesmos.

No momento da criação, a idade não faz diferença. Nós nos sentimos jovens de coração e ao mesmo tempo experientes e sábios. "Artistas trabalham até o fim", meu amigo fotógrafo Robert me disse há pouco tempo. Sim, é verdade. É por isso que a aposentadoria — mesmo que da nossa principal carreira — de forma alguma significa "o fim". O ato de criar alguma coisa, o que quer que seja, nos torna imunes à passagem do tempo, porque ele é comandado pelo nosso lado mais jovial, que está sempre reinventando a vida através da arte. A capacidade de criar é inata, assim como nossa força vital. Eu diria inclusive que ambas podem ser a mesma coisa.

Carla se aposentou de sua carreira como optometrista sem nenhuma ideia do que fazer a seguir, mas com muita energia, que precisava ser canalizada de alguma forma. "Foi em uma série de Programas Artísticos que tive a ideia de abrir uma pequena padaria", ela contou.

> É sua luz que ilumina o mundo.
> RUMI

Carla aprendeu a fazer pães e bolos ainda na infância. Depois de alguns Programas Artísticos, decidiu aproveitar sua própria experiência. "Lembrei que essas coisas me traziam muita alegria, e fiquei decepcionada por não encontrar nenhuma padaria perto de casa que fazia o que eu estava procurando. Então pensei que era uma forma de colaborar com a cidade e fazer algo que me dá muito prazer."

Os produtos vendidos pelo estabelecimento de Carla são deliciosos e lindos. Quando está cozinhando, ela se sente imune à passagem do tempo. Sente o prazer da criança com o discernimento da maturidade. "Adoro cozinhar. Nada me deixa mais feliz. Antes de abrir a padaria, me deixei abater pelo tédio e pela depressão por um período. Precisava encontrar alguma coisa que amasse, mas não sabia como. Fico muito feliz por ter feito os Programas Artísticos que me levaram às lembranças e paixões que me deram vida nova. Para mim, a padaria é isso."

Carla tem orgulho de suas criações, entre elas biscoitos de gengibre, uma torta de limão, um bolo de chocolate amargo com pistache e um cheesecake de abóbora.

"Nunca estou cansada quando estou cozinhando", ela me disse. "Eu me sinto jovem de novo. Espero continuar fazendo isso por muito tempo."

Desenvolver qualquer tipo de arte é um processo de alquimia. No processo, transformamos os sedimentos da nossa vida em ouro. Nós nos recriamos. Quando trabalhamos na nossa Autobiografia, os acontecimentos da vida se tornam aventuras áureas. Ao escrever, o ordinário vira extraordinário, o lugar-comum vira especial. Transmutamos nossas memórias em episódios inestimáveis. Fazemos nosso passado se transportar para o presente. Movendo a mão sobre a página, criamos uma vida feita à mão. Quando compartilhamos nossas percepções e descobertas com as pessoas mais próximas, abrimos para elas uma janela para nosso mundo. Muitas vezes elas ficam impressionadas — e até boquiabertas — com nossas histórias e lembranças. Muitas vezes se sentem incentivadas a compartilhar as suas. Quando nos conhecemos melhor e nos apreciamos mais, temos mais a compartilhar, e assim criamos laços mais profundos e abundantes com os demais.

> Para inventar algo, você precisa de uma boa imaginação e de uma pilha de lixo.
>
> THOMAS A. EDISON

Ao revisitar minha Autobiografia, fiquei interessada em algumas das memórias mais antigas que vieram à tona. O texto sobre minha vontade de experimentar cogumelos mágicos quando era criança, inspirada por *Alice no País das Maravilhas*, passou a servir como um alerta para minha neta Serafina. Ao examinar essa aventura, apesar de contente pelo fato de minha mãe ter sabido como agir, fiquei impressionada com minha própria ousadia. Entendia a lógica da criança que vai atrás de um momento mágico. Compreendo que, embora não queira comer esses cogumelos hoje, ainda procuro momentos mágicos.

Outra história recuperada da minha infância foi a da nossa cadela boxer Trixie e de sua ninhada de filhotes, que eram tão pequenos que ninguém podia pegá-los. Ela escolheu o boxe do banheiro desativado no porão como o lugar perfeito para dar à luz. Foi então que eu aprendi a dizer "filhote". Quando Serafina se interessou pela primeira vez por cachorros, ensinei essa palavra a ela também.

As histórias da minha infância se tornaram parte da dela, se transformando em matéria viva e atemporal.

"Por que você nunca me contou essas histórias?", questionou minha filha Domenica.

"Elas ainda não tinham sido transformadas em ouro", expliquei.

Recordando um detalhe de um acontecimento, podemos transformá-lo com a magia da imaginação. Assim, honramos nossas experiências. Nós as levamos adiante com energia e força. Nossa criança interior ainda vibra quando celebramos o passado e seus desejos presentes. Ao escrever sobre minhas aventuras de infância com minha melhor amiga Lynnie Lane, eu as transformei nos trabalhos de Hércules. Minhas lembranças se transformaram em ouro.

Nosso lado jovial está vivo e respirando, sempre alerta e curioso. É a parte de nós que valoriza e cria em cima das nossas memórias. Valorizando nossas histórias e agindo de acordo com os nossos sonhos, recriamos quem somos hoje. Quando aceitamos nossa idade, devemos aceitar aquilo que nosso lado jovial gostaria de fazer a seguir. Talvez seja adotar hábitos saudáveis ou começar a cozinhar — ou as duas coisas. Talvez seja comprar uma aquarela ou fazer uma nova amizade. O que quer que seja, isso vai nos intrigar, nos atrair e nos revigorar. O que quer que seja, devemos fazer.

A criatividade deve ser fácil, não complicada. Nossa criança interior vai nos guiar se assim permitirmos.

TAREFA
A FONTE DA JUVENTUDE

Todos nós já experimentamos a sensação de que a idade está chegando. Tente se lembrar de dez atividades que fizeram você se sentir mais jovial e escolha uma para fazer.

1. Eu me sinto mais jovial quando...
2. Eu me sinto mais jovial quando...
3. Eu me sinto mais jovial quando...
4. Eu me sinto mais jovial quando...
5. Eu me sinto mais jovial quando...
6. Eu me sinto mais jovial quando...
7. Eu me sinto mais jovial quando...
8. Eu me sinto mais jovial quando...
9. Eu me sinto mais jovial quando...
10. Eu me sinto mais jovial quando...

TAREFA
AUTOBIOGRAFIA, SEMANA DOZE

1. Descreva seus principais relacionamentos nessa época.
2. Onde você morava? Ainda mora nesse lugar?
3. Quais foram as principais mudanças na sua vida nesse período?
4. Descreva um momento nessa época em que experimentou uma sensação de culpa.
5. Examinando sua Autobiografia, você percebe a presença de uma força maior guiando você?
6. Tem algum propósito ou vocação que o atraia hoje, depois de examinar toda a sua vida?
7. Que aspecto descoberto na sua Autobiografia aprendeu a apreciar em sua vida?
8. Em termos de criatividade, que padrões percebe ao examinar sua vida?
9. Que outras lembranças dessa época lhe parecem relevantes?
10. O que gostaria de fazer a seguir?

UMA VIDA SEM ARREPENDIMENTOS

Quando escrevemos a história da nossa vida, entramos em contato com nossa sabedoria interior. Muitas vezes deixamos de lado os arrependimentos do passado. Escrever a frase "Se eu tivesse..." muitas vezes revela a sabedoria do caminho que tomamos. O dr. Carl Jung acreditava que em todas as vidas havia o traçado de um destino. Escrevendo nossa história, esse destino se torna claro. Vemos as diversas escolhas que fizemos e compreendemos seu significado.

Quando escrevi *O caminho do artista*, minha agente cinematográfica na época leu o manuscrito e falou: "Julia, volte a escrever para o cinema. Quem vai se interessar por um livro sobre criatividade?". Quatro milhões de leitores depois, vejo a sabedoria na decisão de escrever um livro em vez de um filme. Desde esse ponto de virada, escrevi mais de quarenta.

O caminho do artista era o que passei a chamar de "kit de apoio para a criatividade". Suas ferramentas ajudaram muitos artistas a ter confiança em si mesmos. Ganhei fama como alguém que poderia ajudar — uma fama muito boa de se ter, aliás. Quanto ao cinema, *O caminho do artista* serviu como ponto de apoio para muitos atores e diretores. Há pouco tempo, dei uma palestra em Nova York e fiquei impressionada ao ver na plateia uma atriz muito conhecida. Ela usou *O caminho do artista* dessa forma.

> A experiência não é aquilo que acontece com um homem; é aquilo que um homem faz com o que acontece com ele.
> ALDOUS HUXLEY

Trabalhar na nossa Autobiografia nos ajuda a fazer as pazes com nossa história. Às vezes conseguimos ver a sabedoria presente no caminho que tomamos. Às vezes encontramos um sonho escondido que agora temos coragem de perseguir. Muitas vezes, algo que encarávamos como um arrependimento se revela uma jogada do destino na nossa Autobiografia.

Muitos de nós entramos na aposentadoria decepcionados com nós mesmos. Ao longo da vida profissional, talvez tenhamos realizado os objetivos e sonhos de outras pessoas, muitas vezes ignorando os nossos. Finalmente livres para perseguir o próprio caminho, descobrimos que é preciso focar nos sonhos para que possamos levar uma vida sem arrependimentos.

Para nos recuperar dos nossos bloqueios criativos, é preciso ir devagar e com cautela. A intenção é curar antigas feridas, e não criar novas. Cammie, diretora de criação em uma agência de publicidade, tinha talento para a música e muitas vezes compunha jingles para os comerciais em que trabalhava. "Sou uma compositora", ela brincava, "mas só escrevo peças de trinta segundos." Cammie se apaixonou e se casou com um músico de estúdio. Muitas vezes era ele quem tocava os jingles criados por ela. Pouco tempo depois, Cammie parou de compor. Seu marido era o "verdadeiro" músico da família, concluiu. Ela se contentou em conviver com a música apenas como ouvinte. Embora não admitisse, sentia falta de suas composições. Enquanto trabalhava em sua Autobiografia, observando o talento que resolveu deixar de lado, a tristeza por ter abandonado essa forma de expressão criativa veio à tona.

"Eu me arrependo de todo esse tempo perdido", confessou. "Parece que passei a vida fazendo a coisa errada."

"Trate sua música como trata as Páginas Matinais", eu disse a ela. "Componha à vontade, mas não mostre para ninguém. Sua artista interior ficou intimidada pela arte do seu marido, então, por enquanto, mantenha o que fizer só para você. É preciso recuperar sua confiança." Todas as manhãs, depois de escrever suas Páginas Matinais, ela se sentava ao piano, procurando por alguma melodia. À medida que os dias foram passando, as melodias foram surgindo, para seu alívio. "Estou me expressando da maneira como preciso agora", Cammie me contou. "É quase como se o ato de me expressar fosse o mais importante. Talvez eu mostre minha música para alguém quando chegar a hora, claro, mas por enquanto é esse ato que cura meus arrependimentos. Estava com medo de criar músicas por causa de todo o tempo que tinha 'perdido', mas não sabia que era justamente isso que ia aplacar essa dor. Talvez descubra que esse tempo 'perdido' — a dor provocada por ele — me transformou em uma compositora mais profunda."

Vahn começou sua Autobiografia apreensivo pelo momento em que revisitaria um período no fim da adolescência do qual se arrependia. Aos dezoito anos, ele engravidou a namorada, e, depois de muito pensar a respeito, os dois decidiram abortar. Cinquenta anos depois, Vahn ainda vivia atormentado por essa decisão. Queria fazer um livro que ajudasse outros jovens na mesma situação.

> *Todo mundo é um gênio. Mas, se você julgar um peixe por sua habilidade de subir em uma árvore, ele vai passar a vida acreditando que é burro.*
>
> ALBERT EINSTEIN

"Quero escrever, mas tenho medo", ele me falou. Eu o incentivei a começar pelas Páginas Matinais. Foi o que fez, e depois de um mês já estava pensando em seu tão sonhado livro. "Foi como se, depois de dar o primeiro passo na direção do meu sonho, o universo tivesse dado outros dois por mim", ele explicou. "O ato de escrever é terapêutico por si só." Quando Vahn se reconciliou com seu passado por meio da Autobiografia, se sentiu capaz de compartilhá-lo, enfim se aproximando de outras pessoas através de um acontecimento que por muito tempo ficou em segredo.

"Uma vez por mês, faço uma palestra em um centro de reabilitação. Falo sobre meu histórico de abuso de drogas e incluo a história do aborto. Depois disso, outros homens vêm me agradecer. 'Essa é minha história também', eles me dizem. Comecei a beber e a usar drogas mais do que nunca depois do aborto. Aquilo era uma ferida aberta. Tentei me automedicar, mas, obviamente, a bebida só piorou a situação. Eu não conseguia me perdoar. Como era católico, procurei um padre para me confessar. Mas tudo o que ele me disse era que eu estava condenado por causa do que tinha feito. Minha reação foi abandonar a Igreja. Levei vinte anos para começar a ler sobre espiritualidade. Conheci um pastor que me ajudou a mudar minha ideia de um Deus punitivo para uma divindade cheia de amor. É essa a mensagem que quero passar para os jovens. Ao conversar com outros homens, percebi que o aborto é um tema mais discutido entre as mulheres. Eu não tinha nenhum homem com quem conversar sobre minha experiência, e estou descobrindo que ninguém tem. Meu sofrimento pode ser uma fonte de conhecimento e de cura. Ajudar os outros me ajuda a me livrar da minha dor e do meu arrependimento."

Todos carregamos feridas abertas na juventude. A arte traz a cura. Ela é uma lufada de ar fresco nos porões e nos sótãos, joga luz dentro dos armários e oferece um bálsamo para nossas feridas. É um aspirador de pó espiritual que alcança todos os nossos cantinhos. Nesse sentido, toda arte é autobiográfica e tem poder de cura.

> *Enquanto estivermos respirando, nunca é tarde demais para fazer o bem.*
>
> MAYA ANGELOU

Às vezes nossas feridas são profundas. Adrienne veio me procurar porque queria desesperadamente escrever, mas tinha medo. Eu a incentivei a fazer as Páginas Matinais, mas ela estava relutante.

"Vamos fazer um acordo", falei. "Você começa a escrever e, se coisas ruins vierem à tona, vai fazer terapia."

Adrienne começou a escrever. Depois de mais ou menos seis semanas, chegou à aula empolgadíssima. Ela me entregou um envelope e anunciou: "É meu primeiro conto". Levei-o para casa e imediatamente me sentei para ler. A história era maravilhosa, mas perturbadora. Tocava no tema do incesto. Liguei para Adrienne e sugeri que nos encontrássemos para um café. Enquanto conversávamos, perguntei se era autobiográfica.

"Sim", respondeu Adrienne. "Esse é o fantasma que eu tinha medo de encarar."

"Bom, lembra o que combinamos?", perguntei. "Você precisa começar com a terapia."

Algumas semanas depois, Adrienne me entregou outro envelope pardo. "Mais um conto", ela explicou. "E já comecei a terapia."

Eu abri o envelope naquela noite. Mais uma vez, a história tratava de incesto, mas a heroína fictícia confrontava seu agressor. Adrienne e eu nos encontramos para mais um café.

"Adorei sua história", falei para ela. "A heroína foi muito corajosa."

"Pois é, eu também gostei dela", respondeu Adrienne. "Na vida real, meu agressor já morreu. Na ficção, consegui pôr um ponto final na história. A terapeuta falou que a minha escrita foi terapêutica. Acho que foi mesmo."

Nem todas as feridas são tão profundas quanto as de Adrienne. Mas, qualquer que seja a gravidade, a arte pode ajudar a curá-las. O arrependimento é algo doloroso, mas sempre uma atitude positiva consegue aplacar a dor.

TAREFA
MUDANÇA PARA O BEM

Neste momento do curso, você pode sentir que gostaria de fazer uma mudança em uma área da sua vida que lhe pareça intimidadora. Ponha a caneta no papel e escreva sobre uma época em que uma mudança que parecia negativa na verdade se revelou positiva. Ao lembrar, tente imaginar uma mudança à qual resista, mas que na verdade pode ser para melhor. Qual pode ser o lado bom de uma mudança na sua situação atual?

A MAGIA DO PRESENTE

A vida é vivida um dia de cada vez, mas muitos de nós esquecemos o presente e nos apegamos ao passado ou nos preocupamos com o futuro. O passado está feito; o futuro ainda não chegou. Só temos o dia de hoje para viver. Cada dia bem vivido é uma beleza por si só, e nos proporciona um passado mais satisfatório e um futuro mais promissor.

Todos os dias, quando pergunto o que Deus deseja de mim, sou conduzida para a minha próxima ação. Seja rezando ou simplesmente escrevendo nossas Páginas Matinais à espera de uma revelação, sempre existe uma maneira de tornar nosso presente produtivo. Quando nos concentramos no presente, somos recompensados com uma sensação de bem-estar. Nosso cotidiano se torna pleno.

O dr. Carl Jung acreditava que a última etapa da vida é um tempo de reflexão. Analisando os anos que se passaram, somos capazes de entender seu significado. Quando honramos nossa história em nossa Autobiografia, criando ou ensinando outras pessoas, deixamos um legado. Dizemos a nossos descendentes quem e o que fomos. Vemos como nosso passado nos conduziu até onde estamos. Escrevendo nossas Páginas Matinais, por outro lado, nos concentramos não no passado, e sim no presente. Elas nos ajudam a "viver o momento"; a encontrar significado e beleza em nossos dias à medida que se desenrolam.

> *Precisamos estar dispostos a abrir mão da vida que planejamos para aceitar a que está à nossa espera.*
>
> JOSEPH CAMPBELL

Nossa vida profissional dependia da atenção ao presente, aos compromissos e cronogramas do momento. Libertados dessas amarras, podemos nos ver assustados e à deriva. Precisamos nos ancorar mais uma vez no dia atual. A cada manhã, as páginas podem nos ajudar a ter sabedoria para descobrir do que precisamos naquele momento.

Para muitos de nós, as Páginas Matinais são viciantes. Ficamos "vidrados" em refletir sobre a vida como ela é, nos concentrando no aqui e agora.

Rae começou a escrevê-las com muita relutância. Ela estava certa de que a levariam ao divórcio. Tinha a sensação incômoda de que seu casamento estava desmoronando e com frequência imaginava um futuro desolado e sombrio. Escrevendo, ela se viu atraída para o presente, no qual descobriu, para sua surpresa, sua parcela de responsabilidade sobre os problemas que enfrentava no casamento.

"Eu queria que meu marido fosse mais franco comigo", ela escreveu, e então, um parágrafo depois: "Acho que preciso ser mais franca com meu marido". Incentivada pelas páginas, Rae começou a se comunicar de forma mais plena. Para sua surpresa, seu marido respondeu da mesma forma. Em questão de semanas, começou a se sentir mais feliz e satisfeita com o casamento. Em vez de desperdiçar energia se preocupando com o futuro, ela se concentrou em aprimorar — e curtir — o presente.

"No fim das contas, eu não precisava de uma mudança drástica e destrutiva. Precisava processar alguns sentimentos que acabaram não sendo tão complexos quanto eu imaginava." Eu a incentivei, como faço com todos os alunos que veem uma mudança positiva ao adotar as Páginas Matinais, a continuar escrevendo. Elas nos mantêm no rumo. Rae continuou escrevendo e avaliando as variações diárias de seu estado emocional. "As páginas são uma boa terapia familiar", ela escreveu certo dia. "Elas me impediram de cometer um erro terrível. O divórcio não era a solução — a chave era a comunicação." Pode parecer um conselho bem simples, mas, quando essa clareza surge dentro de nós, é uma coisa profunda. Ao encontrar nossas próprias soluções, internalizamos a sabedoria envolvida e agimos de acordo com nossos valores mais autênticos. Um conselho vindo de fora não tem nem uma fração dessa força, ainda que seja exatamente o mesmo.

Alguns de nós consideramos que os anos mais interessantes de nossa vida estão no passado. Ao nos concentrar no presente, vemos que

> *Não envelheça, por mais tempo que viva. [...] Nunca perca a postura de uma criança curiosa diante do grande Mistério em que nascemos.*
>
> ALBERT EINSTEIN

ela ainda é fascinante e que nossos pensamentos são profundos.

Há pouco tempo recebi uma carta de uma mulher de sessenta e poucos anos chamada Nicki, que começou a escrever suas Páginas na prisão. Seu crime? Porte de maconha. Sua sentença? Sete anos. "Elas me proporcionaram uma forma de sobreviver ao tédio da prisão", contou. Dez anos depois, já em liberdade, as Páginas ainda eram uma forma de refletir sobre sua vida.

"Aprendi a viver o momento, em vez de pensar nos dias de cadeia que ainda precisava cumprir", Nicki disse. "Descobri que o 'agora' é cheio de sabedoria. Mesmo na prisão, minha imaginação ganhou asas."

Muitos de nós pensamos no tempo como um longo tecido, "se desenrolando rumo ao fim". Esse pensamento — encará-lo como "tudo o que temos" — não tem serventia para nós. Só nos faz procrastinar e nos impede de usá-lo de forma produtiva. Não seria muito melhor se tentássemos viver um dia de cada vez? Acordando de manhã e escrevendo as Páginas Matinais, conseguimos nos sincronizar com o dia de hoje — com uma série de provocações, esclarecimentos, desafios e metas. "O que posso fazer hoje?", perguntamos a nós mesmos. A resposta vem na forma de um pequeno passo viável.

Há 45 anos, minha amiga Jane vem buscando um caminho espiritual. Quando ligo para ela para falar de problemas, sempre ouço: "Tudo isso parece bem difícil, mas, só por hoje, você está bem". Não importa qual seja minha preocupação, Jane consegue ter a perspectiva certa com sua prática de viver no momento presente. Hospitalizada por causa de um problema de saúde, ela manteve sua filosofia. O médico disse que Jane tinha apenas mais três dias de vida. Ela recebeu a notícia de forma magnânima. Quando recebia ligações desesperadas de pessoas amigas, sempre dizia: "Estou bem", se recusando a fazer qualquer tipo de drama. Meses depois de receber o veredicto de que só viveria três dias, ela ainda usa seu ensinamento de viver no presente como um exemplo para mim e várias outras pessoas aflitas. É nas pequenas coisas que estão as alegrias do momento.

"A solução está na simplicidade" é uma frase que de uma forma ou de outra todos já ouvimos. Sempre a interpretei como um: "Ora, se acalme". Mas, quando refleti sobre o que isso realmente significa, percebi que a "simplicidade" em questão é o projeto que está mais à mão no momento. Comecei a entender que, com essa abordagem tão serena, vivendo um dia de cada vez, o progresso se dá de forma muito mais acelerada do que tentando projetar um futuro que ainda não chegou. A magia de viver o hoje revela que nem tudo se resolve em um só dia — quando aceitamos e nos limitamos a realizar apenas aquilo que o dia nos reserva, descobrimos que somos capazes de ir muito mais longe do que imaginávamos.

> Existem apenas dois dias no ano em que nada pode ser feito. Um deles é ontem; o outro, amanhã.
> DALAI LAMA

TAREFA
SÓ POR HOJE

Viver o presente é muito mais fácil na teoria do que na prática, mas existe uma magia a ser descoberta quando conseguimos nos concentrar apenas no momento atual. Muitas vezes voltamos ao passado ou avançamos para o futuro porque sentimos que é tarde demais ou cedo demais para começar. Acreditamos que nosso próximo passo é inatingível, ou então que seu momento já passou. Quando concentramos nossa atenção no tempo que de fato temos disponível — o dia de hoje —, vemos a possibilidade do que podemos realizar "só por hoje".

Complete as seguintes frases:

1. Só por hoje, eu posso...

2. Só por hoje, eu posso...

3. Só por hoje, eu posso...

4. Só por hoje, eu posso...

5. Só por hoje, eu posso...

SOZINHOS JAMAIS

De manhã, escrevo minhas Páginas Matinais. À noite, peço orientação àqueles que se foram. Faço perguntas e espero respostas, por exemplo: "O que minha mãe tem a dizer?". E então "escuto": *Julie B., estou com você sempre. Está no caminho certo. Não desanime. Suas tias e eu nos esforçamos para lhe dar juízo e sabedoria. Estamos com você sempre, a cada passo.*

Considero as mensagens da minha mãe reconfortantes. Em seguida, me volto para meu pai. "O que ele tem a dizer?", pergunto. E então "escuto": *Julie B., eu protejo e guio você. Basta me pedir orientação e vou ajudá-la. Está segura e protegida.*

> Tudo avança e se expande; nada entra em colapso.
> WALT WHITMAN

Infalivelmente, as mensagens que recebo do "além" são positivas e úteis. Muitas vezes me perguntei se são mensagens "reais" ou fruto da minha imaginação. Elas certamente *parecem* reais, e quando as leio me sinto em paz e tranquila. Se peço orientação de forças menos específicas, ouço mensagens que começam com o pronome "nós", por exemplo: *Nós a protegemos e guiamos. Nós a guiamos de forma sutil. Nós a guiamos um passo por vez.*

Assim como as dos meus pais, as mensagens de forças maiores e misteriosas são gentis e tranquilizadoras. Mesmo se eu estiver inventando seu conteúdo, elas me confortam. Em vez de simplesmente sentir saudades dos que se foram antes de mim, eu me sinto cada vez mais próxima deles.

Todos podemos tentar escrever para aqueles que já se foram. De uma hora para outra, podemos descobrir que eles parecem escrever de volta. Com o tempo, desenvolvemos um diálogo, buscando respostas para nossos problemas e ouvindo suas soluções.

June começou a tentar fazer contato com seus amigos falecidos porque sem eles ficava muito solitária. Ela sentia falta da sabedoria e da companhia das pessoas mais próximas. Para sua surpresa, quando ouviu as respostas, descobriu que também sentiam sua falta.

"Foi um alívio ouvir meus amigos. Descobri que eles tinham falecido fisicamente, mas não em espírito. Nossa relação era sutil, mas contínua. Percebi que tinham muita vontade de me ajudar."

Carl também se sentia cada vez mais próximo daqueles que se foram. "Fiquei chocado", ele contou. "Não esperava nenhum contato, mas foi isso que encontrei. Fiz muitas perguntas e recebi muitas respostas. Tornou-se uma rotina minha pedir ajuda aos meus amigos falecidos. Pensei que fosse loucura, então conversei com um padre jesuíta que me contou que também fazia isso. Ele abriu uma gaveta e puxou um maço de papéis. Em cada um havia um nome e um obituário. 'Se estou com um problema de saúde, peço a ajuda de um amigo médico', ele me falou. 'Se for um problema legal, pergunto ao meu amigo advogado. Meus amigos são meus santos pessoais, e estão sempre prontos a me ajudar.'"

> *Conte histórias para eles.*
> PHILLIP PULLMAN

Aos poucos, aprendemos que não existe nenhuma área da nossa vida que não possa melhorar com a ajuda espiritual. Na privacidade das nossas páginas, experimentamos um despertar espiritual. Aos poucos, aprendemos a pedir ajuda e a expressar nossa gratidão pelo auxílio recebido. Nossos amigos e familiares muitas vezes notam uma diferença em nós e no nosso comportamento. Não precisamos explicar que ela é espiritual. O despertar é pessoal, mas fazemos isso de forma consciente.

Ao procurar contato com aqueles que se foram, eu me conforto. Acredito que existe vida após a morte, e conforme avançamos por nossos anos dourados o véu entre o nosso mundo e o próximo se torna mais transparente. Pedindo orientação, nós nos sentimos orientados. Assim como somos mentores para os mais jovens, também temos nossos próprios mentores. Se procuramos estabelecer um relacionamento duradouro com aqueles que já se foram, nunca estamos sozinhos. Ao terminar nossa Autobiografia, descobrimos uma fé renovada e ainda mais consolidada. Passamos a ser parte de tudo o que aconteceu e ainda vai acontecer. Nós nos aproximamos de outros domínios e transmitimos nossa crença nessa proximidade como nosso último — e mais notável — legado.

> *Progresso — essa é a chave da felicidade.*
> RUTH MONTGOMERY

TAREFA
PERGUNTE E ESCUTE

Nesta semana, experimente fazer perguntas diretas àqueles que já se foram e "escute" a resposta. Você sentiu a presença de uma sabedoria superior? As respostas contêm uma verdade simples e direta, com a voz familiar daqueles que lhe responderam? Você começa a desconfiar de que na verdade não está só?

ACOMPANHAMENTO SEMANAL

1. Quantas vezes você escreveu suas Páginas Matinais? Como foi a experiência?

2. Você fez seu Programa Artístico? Em que consistiu? Descobriu alguma coisa em sua Autobiografia que quisesse explorar em um Programa Artístico?

3. Fez suas Caminhadas? O que observou enquanto andava?

4. Que tipo de epifania você teve?

5. Notou alguma sincronicidade? Qual? Isso lhe trouxe uma sensação de humildade, de ter sido orientado por uma força maior?

6. O que descobriu em sua Autobiografia que gostaria de explorar mais a fundo? Como poderia fazer isso? Como sempre, se você tiver uma lembrança significativa que exija mais atenção, mas não souber que atitude adicional precisa tomar, não se preocupe. Apenas siga em frente.

EPÍLOGO
Renascimento

Ao fim deste livro, minha esperança é que, depois de concluir seu trabalho, você tenha descoberto ser muito maior e mais notável do que imaginava. Espero que tenha se reaproximado de sua história e passado a apreciar tudo aquilo que sua jornada individual tem a oferecer às pessoas com quem tem contato. Espero que tenha encontrado uma força interior e uma fonte de energia que possam lhe oferecer motivação na maturidade. O que eu lhe peço, à medida que segue em frente, é que continue fazendo as Páginas Matinais, os Programas Artísticos e as Caminhadas. Essas ferramentas garantem sua criatividade futura. Usando-as, você vai continuar descobrindo que a resposta para a pergunta "O que devo fazer agora?" é simples, profunda e viável.

"Experimente isso", nossas páginas sugerem, e nós experimentamos. À medida que envelhecemos e ficamos mais sábios, temos mais sabedoria para compartilhar. A confiança em nossa própria criatividade é um dom que podemos passar adiante. Nossos filhos, netos, amigos e colegas se beneficiam de nossa convicção. Quando passamos a viver uma vida nova e mais intensa, servimos de inspiração para que outras pessoas adotem as ferramentas. Podemos mostrar o caminho através de exemplos. Nossas ações incentivam as pessoas ao nosso redor a perceber que também podem ter a ousadia de sonhar.

Somos todos criativos, cada um de nós.

TAREFA
LISTA DE DESEJOS

A última ferramenta que vou apresentar é minha preferida: uma simples, mas poderosíssima, "lista de desejos". Copie vinte vezes e complete.
Eu desejo...
Eu desejo...
Eu desejo...
Os desejos podem ir dos mais banais aos mais profundos — e muitos estão perfeitamente ao nosso alcance.
O que você deseja?

Agradecimentos

Tyler Beattie
Dorothy e James Cameron
Sara Carder
Joel Fotinos
Gerard Hackett
Linda Kahn
Joanna Ng
Martha e Rob Lively
Susan Raihofer

Índice remissivo

ajuda, pedido de, 151-4
alegria, 177-200; e animais de estimação, 191-5; e humor, 189-91; e luxos, 196-9; e netos, 181-3; e Programas Artísticos, 185-8
animais de estimação, 191-6
apelo sexual, 259-60
apoio, 75, 87-91
aposentadoria: adaptação à, 32-3, 203-7, 242-4; e a perda de referências, 101; e tomada de atitude, 210-1; e identidade, 144; e nosso cético interior, 45; e relacionamentos, 46-7, 135
arrependimentos, 54, 181, 277-81
arrumação, 58-63
arte, 125-7, 272
Artistas das Sombras, 124-9
atenção, 20, 249
atenção negativa, vício em, 249-50
atitude, 208-14, como antídoto para o medo, 140; e a coisa certa para o momento, 221-5; e sincronicidade, 174; motivada pelas Páginas Matinais, 120
autenticidade, 111, 197, 237
Autobiografia, 29-30; como legado, 282, 287; e alquimia da arte, 273; e arrumação, 59, 61; e vocações, 94; e explicação, 17; e independência, 50-1; e lembranças da infância, 34; e metas, 269; e sofrimento, 247; e arrependimentos, 278-9; e Programas Artísticos, 24, 227; e relacionamentos, 80; e resistência ao ceticismo, 47; e rotina, 71; e sonhos, 97, 179, 254, 270
autoestima, 88, 141, 237
autoquestionamento, 118-24, 133
aventura, 252-71; e admissão de riscos, 252-7; e estabelecimento de metas, 267-71; e novos relacionamentos, 258-62; em viagens, 262-7

barreiras para a criatividade, 38, 208
Berry, Thomas, 173
bloqueios e desbloqueios, 19; e cura de feridas criativas, 278-80; e humildade, 140-1; e perfeccionismo, 147-9; e semeadores da loucura, 131; e subornos, 205-6; e tomada de atitude, 212-3; pedindo orientação para, 208
Bowers, John, 14

caminhadas, 26-8, 171
Caminho do artista, O (Cameron), 9, 26, 129, 277-8
Campbell, Joseph, 174
Cassavetes, John, 13

censores internos, 40-3
ceticismo, combate ao, 44-8, 123, 165
Choquette, Sonia, 150, 168
clareza, 59-60, 283
começar, disposição para, 37-9, 138, 143
compaixão, 47
companhia de animais, 191-6
comunidade, constituir uma, 76-7; *ver também* relacionamentos
concessões, 196-9
coragem, 123-5, 139, 253
crítica a empreitadas criativas, 127
cuidar de si, 217-20, 241
culpa, 181
cura de feridas criativas, 178, 278-81
curiosidade, 31-48; e nossos censores internos, 40-3; e resistência ao ceticismo, 44-8; e ser um iniciante, 37-9; infantil, 31-6

desaprovação dos pais, 121
desejos, lista de, 290
desistências criativas, 94
Deus *ver* força maior
diário *ver* Páginas Matinais
dias de descompressão, 204
dinâmica da parceria, 242-5
dinheiro, importância do, 214-7
discernimento, 106
disciplina, 68-70
drama, 129, 247
dúvida, 118-24, 133

ego, 141-7
egoísmo saudável, 233-7
ensino, 146
entusiasmo, 126
"espelhos positivos", 75, 149-50, 236
estabelecimento de metas, 205, 238, 267-71
estrutura diária, 55-7, 69, 130
exercício de vidas imaginárias, 129
exercícios, 68, 167-70
experiências passadas, 98-9

experimentação, 156-9
extravagância, poder da, 185-8

fé, 272-88; e arrependimentos, 277-81; e arte, 273-4; e atenção ao presente, 282-5; e santos pessoais, 287
feridas, reconhecendo, 124
Floor Sample (Cameron), 99
força maior: comunicação com, 44, 81, 159, 162-3, 174; e sincronicidade, 175; e Programas Artísticos, 227; seu conceito de, 155, 160-7
Fotinos, Joel, 150
fotografias, 100
fracasso, medo do, 141
Frost, Robert, 37, 178
fuga de conflitos, 75

gerenciamento do tempo, 54-7
Goethe, Johann Wolfgang von, 174

habilidades, aprimoramento e manutenção, 84
Hackett, Gerard, 190
Hammarskjöld, Dag, 27
Hammerstein II, Oscar, 15
Holmes, Ernest, 260
humildade, 138-54; e "espelhos positivos", 150; e secas criativas, 123; e ego, 141-7; e perfeccionismo, 143, 147-50; e pedir de ajuda, 150-4; falta de, como bloqueio criativo, 139
humor, 189-91

idade: e criança interior latente, 182; e se sentir jovial, 272-6; e ser tarde demais para começar, 36-40, 140; e uma vida de criatividade, 141
independência, 50-4
infância, 31-6, 231-2
intimidação, 93-5
intuição, 162-4
isolamento, 51, 77-82

jardinagem, 172-3
Jung, Carl, 277, 282

Keller, Helen, 142
King, B. B., 15
Kondo, Marie, 59

legado, 98-100, 282
liberdade, 49-72; e arrumação, 58-63; e independência, 50-4; e rotina, 67-72; e tédio, 64-67; e tempo, 54-7
limpeza e arrumação, 58-63, 222
lista de desejos, 102, 105-6
luxos, 196-9

May, Michelle, 169
meditação, práticas de, 59
medo: atitude como antídoto para, 140; como uma barreira, 208; de ofender as pessoas, 112; de rejeição, 113; do fracasso, 141; e resistência ao ceticismo, 47; e semeadores da loucura, 134; e tédio, 63; raiva como camuflagem para, 134
Meehan, Tom, 15
mentoria, 90, 106-10, 128, 219
Murray, Joseph, 174

natureza, 170-4
Nelson, Richard, 14
netos, 181-4, 233
Nichols, John, 27

O'Keeffe, Georgia, 56
opiniões, nossas próprias, 111-7
orientação, pedido de: e Páginas Matinais, 44, 69, 160, 164-7; e superação de bloqueios, 208; recompensas por, 89

Páginas Matinais: a natureza privativa e sem censura das, 114-5, 245; atitude motivada pelas, 120; como forma de atenção, 20; como rotina, 69; como tempo a sós, 78; comunicação com uma força maior através das, 81, 159, 162, 164, 175; e adaptação à aposentadoria, 47; e ansiedade, 222; e arrumação, 63; e autoquestionamento, 121; e aventura, 258; e ceticismo interior, 45; e clareza, 283; e cura das feridas, 280-1; e egoísmo saudável, 234; e energia criativa, 33; e estabelecimento de metas, 268-70; e estrutura diária, 55-7; e experimentação, 158-9; e independência, 50; e pedidos de ajuda, 44, 69, 160, 164, 175; e perfeccionismo, 148; e processamento emocional, 245; e produtividade, 57; e resistência ao ceticismo, 46-7; e semeadores da loucura, 134; e sinceridade, 111, 114, 116; e sincronicidade, 81, 152, 162, 175; e sofrimento, 247; e sonhos, 151; e tomada de atitudes, 211; e voluntariado, 86; escrita à mão, 21; explicação, 17-22; instruções das, 68; papel das, 55; receptividade cultivada nas, 164
paternidade, 181-4
perdão, 182-4
perfeccionismo, 143, 147-50
Picasso, Pablo, 15
poço interior, 226-32
Poe, Edgar Allan, 127
presente, atenção ao, 282-5
procrastinação, 128, 134, 210
produtividade, 57, 201-7, 221-3
Programas Artísticos: como a coisa certa para o momento, 222; como forma de passar um tempo a sós, 23, 26, 51-3, 77-9, 235-6; como rotina, 68; e alegria, 180; e alquimia da arte, 273-4; e Autobiografia, 24, 227; e batalha contra o ceticismo, 46-7; e independência, 50-2; e lembranças da infância, 34; e novos relacionamentos, 258-9; e perfeccionismo, 149; e reabastecimento do nosso poço interior, 227-9, 232; e referências, 103-4; e relação com cuidar de pessoas, 241-2; e secas criati-

vas, 123; e sincronicidade, 181; e tédio, 64; explicação, 17, 22-6; planejamento de, 79, 229; resistência a, 185-8
propósito, 93-110; e experiências passadas, 99; e legado, 98-100; e mentoria, 106-10; e referências, 101-6; e vocações, 94-8

raiva, 134-6
receptividade, 26, 164
referências, 101-6
rejeição, medo da, 113
relacionamentos: 73-92; apoio, 46-7, 75, 87-91; colegas, 87-9; com nós mesmos, 79; e "espelhos positivos", 75, 149-50, 236; e aventura, 258-62; e cuidar de outras pessoas, 217-20, 241-2; e dinâmica das parcerias, 242-5; e escolha de companhias, 73-6; e solidão, 77-82; e visibilidade, 262; e voluntariado, 82-7; encontrar um grupo, 87; romances, 259-61; semeadores da loucura, 133-4
resiliência, 155-76; e exercícios, 167-70; e experimentação, 156-9; e natureza, 170-4; e seu conceito de Deus, 160-7; e sincronicidade, 174-5
ressentimentos, 248
Rilke, Rainer Maria, 211
risada, 189-91
riscos, 252-7
romances, 259-61
rotina, alívio da, 67-72

sabedoria, 106-8, 272, 283
sabedoria espiritual, 44, 160, 287
saúde, 238-42
semeadores da loucura, 129-36
sentimentos, 75, 178-9, 245
sinceridade, 111-37; e Artistas das Sombras, 124-9; e duvidar de si mesmo, 118-24; e medo de ofender, 112; e nossa própria verdade, 112-7; e Páginas Matinais, 20, 111, 115-6; e semeadores da loucura, 129-36
sincronicidade, 174-5; e Páginas Matinais, 81, 152, 162, 175; e Programas Artísticos, 181; encontrando a, 48
sofrimento, 246-51
solidão, 77-82
sonhos, 97, 178, 254, 270
Stivers, Robert, 253
subornar a si mesmo, 205-6

tédio, 63-7
tempo "desperdiçado", 55
tempo a sós: durante caminhadas, 28; e independência, 51-3; e nossa relação com nós mesmos, 79; na forma de Páginas Matinais, 78; na forma de Programas Artísticos, 23, 26, 51-3, 77, 79
Thomas, Dylan, 161
tolo, medo de parecer, 41, 45, 151
Tolstói, Liev, 53
Totenberg, Roman, 15
trabalho voluntário, 82-6

Ueland, Brenda, 27

valores, 20, 82, 102, 107
van Gogh, Vincent, 127
vergonha, 151
viagens, 262-7
vício em atenção negativa, 249-50
vitalidade, 226-51; e parcerias, 242-5; e reabastecimento do poço interior, 226-32; e sofrimento, 237-51; egoísmo saudável, 233-7; na doença, 238-42
vocações, 93-8
vozes interiores negativas, 40-3, 55

Wright, Frank Lloyd, 15

TIPOGRAFIA Adriane por Marconi Lima
DIAGRAMAÇÃO Osmane Garcia Filho
PAPEL Pólen Soft
IMPRESSÃO Gráfica Bartira, setembro de 2016

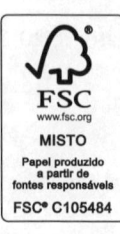

A marca FSC® é a garantia de que a madeira utilizada na fabricação do papel deste livro provém de florestas que foram gerenciadas de maneira ambientalmente correta, socialmente justa e economicamente viável, além de outras fontes de origem controlada.